따뜻하면
살고
차가워지면
죽는다

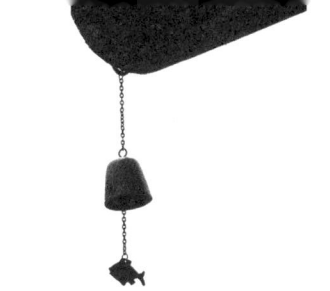

# 따뜻하면 살고
## 차가워지면 죽는다

저자 김종수

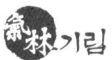

□ 기림산방에서 보내온 생명의 메시지

# 생명온도를 살려라!

이 책을 읽는 독자 여러분들은 기존의 지식과 고정 관념에서 벗어나, 있는 그대로의 진실을 바라볼 수 있는 맑은 정신과 차분한 마음으로 읽어주시길 간절히 기대합니다.

엄마 없는 병아리가 소나기를 맞고 나니 생명온도를 잃어 차가워져서 기운을 잃고 날갯죽지가 축 늘어지고 눈이 감긴 채 졸고 있는 듯하며 코에는 콧물이 흐르고 [삐--약--]소리가 늘어지고 힘이 없다.
그러면서 싸늘하게 식어서 죽어간다.

엄마 있는 병아리는 소나기를 맞고 나더라도 엄마 품속에 들어가 생명온도를 지키고 머리를 밖에 내놓으니 눈빛도 살아 있고 [삐약] 소리에도 힘이 있으니 건강하게 생명을 유지한다.
이렇듯 모든 생명은 생명온도를 유지하면 건강하게 살고 생명온도를 잃어 차가워지면 죽는 것입니다.
이는 모든 생명들이 누구도 거역할 수 없는, 영원히 변하지 않는 대우주의 법칙입니다.

40년의 도시생활……

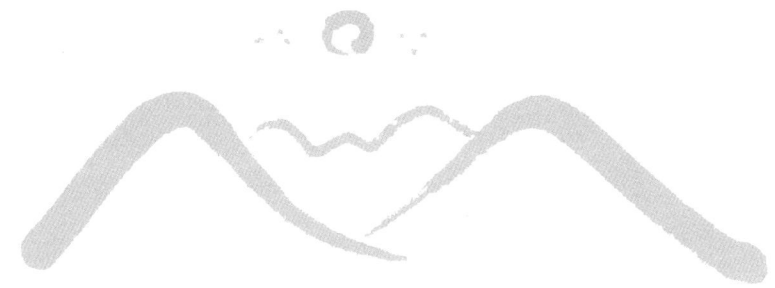

남은 것은 피로와 스트레스로 병마에 시달리며 지쳐버린 영혼과 육신,
이를 해결하려고 얼마나 노력을 했던가!
병마를 해결하지 못하는 수많은 지식과 이론을 다 지워버렸다.
마침내 모든 것을 버리고 전기도 없는 산속으로 들어온 지 20여년……

대자연을 가만히 바라보고 느껴보고 살펴보니,
세상의 모든 생명들이 생겨나고 사라지고 변화되는 것이 우주와 자연 속의 두 기운 때문이구나!
모든 것이 따뜻한 기운과 차가운 기운의 흐름과 변화에 의해서 나타나는 자연현상이구나!

일찍이 선인들은 모든 생명들이 이 두 기운을 갖고 있다는 이치를 깨달아 인간을 [소우주]라고 말씀을 하셨고 두한족열頭寒足熱의 생활문화로 건강을 유지하게 만들어 놓으셨건만……
어리석은 후손들은 욕심 많은 인간들이 만들어 놓은 생각들에 가로막혀, 생명온도를 지키는 삶의 지혜를 까맣게 잊어버린 채, 몸을 차갑게 하는 생활로 점점 식어가면서 몸, 마음, 영혼이 병들고 늙고 죽어가고 있구나!

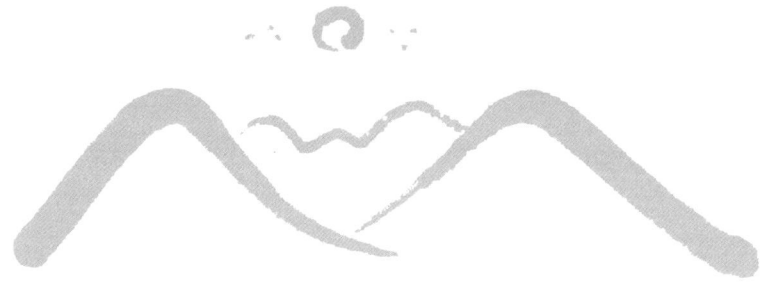

생명온도를 잃어 병마에 시달리며 죽어가는 지친 영혼과 육신을, 식어가는 생명의 불씨를 살려내려고 얼마나 노력을 했던가! 생명온도 살려내니 병마에서 벗어나고 참나를 찾고 건강을 찾는구나!!!

대자연 생명의 이치를 올바로 깨닫고 잃어버린 따뜻한 생활문화, 정신문화를 다시 찾아 모든 사람이 아름다운 삶을 가꾸어 나가기를 바라는 마음으로 그동안 새롭게 축적된 경험과 깨달음을 더 담고자 이번에 개정판을 새로 내게 되었습니다. 이 책을 통해서 세상의 모든 사람들이 '생명온도'의 중요성을 보다 깊이 인식하고 진정한 건강생활을 영위해 나가기를 진심으로 바랍니다.

2009년 봄날에 정선 〈기림산방〉에서
김종수

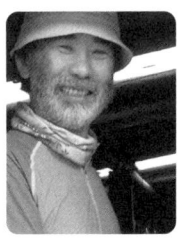

# 목차

"생명온도를 살려라!" – 기림산방에서 보내온 생명의 메시지 · 4

### 1장 :
### 생명온도와 대자연의 두 기운 · 12

**1. 생명온도의 실체와 중요성 · 14**

인간의 생명온도는 몇 도인가? / 생명온도를 지키면 100% 자연치유력이 발휘된다 / 환경오염과 변화 속에서도 건강을 유지하려면 생명온도를 지켜야 한다 / 각자의 따뜻한 생명온도는 우리 모두의 따뜻한 세상을 만든다

**2. 대자연 속의 두 기운 – 따뜻한 기운과 차가운 기운 · 19**

우리의 삶은 기운으로 이루어지고 기운은 생명온도에서 나온다 / 생각의 건강도 생명온도에서 나온다 / 기운의 상태에 따라서 체질이 달라진다 / 기운의 변화에 따른 자연의 법칙 / 가슴은 뜨겁지도 차갑지도 않아야 한다

### 2장 :
### 생명온도를 잃어 저체온이 되면 어떻게 될까 · 38

**1. 저체온이 되면 몸에 나타나는 대자연의 6대 원칙 · 40**

기운이 없어진다 / 붓는다 / 통증이 생긴다 / 굳는다 / 썩어간다 / 죽는다

**2. 몸이 차가워지면 나타나는 증상 · 63**

감기에 잘 걸린다 / 비만이 된다 / 살이 마른다(저체중증) / 두뇌건강이 약해진다 / 냄새가 난다 / 피부질환이 생긴다 / 머리카락이 빠진다 / 눈물이 잘 나온다 / 시력이 나빠진다 / 청력이 나빠진다 / 코에 이상이 생긴다 / 목소리가 약해진다 / 입의 건강이 약해진다 / 표정이 어두워진다 / 자세가 흐트러진다 / 오장육부의 기능이

저하된다 / 남성 기능이 저하된다 / 여성질환이 생긴다 / 추위와 더위를 잘 탄다 /
근육 통증과 경련 그리고 발작이 생긴다 / 뼈가 약해진다 / 상처가 잘 낫지 않는다

### 3. 몸이 차가워지면 '마음'에 나타나는 현상 · 107
마음의 3가지 종류 / 마음에 대한 자연의 원칙

### 4. 몸이 차가워지면 '정신'에 나타나는 현상 · 112
정신의 3가지 종류 / 정신에 대한 자연의 원칙 / 기운이 강하면 정신이 맑다

### 5. 몸이 차가워지면 '생각'에 나타나는 현상 · 118
생각그릇과 생각의 종류, 생각의 크기와 특징 / 생각에 대한 자연의 원칙 /
이것이 바로 병든 생각이다

### 6. 몸이 차가워지면 '영혼'에 나타나는 현상 · 144
영혼, 들여다보고 살펴보기 / 왜 빙의가 되는가 / 어떤 사람이 빙의가 되는가

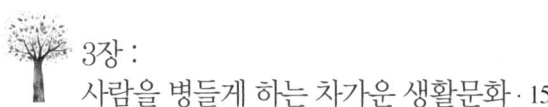
## 3장 :
## 사람을 병들게 하는 차가운 생활문화 · 156

### 1. 냉장고가 문제다 · 158

### 2. 차가운 음식은 몸을 차갑게 만든다 · 160
음료수를 상온에서 마시거나 따뜻하게 마셔라 / 따뜻한 물은 기운이 있다 /
밤늦게 먹는 음식은 몸을 차게 한다

### 3. 잠이 부족하면 몸이 차가워진다 · 168
잠이 보약이다 / 늦게 자는 습관은 질병을 부른다

4. 충격은 몸을 차갑게 만든다 · 172
   어린 아이는 충격에 약하다 / 사고를 당하면 몸이 차가워진다 / 폭력의 충격은 잠재의식 속에 오래도록 각인 된다 / 수술의 충격은 죽음을 부르기도 한다

5. 피로는 몸을 차갑게 만든다 · 181
   피로를 가볍게 여기면 안 된다 / 피로는 원인에 따라 풀어주는 방법이 다르다

6. 과식은 몸을 차갑게 한다 · 185

7. 과음은 몸을 차갑게 만든다 · 187
   술이 과하면 나타나는 현상들

8. 갑작스런 날씨의 변화를 조심하라 · 190
   몸이 차고 약한 사람에게 뇌졸증이 찾아온다 / 몸이 차서 순환이 안 되면 중풍을 불러온다

9. 피부 노출은 몸을 차갑게 만든다 · 194
   배꼽티는 여성의 건강을 해친다 / 옛 어른들의 옷입는 지혜를 배워라

10. 각종 공해가 우리의 건강을 노린다 · 197

11. 말이 많으면 몸이 차가워진다 · 201

12. 화를 지혜롭게 다스려라 · 203

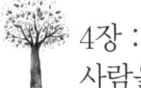 4장 :
사람을 건강하게 하는 따뜻한 생활문화 · 208

1. 따뜻한 음식은 몸을 따뜻하게 한다 · 210

2. 뜨거운 차를 마시는 것은 생명온도를 보충하는 것이다 · 213
   뜨거운 차를 매일 마시면 건강해진다 / 기운을 더욱 북돋워주는 차 마시는 법

3. 맵고 짠 음식, 발효음식은 몸을 따뜻하게 한다 · 217
   몸이 차면 매운 맛을 필요로 한다 / 짠 음식에 대한 오해를 풀자 /
   발효식품은 열소모를 막아준다

4. 자연은 엄청난 기운이 모여 있는 보물창고이다 · 226

5. 바른 말, 고운 말, 존댓말을 써야 건강하다 · 229
   부부가 서로 존댓말을 써라 / 자녀에게 말을 놓지 말라

6. 땀을 흘려야 몸이 따뜻해진다 · 233
   땀을 흘리는 효과적인 방법은 무엇인가 / 식은땀, 진땀은 몸에 찬 기운이 차있다
   는 경고신호

7. 일을 하면 몸이 따뜻해진다 · 237

8. 목욕은 몸을 따뜻하게 한다 · 241
   목욕은 생명온도를 보충하여 피로를 풀어 주어 치료효과가 있다 / 목욕은 죽은 세
   포들(때)을 청소하는 역할을 한다 / 생명온도를 보충하는 바른 목욕법

9. 반성하고, 사과하고, 용서를 구하라 · 247

10. 어렵고 힘든 고통을 이겨내면 강해진다 · 250

**11. 바른 자세는 기운을 잘 통하게 한다** · 253
  11자 자세로 걸어라 / 바르게 자야 피로가 풀린다 / 먹는 음식 못지않게 식사 자세도 중요하다

**12. 단식은 몸을 따뜻하게 해준다** · 262
  뜨거운 물을 마시며 단식하라 / 뜨거운 물 단식법이 좋은 이유와 단식 요령

**13. 죽은 세포들을 빼야 몸이 따뜻해진다** · 272

**14. 두한족열의 생활문화를 강조하면서** · 276

## 5장 :
## 식어가는 생명온도를 살려내는 기림산방 7대 수행법 · 282

활명호흡법 / 뜨거운 차 마시기 / 뜨거운 물 단식 / 경락 풀기 / 생각 바라보기 / 몸 수련(장천공, 경공술, 호보) / 충분한 수면


생명온도를 살려 의식을 높이는 수행체험기 · 298


생명온도를 살려 의식을 밝히고
영혼의 질을 높여가는 수행교육안내 · 319

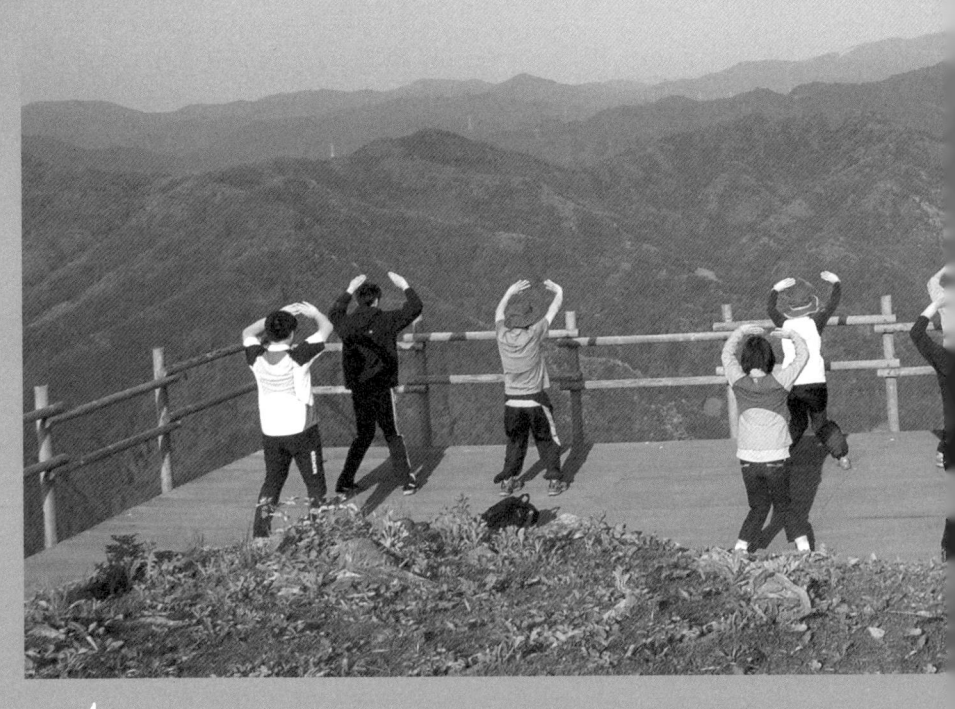

제1장

생명온도와
대자연의 두기운

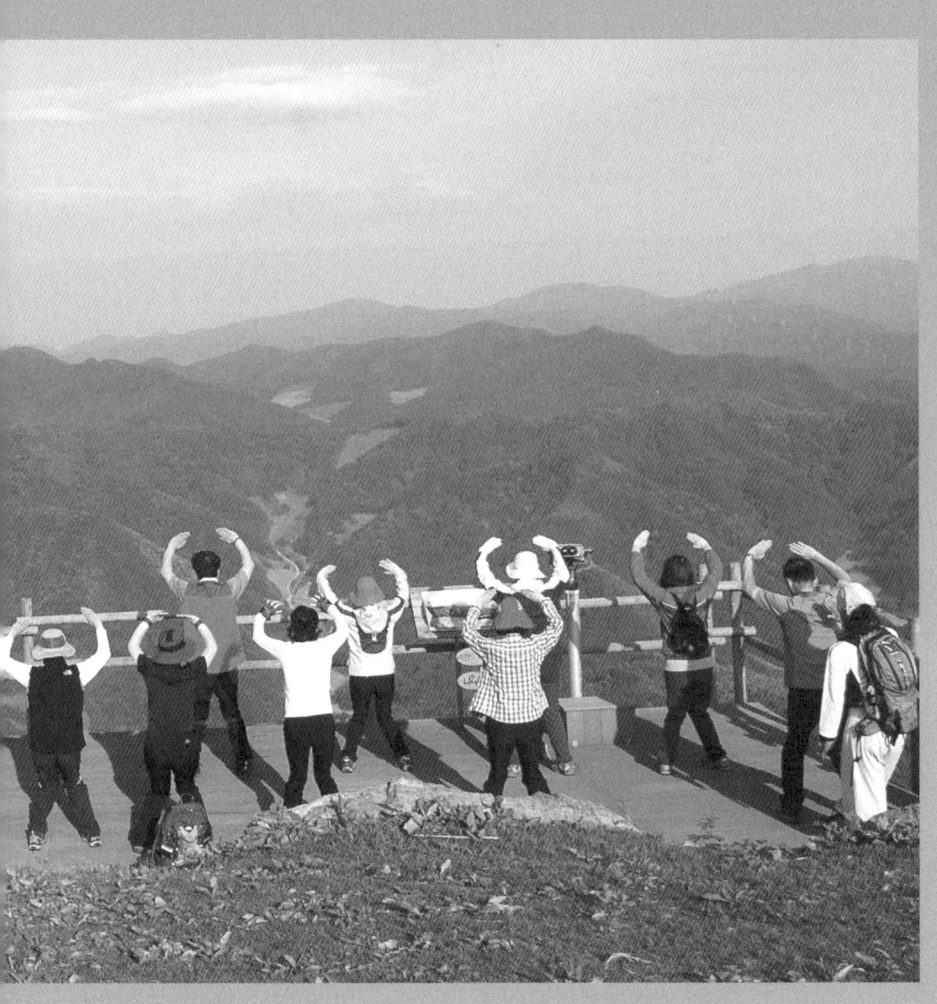

모든 생명에게는 자신의 생명을 유지하고 건강하게 살아가는데 필요한 온도가 있다. 이를 '생명온도'라 한다. 우주와 대자연 속에는 따뜻한 기운과 차가운 기운이라는 두 개의 기운이 존재한다.

# 1. 생명온도의 실체와 중요성

 지구상에는 바이러스, 세균, 곰팡이, 기생충, 식물, 동물, 인간 등 수많은 생명체가 있으며, 모든 생명체에게는 생명을 건강하게 유지하고 제 모습을 지키기 위한 생명온도가 각각 정해져 있다. 각 생명체가 자신의 생명온도를 지키지 못하거나 잃어버리면, 기운이 떨어지고 순환이 안 되어 모든 기능이 약해지고 질병, 노화가 촉진되어 생명력을 잃고 죽음의 길로 가는 것은 대자연의 이치이다.
 생명온도란 모든 존재가 건강한 상태를 유지할 수 있는 온도를 말하는데 이는 외부의 온도가 아니라 그 생명체가 갖고 있는 내부의 온도를 말하는 것이다. 사람의 생명온도 즉, 내부의 온도는 오장육부를 구성하는 세포들의 온도를 말한다. 쉽게 말해서 사람은 근본적으로 뱃속이 따뜻해야 그 생명온도로써 건강을 유지할 수 있는 것이다.

### 인간의 생명온도는 몇 도인가?

 사람은 뱃속이 따뜻해야 오장육부가 건강하고 기운이 있어 제 기능을 발휘한다. 그 생명기운이 온몸에 전달되어 손발이 따뜻하고, 피부가 탄력이 있고, 시력과 청력이 또렷하고, 머리카락이 윤기가 나는 것이다. 생명온도가 유지되는 사람은 또한 언제나 정신이 맑고 마음이 차분하고 생각이 명료하여 심신이 온전하게 건강한 삶을 영위하게 된다.

그러면 사람의 생명온도는 과연 어느 정도일까를 생각해보자. 사람의 체온을 36.5도라고 하지만 이는 뱃속(오장육부)의 온도가 아니고 체온계로 겉에 있는 열을 측정했을 때 나오는 온도인 것인데, 정작 뱃속의 온도는 얼마나 될까?

사람은 모든 질병이 생기면 열이 난다. 독감, 장티푸스, 식중독, 홍역, 콜레라 등등의 열병을 앓을 때는 고열이 난다. 이때 생기는 고열이 몇 도인가? 고열이라고 하면 보통은 38도 이상을 말하는데, 심한 사람은 45도까지도 나온다. 이 열은 밖에서 들어온 것이 아니라 뱃속에서 나온 것이다. 고열이 나면 머리로 열이 올라와서 어지럽고 정신이 없어지면서, 뱃속의 세포들은 생명온도를 잃어 차가워지고 기운이 없어져 기능이 떨어지므로 배탈, 설사, 복통이 생기기도 하고 경련 마비도 생기는 것이다. 즉, 고열은 뱃속의 오장육부 세포들의 건강을 유지하던 생명온도가 급격하게 겉으로 빠져나온 결과인 것이다.

미열이 난다는 것은 뱃속의 생명온도가 천천히 빠져나가는 것이거나, 고열이 빠져나간 후 생명온도가 부족하여 생기는 것이고, 고열이 난다는 것은 급격히 뱃속의 생명온도가 빠져나가는 것이다. 이러한 현상은 일상생활 속에서 뱃속을 차갑게 하거나 차가운 기운이 뱃속에 들어와서 질병이 생기면서 겉으로 열이 나오는 것이다.

뱃속의 세포들이 생명온도가 유지되어 원기가 강하면 제 기능을 발휘하여 질병 없이 건강하지만, 뱃속의 생명온도가 약한 사람들은 차가운 것을 먹고 마시거나, 날이 추워서 찬바람이 불면, 차가운 기운이 파고 들어와서 감기를 포함하여 각종 질병에 걸리게 되는 것이다.

이렇게 보면 사람의 건강을 유지할 수 있는 뱃속의 생명온도는 최하 38도에서 45도라고 유추할 수 있다. 38도 이하는 뱃속이 차가워져서 기능이 떨어지고 순환이 안 되어 생명력이 저하되므로 각종 질병과 노화의 근본원인이 된다.

## 생명온도를 지키면 100% 자연치유력이 발휘된다

 최근 몇 년 사이에 전 세계적으로 세균과 바이러스 성 질병들이 성행하고 있다. 앞으로 인류는 바이러스와의 전쟁을 혹독하게 치루어 나가야 한다고 전문가들은 경고하고 있다. 이질, 장티푸스, 식중독, 콜레라 등뿐만 아니라 사스, 광우병, 조류 독감, 신종 인플루엔자 등등 각종 새로운 형태의 세균 바이러스들이 막강한 세력으로 인간의 생명을 위협하고 있다. 이들이 설쳐대는 것은 활동하기 좋은 온도의 조건이 있기 때문이지만, 그러나 뱃속의 생명온도가 온전하여 면역력, 자연치유력이 100% 가동되는 사람들에게는 큰 위협이 되지 않는다.
 오늘날 각종 염과 암으로 많은 사람들이 고생하지만 아무에게나 염과 암이 오는 것이 아니다. 생명온도를 잃은 죽은 세포들이 세균·바이러스의 밥이지, 생명온도를 유지하는 사람들은 면역체계와 자연치유 체계가 완벽하게 발휘하고 있기 때문에 상관없는 일이다. 뱃속의 생명온도가 40도에서 45도를 유지해주면 세균, 바이러스, 곰팡이, 충 등이 생길 수가 없고 염과 암이 올수가 없다. 모든 질병은 생명온도를 잃은 죽은 세포들 때문에 우리에게 생명력, 면역력, 자연치유력이 떨어져서 생기는 자연현상임을 알아야 한다.

## 환경오염과 변화 속에서도 건강을 유지하려면 생명온도를 지켜야 한다.

지구 온난화는 자연 재앙을 만들기도 하지만, 극심한 온도 변화로 인하여 인간의 몸과 마음과 정신 상태에도 심각한 영향을 미친다. 온난화에 따른 극심한 기후 변화와 자연 생태계의 변화는 인간의 삶에 직접 간접으로 불안한 상태를 야기함으로써 심신의 균형을 깨뜨리고 생명온도를 잃게 만들어 혼란 상태에 빠지게 한다. 이 혼란 상태 속에서 건강은 쉽게 질병에 무너지고 머리는 뜨거워져서 정신이 없고 마음은 급해져서 자기 밖에 모르는 동물적 본능에 사로잡히게 되기 십상이다.

생명온도 즉 내공(內功)이 강한 사람들은 뜨겁거나 차가운 기운을 막아내어 건강을 유지 할수 있으나 내공이 약한 사람들은 막아내지 못하여 뜨거운 공기는 일사병, 열사병, 기질병, 토후병을 만들고 차가운 공기는 감기, 축농증, 비염, 알레르기, 기관지염, 폐부종, 폐렴, 폐암, 천식 등을 만든다.

그래서 기후에 상관이 없이 뱃속이 따뜻한 생명온도가 있는 생활이 필요하기에 더운 지방에서도 뜨거운 차를 마시고 추운지방에서도 뜨거운 차를 마시는 것이다. 우리의 옛 생활문화는 삼복더위를 이겨내기 위해서 이열치열 요법으로 더운 날 맵고 뜨거운 음식을 먹는 지혜가 있는 것이다.

엄청난 질병과 재앙이 온다고 해서 모든 생명이 죽는 것이 아니다. 살아남는 생명이 있다. 생명온도를 상실한 생명체는 변화를 이겨내지 못하고 질병에 걸려 죽음의 길로 가지만. 생명온도가 온전한 생명체는 모든 변화에 적응하고 극복하면서 생명을 유지시켜 나갈 수 있다.

생명온도를 지키면 질병과 재앙을 이겨낼 뿐만 아니라 맑은 정신과 평온한 마음이 늘 유지되기 때문에 삶의 지혜가 샘솟아나 나이가 들어도 [아름다운 인생], [귀한 인생]을 영위해 갈 수 있게 된다. 이것은 그 누가 대신 해줄 수 없는 일이다. 남에게 의지해서 될 일이 아니다. 이러한 대자연의 법칙을 이해를 하고, 스스로 생명온도를 지키고 키우는 생활을 해야 한다.

## 각자의 따뜻한 생명온도는 우리 모두의 따뜻한 세상을 만든다

생명온도를 잃으면 뱃속이 차가워지고 기운이 떨어지고 몸(세포)이 붓고, 아프고, 굳고, 썩고, 죽어가는 것은 생명의 원리이며 대자연의 법칙이다. 따뜻하게 생명온도를 살려주면 뱃속에 기운이 생기고 순환이 되어 부기가 빠지고 아픈 것이 없어지고 굳었던 것들이 풀리고 신경과 세포들이 살아나면서 각종 질병에서 해방되며, 자동적으로 정신이 맑아지고 마음이 평온해짐으로써 [참 건강체]가 되고 [참 나]가 된다.

맑은 정신과 차분한 마음, 순수한 영혼으로써 건강하고 행복한 나, 가정, 사회, 민족, 국가, 인류가 되는 길은 모두가 생명온도를 지키는 삶을 실천하는데 있다고 믿는다. [따뜻하면 살고 차가워지면 죽는다]는 대자연의 법칙을 모두 깊이 깨닫고 실천해서 따뜻한 몸, 따뜻한 마음으로 따뜻한 세상을 함께 만들어 나가기를 염원한다.

# 2. 대자연 속의 두 기운 – 따뜻한 기운과 차가운 기운

 우주와 대자연 속에는 따뜻한 기운과 차가운 기운이라는 두개의 기운이 존재한다. 두 기운은 팽창과 수축이라는 성질이 있다. 서로 맞물려 조화를 이루면서 따뜻한 기운은 올라가고 차가운 기운은 내려가며, 좁은 곳은 빨리 가고 넓은 곳은 천천히 가며, 모이면 강해지고 흩어지면 약해지며, 항상 흐르고 있으며, 결코 사라지지 않으며 대자연 속에 존재하고 있다.

 두 기운은 낮과 밤, 계절과 세월을 만든다. 하늘에 태양의 기운이 있을 때는 밝고 따뜻하며 낮이 되고, 달과 별의 기운이 있을 때는 어둡고 차가우며 밤이 된다. 따뜻한 기운이 모여 봄이 되고 극에 달하면 여름이 된다. 차가운 기운이 모이면 가을이 되고 극에 달하면 겨울이 된다.

 하늘에서는 두 기운이 흐르면서 바람과 구름, 비와 눈, 이슬과 안개, 가뭄과 장마, 그리고 천둥 번개를 만들고 태풍을 만든다. 바닷물도 두 기운이 있다. 난류暖流인 따뜻한 물과 한류寒流인 차가운 물이 서로가 맞물려 흐름과 파도를 만들며 멈추지 않고 계속 흐르고 있다. 땅에서는 따뜻한 기운이 몰려 있는 지역이 열대지방과 사막이 되고, 차가운 기운이 몰려 있는 지역이 한대지방과 빙하지대가 된다.

 모든 식물은 따뜻한 기운이 있으면 싹이 나고 성장하여 열매를 맺지만, 차가운 기운이 성하면 추풍낙엽秋風落葉이 되어버린다. 모든 동물과 인간도 따뜻한 기운이 강하면 순환이 잘 되어 잉태하고 성장하며 생명이 유지되지만, 차가운 기운이 있으면 질병과 노화가 생기고 죽음이 온다. 그래서 죽은 시체는 싸늘한 기운이 있다.

이와 같이 우주의 모든 만물은 따뜻한 기운과 차가운 기운, 이 두기운의 흐름에 의해 변화되는 것이다. 일찍이 이러한 자연의 이치를 간파한 우리의 선인들은 이를 [음양陰陽]이라 하였으며, 사람의 몸에도 이 두개의 기운이 존재해야 건강하다는 것을 깨닫고 작은 우주와 같기에 사람의 몸을 [소우주小宇宙]라 하였다. 그리고 몸이 건강하려면 몸이 따뜻하고 머리가 차가워야 한다는 뜻인 [두한족열頭寒足熱]과 [수승화강水陞火降]이라는 단어를 만들고, 우리의 전통생활 속에 [두한족열과 수승화강의 생활문화, 정신문화, 건강문화]를 만들어 놓은 것이다.

## 우리의 삶은 기운으로 이루어지고 기운은 생명온도에서 나온다

사람이 살아간다는 것은 말과 행동의 연속이며, 말과 행동을 한다는 것은 생각과 몸, 그리고 기운이 동시에 움직인다는 것이다. 사람의 모든 움직임을 가만히 살펴보면 이러한 사실을 발견할 수가 있다. 말을 한다는 것은 생각에 따라 말을 한다는 것이다 이 생각이 생기면 이 말을 하고, 저 생각이 생기면 저 말을 한다. 그런데 기운이 없으면 목소리가 기어 들어가거나 작은 소리로 하게 된다. 즉, 말을 한다는 것은 생각과 입(입을 움직이는 신경과 근육, 뼈와 세포, 혈관과 피 등), 그리고 기운이 동시에 움직이고 있다는 것이다. 그래서 말을 많이 하는 사람은 입을 움직이는 신경과 근육, 뼈와 혈관 등으로 기운이 몰리며 이것이 습관이 되고 발달이 되어 말을 잘하는 사람이 되는 것이다. 이러한 사람이 기운이 약해져 정신이 없고 생각을 통제 못하면 잠재의식이 나와 입이 가만히 있지 못하여 절로 수다쟁이, 잔소리꾼이 되기도 한다.

눈으로 본다는 것도 그냥 보는 것이 아니라 생각에 따라 바라보는 것이다. 이 생각이 생기면 이곳을 보고, 저 생각이 생기면 저곳을 본다. 즉, 쳐다본다는 것은 쳐다보는 데 필요한 신경과 근육, 생각과 눈 그리고 기운이 동시에 움직인다는 것이다. 그래서 눈을 많이 사용하는 사람은 눈에 관련된 신경과 근육, 뼈와 세포 등으로 기운이 몰리며 이것이 습관이 되고 발달이 된다. 사격선수, 경호원, 형사 등의 사람들은 모든 기운이 눈으로 너무 몰리어 반짝반짝 빛나게 되는 반면 다른 곳은 약해지기 쉽다. 또 생각이 교만하면 남을 무시하는 교만한 눈빛이 나오고, 생각이 선善하면 눈빛이 선해지기도 한다.

글을 쓴다는 것도 생각에 따라 글을 쓰는 것이다. 이 생각이 생기면 이 글을 쓰고, 저 생각이 생기면 저 글을 쓴다. 그러나 기운이 없으면 글을 쓸 수가 없다. 즉, 글을 쓴다는 것은 글 쓰는 데 필요한 신경과 근육, 생각과 손, 그리고 기운이 동시에 움직이는 것이다. 그래서 글을 많이 쓰는 사람은 손으로 필요한 신경과 근육, 뼈와 세포 그리고 기운이 몰리어 이것이 습관이 되고 발달이 되지만 다른 신체부위는 약해지기도 한다. 소설가, 신문기자들이 그런 사람이다.

생각이 음란한 사람이 글을 쓰면, 그 글에는 음란한 기운이 있어 독자들은 음란한 기운을 느끼고 음심淫心이 생기게 된다. 그래서 생각이 작은 독자들은 호기심이 생겨 생각을 뺏기게 되며 음심에 따라 행동을 하여 사고를 일으키게 된다.

마음에 상처가 있는 사람이 글을 쓰면, 그 글에는 아픔의 기운이 있어 독자들은 아픔을 느끼게 된다. 어린 아이들의 글을 보면 동심의 기운을 느끼게 되어 마음이 밝아진다. 그래서 독자들은 지은이의 생각을 들여다볼 수 있게 된다.

운전을 하는 것도 생각에 따라서 하는 것이다. 기운이 없으면 운전을 하기 어렵다. 운전을 한다는 것은 생각에 따라서 몸(관련된 신경과 근육 등)이 움직이고, 기운이 동시에 움직이는 것이다. 이러한 생활이 반복되면 숙달되어 운전을 잘하게 되는 것이다. 그러나 생각이 급하면 운전이 급해지고, 생각이 깊어지면 운전이 차분해진다. 우리나라는 교통사고 세계 1위라는 불명예를 가지고 있다. 자동차가 사고를 내는 것이 아니라, 운전자의 생각이 병들어 있기 때문에 사고를 내는 것이다. 그만큼 우리나라에 생각이 병든 사람이 많다는 뜻이다.

지금까지 살펴본 바와 같이 우리의 생활 속에서 생각과 몸, 그리고 기운은 긴밀한 관계를 가지고 있음에도 불구하고 생각이나 몸에 대해서는 많은 다각적인 연구를 하면서도, 아직 기운에 대해서 과학적 연구가 진행되지 않고 있는 것은 대단히 아쉬운 일이다. 몸이 움직이는 것은 [뇌의 명령에 따라 신경이 움직임을 전달한 것]이라고 말하지만 이 말에는 기운에 대한 언급이 빠져 있기 때문에 맞는 말이라고 볼 수 없다.

기운이 있느냐 없느냐는 죽느냐 사느냐의 문제로 이어진다. 기운이 부족하면 신경이 마비되고 근육이 굳어간다. 그러다가 기운이 다하면 죽는 것이다. 아무리 뇌가 신경에게 움직이라고 지시를 내려도 기운이 없는 사람은 신경이 마비되어 움직일 수가 없다. 기운이 있는 사람만이 뇌신경의 움직임을 전달할 수 있는 것이다. 생명온도에서 나오는 왕성한 생명의 기운이 건강한 생각과 행위를 낳는다고 보면 생명온도를 지키는 일이 인생의 가장 중요한 일이 아닐 수 없다.

## 생각의 건강도 생명온도에서 나온다

　세계보건기구WHO는 몸, 마음, 정신, 그리고 영혼까지를 건강의 영역으로 정하고 있다. 그러나 나는 [생각]도 건강의 영역에 포함되어야 한다고 강력히 주장한다. 왜 생각이 건강의 영역에 포함되어야 하는가? 그 이유는 다음과 같다.
　첫째, 생각은 사람을 움직인다. 사람의 말과 행동은 그 사람의 생각에 의해서 움직여지기 때문에 [사람의 몸 = 생각의 심부름꾼]이다. 그래서 생각은 대화, 습관, 관습, 유행, 연구, 제도, 법률 등등 이 세상의 모든 것을 만들어 간다.
　둘째, 건강한 생각이든, 병든 생각이든 누적되면 기운이 몰리어 생각과 몸에 습관이 된다는 점이 무섭다. 생각에 따라서 움직이는 말과 행동은 뼈와 근육, 신경과 세포 등이 같이 움직이는데 이들이 모두 기억을 하고 습관이 되어 고치기가 참으로 어렵다는 점이 무서운 것이다. 더구나 부정적인 생각은 부정적인 습관을 만들어 고통을 주고받는다.
　셋째, 생각은 전파성이 강하다. 건강한(긍정적) 생각이든, 건강하지 못한(부정적) 생각이든 서로가 생각이 통하면 엄청난 속도로 전달되어 사람에게 영향이 미친다. 몸의 건강은 개인의 건강 문제에 국한되지만, 생각의 건강은 개인, 가정, 사회, 국가, 인류의 건강과 연결되는 매우 중요한 원인이 되기 때문에 생각이 당연히 건강의 영역에 포함되어야 하며, 많은 사람들이 관심을 기울여야 한다고 본다. 각종 대형 사건이나 테러, 전쟁을 일으키는 사람들의 협소하고 이기적이고 병든 생각이 전체에 미치는 악영향을 보면 생각의 건강성이 얼마나 중요한지를 누구나 알 수 있는 것이다.
　많은 사람들이 몸, 마음, 정신, 영혼, 생각의 건강을 따로 따로 추구하는 경향이 있지만 사실은 생명력의 근원인 생명온도를 살리는 것이

총체적으로 모든 건강을 얻는 최상의 길이고 최고의 비결이다. 몸, 마음, 정신, 생각, 영혼의 건강성은 다음 표와 같이 기운에 따라서 구분을 할 수 있다.

**몸/마음/정신/생각/영혼과 두 기운의 관계**

| | 건강한 상태 | 병든 상태 |
|---|---|---|
| 생명온도 | 충만 | 부족 |
| 기운 상태 | 몸이 따뜻하고 머리가 차갑다<br>– 두한족열(頭寒足熱) | 몸이 차갑고 머리가 뜨겁다 |
| 몸 | 신진대사, 호르몬 분비 등 순환이 잘 되어 오장육부 기능이 원활하다. 근육이 탄력 있고 피부에 윤기가 있다. 특히 대소변 배출능력이 좋다. | 기운이 없고 순환이 안 되어 제 기능이 마비되고 통증, 염증, 암 등 질병이 유발되고 노화가 촉진되어 수명이 단축된다. |
| 마음 | 차분한 마음(겸손함/인내심/조심)이 형성된다. 생각이 깊어 집중력이 있으며 행동에 여유가 있다. 이해와 용서, 사랑이 있으며 신뢰와 존경이 절로 생겨 사람 사이가 편해진다. | 객기, 욕심 등의 급한 마음, 방심放心이 생긴다. 모든 생각과 행동을 짧게 만들어 짜증, 신경질, 화를 잘 내며 걱정, 근심, 불안 우울, 공포, 사고, 불행이 뒤따른다. |
| 정신 | 머리가 맑고 정신이 맑은 상태가 형성된다. 이러한 상태의 시간이 오래갈수록 정신력이 강해진다. 생각의 폭을 넓게 만들어주고 사람들의 모든 생각을 이해하게 된다. | 머리가 맑지 못하고 정신이 없는 상태가 된다. 이러한 상태가 지속되면 정신력이 약해지며 각종 정신질환에 시달리게 된다. 또한 생각의 폭을 좁게 만들고 심해지면 생각이 없는 상태가 된다. 본능과 충격적이고 강한 기억만 남아 한 말을 계속 반복하게 된다. |
| 생각 | 생각이 깊고 넓고 크다. 기억력, 순발력, 이해력, 관찰력, 판단력, 통찰력, 통제력, 집중력, 상상력, 창조력 등이 있으며 모든 것을 이해하고 용서하고 사랑할 수 있기에 행복한 인생이 된다. 한 생각을 일으켜도 깊고 넓게 생각하여 바르고 좋은 생각으로 문제를 해결한다. 생각이 점점 커지면 이러한 사람을 지혜로운 자, 현인, 군자, 성인이라고 부른다. | 생각이 좁고 짧고 작다. 생각이 좁아서 한 생각을 일으키면 정신과 마음, 그리고 영혼까지 빼앗겨 버리게 된다. 생각이 짧아 자기 밖에 모르기 때문에 남을 무시하고 거짓말, 비리, 부정, 폭력을 저지르고 고집이 세고 부정적이며 사고와 불행의 연속이 된다. 점점 기운을 잃으며 생각이 없어져 치매가 되는 불쌍한 영혼이 되기도 한다. |
| 영혼 | 영혼이 맑고 건강하여 힘이 있다. 그래서 영력이 강하여 다른 영혼이 침범을 못한다. 그래서 내 몸에 내 영혼이 주인이 된다.(참나, 眞我). | 영혼이 힘이 약해 어두우며 한 맺힌 영혼, 불쌍한 영혼, 지친 영혼이 되어 있다. 이렇게 영력이 약해지면 내 몸에 다른 영혼이 침입하여 신기, 잡귀, 악령 등의 시달림을 당하는 불쌍한 인생이 되어 방황을 하기도 한다.(거짓나, 假我) |

몸을 차갑게 하는 생활문화는 머리를 뜨겁게 하여 정신이 없고 마음이 급해지고 질병이 생기게 한다. 이것은 자연의 이치이다. 몸을 따뜻하게 하는 생활문화는 머리가 차가워지며 정신이 맑고 마음이 차분해진다. 이 또한 자연의 이치이다.

## 기운의 상태에 따라서 체질이 달라진다

체질은 어떻게 생기는 것인가? 따뜻한 기운과 차가운 기운, 두 기운의 상태에 따라서 사람의 체질이 달라진다. 많은 사람들이 [이제마 선생의 사상체질론]을 말하지만 여기서는 기존의 생각을 다 비워버리고, 이 두 기운에 의해서 나타나는 체질만을 살펴보기로 한다.

늙어 죽는다는 것은 생명온도가 줄어들면서 생명기운이 천천히 빠져나가는 것을 뜻한다. 다시 말하면 빨리 죽든 늦게 죽든, 젊어서 죽든 늙어서 죽든, 차이는 바로 따뜻한 생명기운(생명온도)이 빠져나가는 속도에 따라서 달라지는 것이다. 나이에 비해 늙게 보이는 사람은 따뜻한 기운이 빨리 빠져나가는 중이며, 나이에 비해 젊게 보이는 사람은 따뜻한 기운이 천천히 빠져나가는 중이라는 뜻이다.

체질이란 기의 상태에 따라서 달라지는 것이며 [건강 체질], [열 체질], [냉 체질]의 세 가지로 나눌 수 있다.

■ 건강 체질

머리는 차고 몸은 따뜻한 두한족열頭寒足熱상태가 유지되어 몸의 순환이 잘 되는 균형 잡힌 몸을 [건강 체질]이라고 한다. 하루 종일 일하고 피곤해지면 머리가 뜨겁고 몸이 차가워진다. 그러나 충분한 수면을 하고 피로를 풀면 다시 두한족열頭寒足熱상태가 되어 몸과 마음, 정신과 생각 그리고 영혼까지 건강을 유지한다. 즉, 사람이 살아간다는 것은 일을 하며 기운(생명온도)을 쓰고, 그 다음에는 피로를 충분히 풀고 기운(생명온도)을 다시 보충하는 생활의 반복인 셈이다. 건강 체질은 이러한 자연의 이치에 잘 순응하며 살아가는 사람을 말한다.

■ 열 체질

열 체질인 사람은 속이 냉하고 열은 밖에 있는 상태를 말한다. 머리는 열이 있어 정신과 영혼이 맑지 못하고, 쉬 피로하며, 모든 생각이 급하고, 큰 소리와 화를 잘 내게 된다.

가슴도 열이 차 있어 심장과 폐에 이상이 생겨 조금만 움직여도 숨이 차고, 피부발진으로 태열과 여드름 등 지방성 피부질환이 생기고, 순환이 안 되고, 압력이 높아지기 때문에 고혈압, 비만, 당뇨가 생기고, 안압이 높아지며 시력이 감퇴되는 현상이 나타나게 된다.

또한 가슴에 열이 있어 더위를 잘 타며 갈증을 잘 느끼고 차가운 물을 자주 마시게 된다. 목과 가슴은 시원하지만 오장육부五臟六腑의 생명온도는 식어가 기능이 떨어져 약해진다. 특히 신장과 방광이 약해지게 된다. 기운이 바깥쪽으로 자꾸 나가기 때문에 식사를 잘 먹는 사람은 각종 영양분이 바깥쪽으로 몰리어 비만 체질이 되며 몸매가 균형이 흐트러진다.

이러한 사람들 중에는 간혹 자신은 열이 많은 체질이라 몸이 따뜻하다며 건강에 자신 있다고 말하는 사람들도 있다. 그러나 이 열은 뱃속이 차가워서 생긴 [허열虛熱]이라는 사실을 알아야 한다. 이런 사람들은 뱃속에 저체온이 되어 쌓여 있는 [죽은 세포들]을 빼주지 않게 되면, 결국에는 열이 빠져나가 뱃속의 찬 기운이 온몸에 퍼져나가게 되어 냉 체질이 된다.

■ 냉 체질

냉 체질은 따뜻한 기운(생명온도)이 다 빠져나가 저체온이 된 다음에 나타나는 체질이다. 머리에는 아직 열이 남아 있지만 정신과 영혼이 맑지 못하고 마음과 생각은 급하고 안정과 평화가 없다. 피부는 차가워지고 순환이 안 되어 점점 변색이 되며, 탄력과 윤기가 없어 건성 피부가 되고, 몸이 마르면서 저체중이 되기 쉽다. 또한 비듬, 굳은 살, 버짐, 곰팡이, 건선 등으로 인한 피부질환이 생길 수 있다.

생명온도가 약하여 막아내기가 안 되어 더운 여름에도 내복과 두꺼운 양말을 신어야 할 정도로 손과 발이 차가워지고, 추위를 잘 타게 된다. 그리고 모든 기능이 약해지고 굳어가며 서서히 죽음에 이르게 된다.

체질은 나이에 상관없이 기氣의 상태에 따라서 나타난다. 어린 아이는 어머니의 뱃속에서 체질이 만들어지며 나머지는 후천적으로 살아가면서 서서히 만들어진다. 그러나 남녀노소 상관없이 배를 따뜻하게 하여 생명온도를 높여주면 마비되어 있던 기능이 서서히 살아나면서 기운이 생겨 누구나 건강 체질이 될 수가 있다.


## 기운의 변화에 따른 자연의 법칙

기운은 어떻게 변화하는지 그 변화하는 과정을 한번 살펴보자. 봄철에는 땅에 씨를 심는다. 날이 따뜻해지면서 씨앗은 습기를 받아 뿌리와 싹이 나기 시작한다. 뿌리는 땅의 기운을, 싹은 태양의 기운을 받으며 성장을 한다. 성장을 할 때는 연약하고 말랑말랑한 상태다. 이때 줄기를 꺾어보면 끈적끈적한 액체가 나온다. 이를 기氣가 모여 정精의 상태가 되었다고 하는데, 바로 겔gel상태를 말한다. 이때를 기운이 있고 싱싱한 상태라고 한다. 계속해서 기운이 모여 성장을 하면 연약한 상태가 점점 단단해지고 견고해지며 씨가 갖고 있는 오행五行의 성질에 따라 모양을 갖추게 된다.

　모양을 갖추고 계속해서 기운이 모이면 꽃이 피고 향기가 나며 씨(열매)를 갖게 된다. 그래서 씨(열매)는 기운이 축적되어 있는 상태인 것이다. 가을이 되어 찬 바람이 불면 기운이 없어져 낙엽이 되어버린다. 땅에 떨어진 낙엽의 세포는 세균과 곰팡이가 덤벼들어 분해시켜서 자연으로 다시 돌아가게 된다.

　여기서 우리는 다음과 같은 자연의 법칙을 찾을 수 있다. 첫째, 따뜻한 기운이 모이면 순환이 잘 되어 탄력이 생기고 윤기가 있으며 싱싱하고 성장 유지되지만, 차가운 기운이 모이면(생명온도를 잃으면) 탄력과 윤기가 없어지고 마르면서 낙엽이 된다는 점이다. 즉, 따뜻한 기운이 모이면 살고, 차가워지면 기운이 흩어지며 죽는 것이다.

　둘째, 따뜻한 기운이 모였을 때 정精 즉, 겔gel이 되고 정精이 모여 모양을 갖추게 된다. 모양에는 뿌리와 줄기, 잎과 씨(열매)가 있다. 사람, 동물, 식물 모두 이러한 자연의 법칙에서 벗어날 수가 없다. 사람들은 뿌리와 줄기, 잎과 씨(열매)를 약으로 혹은 식량으로 사용한다. 우리가 음식을 먹는다는 것은 이와 같이 태양의 기운, 우주의 기운, 땅의 기운을 먹는다는 것이다.

　땅에서 뿌리가 뽑혀 생명은 없어졌지만 뿌리와 줄기, 잎과 씨앗은 기운이 모여 만들어진 것이다. 질긴 것은 이로 부수면 소화액과 더불어 위에서 발효가 되어 겔gel상태로 된다. 이것이 장으로 내려가 그 기운이 흡수 공급되어 우리 몸에 탄력과 윤기를 주고, 말과 행동을 하며 생각하고 일할 수 있는 에너지가 된다. 그리고 찌꺼기는 대변과 소변으로 배출하는 것이다.

　피로와 스트레스가 쌓여 몸이 저체온이 되면 기운이 약해져 차가워진 장부는 그냥 두면 병이 생긴다. 그래서 약을 먹더라도 따뜻하게 해서 먹으면 이들의 기운이 순환이 잘 되어 병의 치료가 빨라지며, 차갑게 해서 먹으면 위와 장이 차가워져 순환이 안되며 잘 낫지 않게 된다.

사람들은 음식을 영양학적으로만 생각한다. 그런데 음식 재료를 살 때에 영양학적으로 계산을 하고 사는 사람이 얼마나 있을까? 대개는 채소를 살 때나 생선을 살 때에 얼마나 싱싱한가, 얼마나 시들었나를 보면서 살 것이다. 모든 재료가 마찬가지다. 싱싱한가, 시들한가는 바로 기운이 있느냐, 없느냐를 보며 사는 것이다. 싱싱할수록 기운이 모여 있고, 오행의 성질에 따라 우리의 장부에 기운을 돋워주게 되는 것이다.

짐승들은 싱싱한 풀을 뜯어먹고 살아간다. 싱싱한 풀을 통해서 기운을 얻어 뼈와 근육, 장부가 탄력이 있고 단단해진다. 성숙해지면 임신을 하고 새끼를 낳는데, 새끼는 어미의 따뜻한 기운을 받아서 따뜻하고 탄력이 있으며 기운이 넘쳐 귀엽게 보인다.

그러나 어미는 새끼에게 기운을 주었기 때문에 탄력이 없고 힘들어 보인다. 어미는 휴식과 음식을 통해서 기운을 얻고 그 기운을 젖으로 새끼에게 준다. 모든 젖은 기운이 모여 있는 상태 즉, 끈적끈적한 젤gel상태이다. 어린 새끼는 바로 젖을 통해서 기운을 먹고 성장하면서 탄력과 건강을 유지하다가 나중에는 직접 음식을 통해서 기운을 보충하며 살아가는 것이다.

사슴이 기운이 성하면 머리에 뿔이 난다. 처음 뿔이 나올 때는 말랑말랑한 정精의 상태이다. 그러다가 점점 기운이 넘치면 기운에 따라서 모양이 생기며 단단해진다. 사람들은 뿔을 잘라서 녹용을 보약으로 먹는다. 바로 기운을 먹는다는 뜻이다

녹용을 푹 고면 묵처럼 된다. 이것은 고체 상태인 뿔에서 정精의 상태로 변한 것이다. 이를 따뜻하게 해서 먹으면 사람의 몸이 탄력과 기

운이 생겨 몸이 가벼워지고 보약이 되는 것이다.

소의 꼬리나 뼈를 꼬리곰탕, 설렁탕, 곰탕, 갈비탕 등의 음식으로 만들어 먹는데, 이들 뼈도 처음 만들어질 때는 기운이 약해 말랑말랑한 상태이나 기운이 모여 성장하면서 뼈의 밀도가 높아지며 기운이 응축되게 된다. 이들을 푹 고아서 정精의 상태에서 따뜻하게 먹으면 기운을 얻어 보신이 되는 것이다.

고기에도 기운이 있으나 뼈는 고기보다 더 기운이 모여서 단단해진 것이기 때문에 푹 고아서 모여 있는 기운을 녹여 먹는 것이다. 사람들은 이를 먹고 기운이 생기며, 성장과 발육이 되고 2세를 출산하게도 된다.

남자가 사정射精을 하는 것은 온몸에 기운이 응축되어 있는 정精을 사정하는 것인데, 이를 정액이라고 한다. 사정을 하면 온몸에 기운이 빠져 피곤해지게 되는데, 과도한 사정은 몸의 탄력과 윤기를 뺏어가며 몸을 저체온을 만드는 원인이 된다.

여자는 임신을 하게 되면 모든 기운이 태아에게 몰리게 된다. 태아는 자궁 속에서 핏줄기 같은 정精상태에서 점점 어머니의 기운을 받아 모양을 만들고 탄력과 윤기를 가지며 성장하여 세상에 태어나는 것이다.

이상과 같은 기의 변화와 자연의 법칙을 종합하면 다음과 같이 자연의 이치를 정리할 수 있다.

첫째, 기氣가 모이면 정이 되고 정精이 모이면 모양이 된다. 즉, 모든 모양은 기운이 응축된 상태인 것이다. 인간, 동물, 식물, 광물 등 자연계에 존재하는 모든 모양은 오행에 따라 모두가 기운이 응축된 상태라고 보면 된다. 응축된 기운의 상태에 따라서 강도의 차이가 생기게 된다. 응축된 기운인 모양은 열을 가하면 다시 분해가 된다. 그래서 정精이 되고 정이 분해되면 기가 되는 것이다. 그러나 광물은 강도의 차이에 따라 강한 열을 가하면 분해되기도 하지만 열이 식으면 다시 모양이 되기도 한다.

둘째, 하늘과 땅의 기운이 씨앗에 모여 식물이 되고, 식물의 기운이 흩어지면 하늘과 땅으로 사라지고, 식물의 기운을 사람이나 동물이 먹으면 사람과 동물의 기운이 되고, 이 기운을 다 쓰면 차가워지며 사람과 동물의 생명이 끝나고, 하늘과 땅으로 사라지게 된다. 즉, 기는 식물이든, 동물이든, 광물이든, 사람이든 모든 자연계에 모양만 바꾸어 갈 뿐 모이면 성하고 흩어지면 쇠하는 자연의 법칙이 태양이 있는 한 끝없이 흘러가고 있다. 또한 옛 어른들은 [정기신일精氣神一]이라 했는데, 기운이 모이면 정이 되고 정이 모이면 정신이 맑아지고, 기운이 없으면 정이 약해지고 정신이 흐려지는 자연의 이치를 말한 것이다.

두한족열을 잃으면 모두의 건강을 잃는 것이고, 두한족열을 지킬 수 있으면 모두의 건강을 지킬 수 있다. 이것은 영원히 변하지 않는, 그리고 최첨단 컴퓨터 시스템보다 더 정확한 자연의 이치라고 생각한다. 그래서 이를 [건강한 사람의 바람직한 기운의 균형상태]라고 볼 수 있는데, 여기서 짚고 넘어갈 부분이 있다. 몸이 따뜻하고 머리는 차가워야 한다고 했는데 그러면 가운데인 가슴은 어떠해야 될까?

## 가슴은 뜨겁지도, 차갑지도 않아야 한다

가슴 부분만은 그 중간으로 따뜻하지도 않고 차갑지도 않은 상태를 유지해야 건강하다. 우리 몸에서 따뜻해야 할 부분은 위장, 신장, 방광, 팔다리, 등, 배 등이며, 차가워야 할 부분은 머릿속의 두뇌이다. 그 중간 부분인 가슴의 심장과 폐는 차가워지거나 뜨거워지면 안 된다.

이와 같이 우리 몸은 [따뜻한 부분], [차가운 부분], [따뜻하지도 않고 차갑지도 않은 중간 부분], 이렇게 삼극三極으로 조화를 이루어야 순환이 잘되고 건강한 기운의 균형 잡힌 상태가 된다. 이는 체온계로 온도를 측정하여 나타나는 것이 아니라 느낌으로 측정할 수 있는 것이다. 사람의 몸은 컴퓨터보다 더 정확한 자동조절 기능을 갖고 있다.

손발이 따뜻한 사람은 자동적으로 머리가 차갑고, 가슴은 그 중간의 상태를 유지한다. 피로가 누적되어 몸이 차가운 사람은 자동적으로 머리가 뜨거워지며, 가슴은 음양의 조화가 흐트러져 병이 생기게 된다. 즉, 음양의 기운이 조화를 이루며 살아야 건강한 삶이 된다는 뜻이다.

그렇다면 가슴은 왜 뜨겁지도 차갑지도 않은 상태를 유지해야 하는가? 가슴에는 심장과 폐가 자리잡고 있다. 음양의 기운이 뜨겁지도 차갑지도 않은 상태를 무극無極이라고 할 때, 심장과 폐는 무극상태라야 건강하게 제 기능을 발휘한다. 가슴이 뜨겁거나 차가우면 심장과 폐는 각종 심장질환과 폐질환이 생기게 되는 것이다.

가슴을 뜨겁거나 차갑게 하는 것은 공기와 물을 통해서 가능한데 가슴이 뜨거운 경우와 차가운 경우 각각 어떠한 자연현상이 나타나는지 살펴보자.

■ 가슴이 차가워지면 어떻게 될까

차가운 물에 갑자기 뛰어 들어갔을 경우를 생각해 보자. 온몸이 차가워지면서 신경과 세포, 근육, 혈관이 굳어가고, 가슴 부위는 더욱 찬 기운을 느끼게 되며, 심장 주위의 근육과 혈관, 신경이 마비가 되며 굳어간다. 순환이 안 되어 흉통(가슴의 통증)을 느끼게 되고 심장에 이상이 생기며, 폐는 호흡을 멈추는 등의 호흡곤란증세가 나타난다.

생명온도가 있어, 기운이 넘치는 사람은 몸이 따뜻하고 건강하다.

이러한 사람은 갑자기 찬물에 들어가 가슴을 차갑게 해도 이겨낼 수 있는 힘이 있다. 외부의 차가운 기운을 이겨내기 위해 몸이 자동으로 따뜻한 기운을 만들어내기 때문이다. 몸에 따뜻한 기운이 생기면 오장육부가 기운이 넘쳐 강해지며, 머리가 맑아지고 건강해지기 때문에 얼음을 깨고 물 속에 들어가는 극기훈련을 하는 것이다.

그러나 기운이 약한 사람은 몸이 차갑고 건강하지 못하다. 이런 사람은 갑자기 찬물에 들어가면 이겨낼 수 있는 힘이 없다. 외부의 찬 기운을 이겨내기 위해 따뜻한 기운을 만들어내야 되는데, 몸이 약해서 따뜻한 기운을 만들어내지 못하고, 그대로 찬 기운이 오장육부와 뼈 속까지 미치게 되어 추위를 더욱 심하게 느끼게 되며, 뼈 속까지 차갑다 못해 [시린] 통증이 오고, 달달 떨며 마비가 생기고, 굳어가게 되는 것이다.

한편 날씨가 추워지면 차가운 공기가 호흡기와 폐를 차갑게 한다. 이 때 기운이 강한 사람은 기후의 변화를 이겨낼 힘이 있지만, 기운이 약한 사람은 뼈속으로, 살 속으로 파고 들어오는 차가운 기운을 막아낼 힘이 없어 한기寒氣를 느낄 뿐만아니라 호흡기를 통해서 들어오는 차가운 기운을 막아낼 힘이 없다.

장기간 노출이 되면 호흡기가 차가워지게 된다. 호흡 경로는 코, 기관지, 폐로 이어지는데, 차가워진 부위에 세균이 덤벼들어 콧물감기, 기관지염, 감기, 가래, 폐부종, 폐렴, 폐암, 천식과 같은 호흡기 질환이 생기게 된다. 또 무더운 여름철에 에어컨으로 냉방을 하여 오랫동안 차갑게 하면, 몸이 차가워지면서 머리가 열이 나고 무거우며 정신이 없게된다. 차가운 곳은 세균이 달라붙고 붓게 되며, 의학계에서 말하는 [냉방병]이 생기게 된다.

냉방병이란 세균이 만드는 것이 아니라 차가운 기운이 만드는 것이다. 무더운 날씨에 더운 지방에서는 뜨거운 차를 마셔 뱃속을 뜨겁게 한다. 그러면 머리가 맑아지면서 땀이 흐르고 부채질을 하게 되는데, 바로 [이열치열以熱治熱]요법인 것이다.

■ 가슴이 뜨거워지면 어떻게 될까

뜨거운 탕 속에 오랫동안 들어가 있어 가슴이 뜨거워지면 어떻게 될까? 목욕탕에서 더운물에 들어가 있으면 몸이 따뜻해진다. 몸이 따뜻해지면 세포와 근육, 신경, 혈관 등이 따뜻해져 순환이 잘 되어 통증이 없어지고, 각종 신진대사와 호르몬 분비가 원활해지며 머리가 맑아진다. 그래서 목욕이란 피로하여 차가워진 몸을 따뜻하게 해주며 피로를 풀어주고 활력과 생기를 넣어주는 것이다. 그런데 문제는 목까지 더운물 속에 들어가 있으면 가슴이 뜨거워진다는 점이다. 가슴이 뜨겁다는 것은 심장과 폐가 뜨거워진다는 것이다.

우리가 운동을 하면 각종 세포와 근육, 혈관 등이 순환이 잘 된다. 즉, 운동을 하면 몸이 따뜻해진다. 목욕탕의 더운물 속에 들어가 있는 경우도 역시 몸이 따뜻해지면서 세포와 근육, 혈관 등이 순환이 잘되므로 가만히 앉아 있지만, 체내의 순환은 운동을 하고 있는 상태와 같아진다.

이 때 건강한 사람은 가슴을 뜨겁게 해도 순환이 잘 되어 심장과 폐에 혈액과 산소공급이 활발하게 이루어져도 심장과 폐가 이겨낼 수 있는 능력이 있어 상관없지만 건강하지 못한 사람, 특히 평소에 세포와 근육이 굳어있고 혈관 장애가 있는 사람이 가슴을 뜨겁게 하여 심장과 폐에 혈액과 산소공급이 갑자기 활발하게 이루어지면 견디지를 못하여 숨이 차고 심장질환이 생기게 된다.

그래서 [때]를 불린다고 더운 물에 들어가서 목까지 담그고 오래 앉아 있는 사람은 오히려 머리가 뜨거워져 현기증이 생겨 어지럽고 숨이 차며, 기운이 없어져 늘어지게 되며, 목욕을 통해서 피로를 푸는 것이 아니라 오히려 피로한 증세가 나타나게 된다. 심한 경우 심장이 뜨거워져 너무 활동이 활발해서 고혈압으로 인해 머리가 어지럽고 뇌혈관이 터지는 뇌출혈 등의 질환이 생기게 되므로 조심해야 한다.

한편 날씨가 더운 지방이나, 무더워서 공기가 찌는 듯이 뜨거워지면 공기는 호흡기를 따라 들어와서 폐와 심장이 뜨거워진다. 가슴은 뜨겁지도 차갑지도 않아야 되는데, 가슴이 뜨거워지면 몸 속 기의 조화가 깨어지게 된다.

무더운 날씨가 계속되어 뜨거운 기운을 막아내지 못하여 호흡기를 통하여 뜨거운 기운이 폐까지 침범을 한 것을 [더위를 먹었다]고 표현을 한다. [더위를 먹었다]는 상태가 되면 몸 전체 기의 조화가 깨어져 배는 차갑고 가슴은 열이 있어 답답하고 머리는 뜨거워 정신이 없어진다.

그래서 날씨가 무더운 여름철은 뱃속이 저체온이 되어 세균 등이 살기 위한 여건이 되기 때문에 세균과 바이러스가 생겨 배탈과 설사가 생기면서 일사병, 열사병, 기질병, 토후병, 콜레라, 장티푸스, 이질 등의 각종 질병 발생의 원인이 된다.

찌는 듯한 무더위 속에서 군사훈련을 받던 병사들이 쓰러지는 이유도 이러한 이치이다. 무더운 날 군사훈련을 받으면서 땀을 많이 흘리면 가슴에 열이 차고, 머리가 뜨거워 정신이 없으며, 아랫배는 얼음처럼 차가워지며 기운을 잃게 된다. 점점 찬 기운이 퍼져 몸이 굳어가며 의식이 없어져 버리는 것이다. 이런 증세가 바로 열사병이며, 다르게는 열병, 일사병, 기후병, 토질병이라고도 한다. 상태에 따라서 빠르게 몸이 식어 급사할 수도 있다. 하지만 모든 사람이 날씨가 무덥다고 이러한 질병이 생기는 것은 아니다.

건강한 사람은 몸이 생명온도가 있어 따뜻하다. 몸이 따뜻한 사람은 추위는 물론 더위도 덜 타며, 외부의 기온 변화를 이겨낼 수 있는 내성이 있다. 그래서 건강한 사람은 똑같이 심한 훈련을 받아도 이러한 질병에 시달리지 않는다.

그러나 건강하지 못한 사람은 생명온도를 잃어 기운이 약하다. 약한 사람은 몸에 찬 기운이 많다. 몸이 차가운 사람은 추위와 더위를 잘 타고, 외부의 기온 변화에 민감하여 이겨내지 못한다. 그래서 약한 사람은 날씨가 무더울 때 심한 훈련을 받으면 많은 땀을 흘리고, 가슴에 열이 차며, 머리가 뜨거워 정신이 혼미해지고, 배가 차가워지며 앞에서 설명한 질환에 시달리게 되는 것이다.

이러한 증세의 응급처치는, 머리와 가슴에 열이 있고 답답하여 의식이 없으며 배에는 찬 기운이 급격히 퍼져 손발이 차갑고 굳어가는 상태이므로 이와 반대로 몸을 따뜻하게 하고 머리를 차갑게 해주어야 한다. 그리고 막혀있는 경락을 풀어 주어야 한다. 경락을 풀어주면 기운이 순환이 잘 되어 굳어가던 몸이 풀리고 머리는 차가워져 정신을 차리며 의식이 회복되기 때문이다.

내가 이럴 때 권하는 응급처치 방법은 환자의 발을 세숫대야에 넣고 뜨거운 물을 계속 부어서 발을 따뜻하게 하는 것이다. 즉, 평탕平湯을 하면 몸이 따뜻해지고 머리가 차가워지면서 혼미했던 정신이 맑아지고 빠져나가던 영혼이 다시 돌아오게 되어 곧 회복이 된다.

이와 같이 대자연 속의 두 기운(따뜻한 기운과 차가운 기운)이 일상생활 속에 깊숙이 자리잡고 있는데도 불구하고 여태까지 두 기운에 대한 기본 지식이 없었다는 것은 인류의 불행이다. 모두가 편협한 지식으로 가로막혀 바르게 볼 수가 없었기 때문이다. 이제 이러한 기본 지식은 모든 사람들이 서로 이해하고 통용되는 상식이 되어야 할 것이라고 확신한다. 다음 장에서는 사람의 몸이 차가워지면 나타나는 모든 현상을 자세히 알아보자!

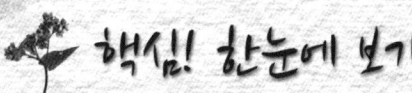

- 우주와 대자연 속에는 따뜻한 기운과 차가운 기운이라는 두 개의 기운이 존재한다. 두 기운은 서로 맞물려 조화를 이루면서 따뜻한 기운은 올라가고 차가운 기운은 내려가며, 좁은 곳은 빨리 가고 넓은 곳은 천천히 가며, 모이면 강해지고 흩어지면 약해지며, 항상 흐르고 사라지지 않으며 대자연 속에 존재하고 있다.

- 사람이 살아간다는 것은 말과 행동의 연속이며, 말과 행동을 한다는 것은 생각과 몸, 그리고 기운이 동시에 움직인다는 것이다.

- 생각에 병든 사람이 많을수록 병든 말과 글 그리고 병든 행동들이 넘쳐난다.

- 살이 마르고, 찌고는 모두가 배가 차가워져서 생기는 현상이다. 그래서 열체질은 비만이 되고, 냉체질은 마르게 되는 것이다.

- 체질은 나이에 상관없이 기의 상태에 따라서 나타난다. 어린 아이는 어머니의 뱃속에서 체질이 만들어지며 나머지는 후천적으로 살아가면서 서서히 만들어진다. 그러나 남녀노소 상관없이 배를 따뜻하게 해주면 마비되어 있던 기능이 서서히 살아나면서 기운이 생겨 누구나 건강체질이 될 수 있다.

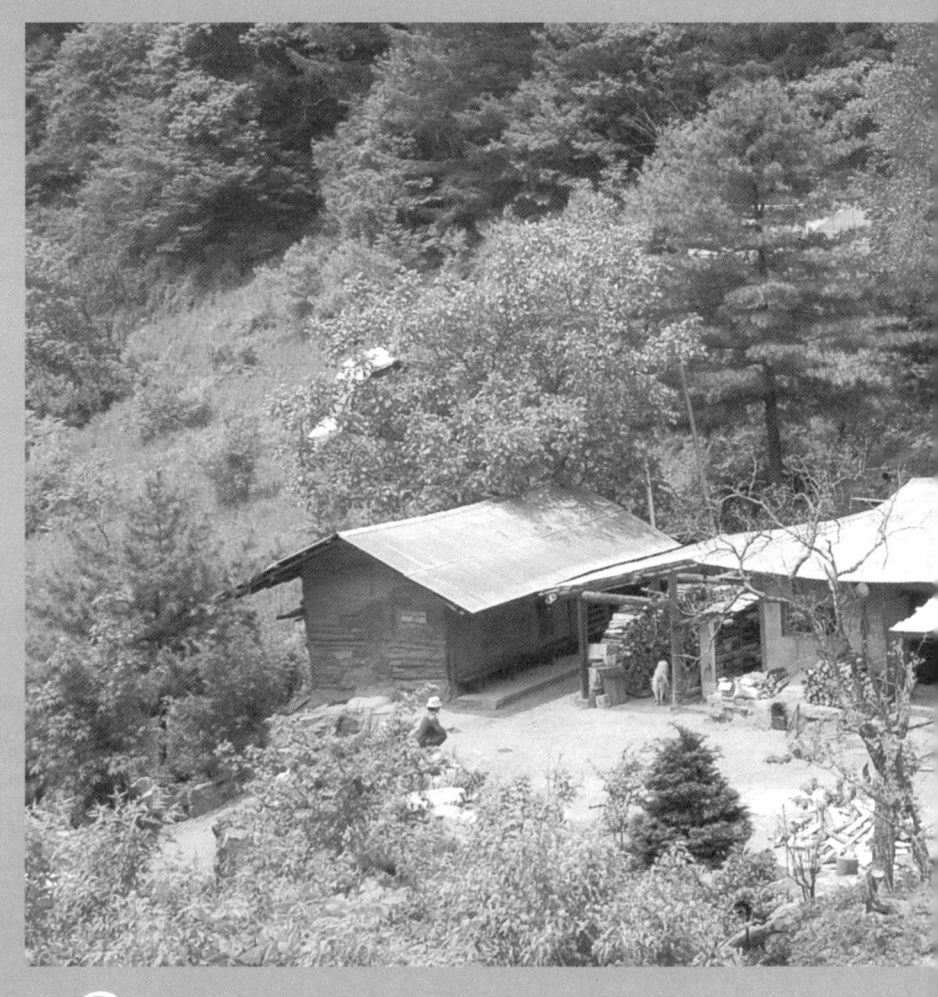

# 제2장
## 생명온도를 잃어 저체온이 되면 어떻게 될까

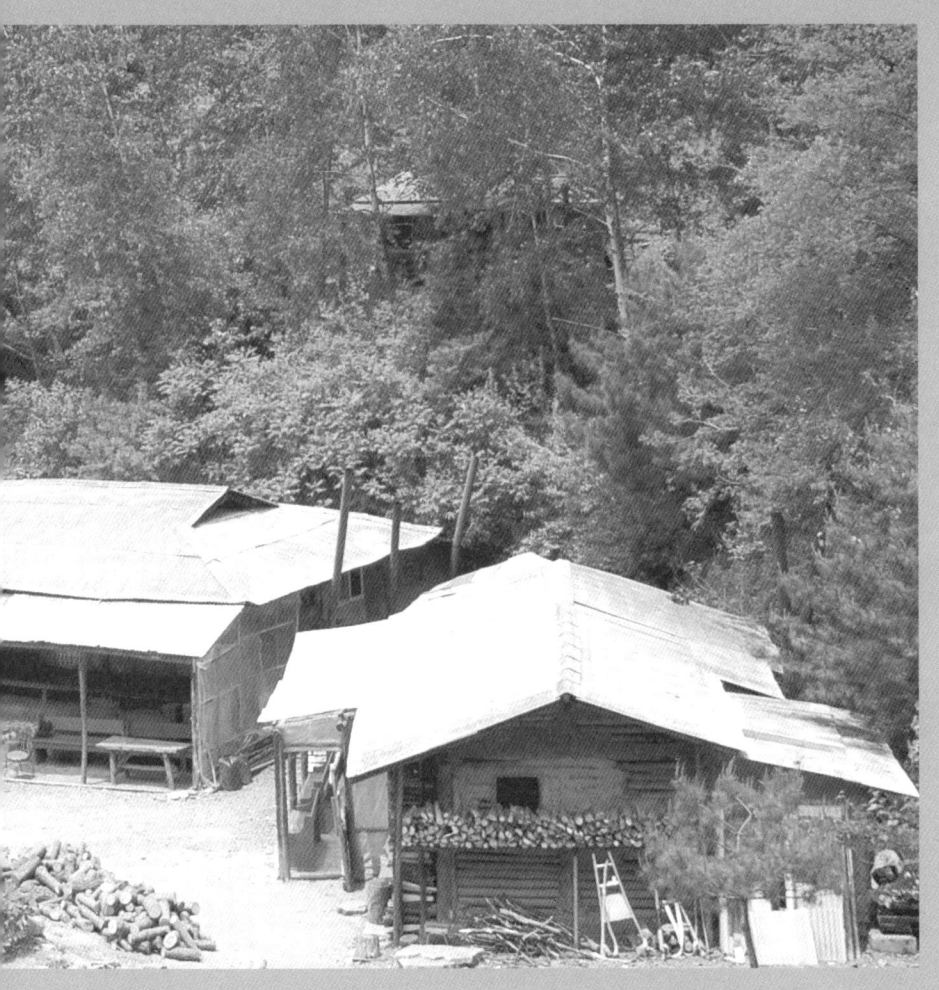

뱃속의 생명온도를 잃으면 몸, 마음, 정신, 영혼, 생각에 병이 생긴다.

# 1. 저체온이 되면 몸에 나타나는 대자연의 6대 원칙

몸이 저체온이 되면 몸과 마음, 정신과 영혼 그리고 생각까지 질병이 생기는데, 먼저 몸에 나타나는 현상부터 살펴보기로 한다. 이것은 영원히 변하지 않는 대자연의 6대 원칙이다. 사람의 몸이 저체온이 되면 나타나는 여섯 가지 현상을 살펴보면 다음과 같다.

**저체온이 되면 몸에 나타나는 대자연의 6대 원칙**
- 기운이 없어진다.
- 붓는다
- 통증이 생긴다
- 굳는다.
- 썩어간다
- 죽는다

## 몸에 기운이 없어진다

생명온도가 있는 세포들은 기운이 있어서 순환이 잘되어 제 기능을 발휘하고 건강을 유지한다. 그러나 생명온도를 잃어서 기운이 없어지면 순환이 안 되어 기능이 약해진다. 저절로 모든 신경과 세포들이 기운이 약해지니 각종 무기력증이 생기게 된다.

피로와 스트레스는 뱃속의 오장육부부터 저체온이 되게 한다. 말단인 이목구비, 손과 발, 머리카락, 뼈와 근육 그리고 피부의 순서대로 무기력증이 나타나게 된다.

■오장육부의 기능이 떨어져 무기력증이 생긴다.
오장육부는 음식을 소화시키고 흡수를 하여 말단까지 영양과 기운을 공급하고 불필요한 것들은 배설하는 기능을 갖고 있다. 그런데 이러한 기능들은 모두가 생명온도가 있어야 가능한 일이다.

생명온도를 잃어 저체온이 되면 저절로 소화 흡수 공급 배설기능이 약해지면서 오장육부의 신경과 세포 그리고 근육들이 기능이 떨어지니 무기력증에 빠질 수밖에 없다.

'위'의 신경과 세포가 저체온이 되어 위 무력증이 되니 위하수가 되어 소화능력이 떨어지고, '소장'의 신경과 세포들이 능력이 약해지니 흡수, 공급능력이 떨어진다. 아무리 소화 기능이 좋아도 흡수 공급능력이 약하니 살이 안 찐다. '대장'의 신경과 세포들은 배설능력이 떨어지니 장무력증이 생기어 배설능력이 떨어져 문제가 생기고, '신장과 방광'의 신경과 세포들이 기운이 없으니 불필요한 수분을 소변으로 배설을 해야 하는데 배설능력이 떨어져 문제를 일으킨다. '췌장'의 신경과 세포들은 저체온이 되어 기운이 약해지니 인슐린을 생산 못해서 당뇨가 된다. 가슴에 있는 '심장과 폐'의 신경과 세포들은 다른 장기들이 무기력하니, 혈액공급과 산소공급이 떨어질 수밖에 없어 각종 혈액순환에 이상이 생기고, 산소공급이 약해지니 호흡이 짧아지고 가빠지며 호흡기 질환이 생기니 저절로 무기력증이 생긴다. 한마디로 저체온이 되면 오장육부 전체의 신경과 세포들이 기능이 떨어져서 무기력해지면서 나타나는 현상인 것이다. 이를 '피로의 상태'라고 하는 것이다.

이러한 증세가 생기면 빨리 따뜻하게 하여 생명온도를 보강해서 피로를 풀어주면 기능이 살아나는데 계속 차갑게 하는 생활(피로)이 누적되면 만성적인 질환이 될 수밖에 없다.

■ 뼈에 무기력증이 생긴다

뼈도 생명온도가 있어 기운이 있으면 제자리에서 온몸을 지탱해주는 역할을 하여 건강을 유지해 줄 수 있지만, 저체온이 되어 무기력해지면 기운이 없어서 순환이 안 되어 골밀도가 떨어지면서 저절로 등이 굽어 목이 없어져 '자라목'이 되고 골반의 뼈와 근육이 기운이 없어져서 다리가 벌어지게 된다

골다공증이 다리에만 있는 것이 아니고, 뼛속이 저체온이 되어 기운이 없으면 나타나는 현상이 바로 골다공증이다. 허리디스크, 오십견, 척추측만증, 주걱턱, 오다리 등등의 현상이 골다공증에 해당되며 골수에 이상이 생기니 각종 혈액병이 생긴다.

■ 이목구비耳目口鼻에 무기력증에 생긴다

모든 기운은 오장육부에서 나온다. 뱃속이 생명온도가 있어서 기운이 있으면 말단인 이목구비가 제 기능을 발휘한다.

눈의 신경과 세포 근육은 기운이 있어 제 기능을 발휘하여 시력이 좋아 모든 움직임을 모든 것을 볼수 있고, 귀의 신경과 세포들은 기운

이 있어 제 기능을 발휘하니 청력이 좋아 모든 소리를 들을 수가 있어 판단력이 바를 수밖에 없고, 입은 입을 움직이는 혀와 입술, 그리고 잇몸과 치아가 건강하고 성대에 힘이 있어 목소리가 부드럽고 여유가 있어 많은 사람들로부터 사랑을 받는다. 코의 신경과 세포가 기운이 있으면 제 기능을 발휘하여 모든 냄새 향기를 판단하고 느낌이 제대로 전달이 된다.

그러나 저체온이 되어 기운이 없으면, 저절로 말단인 이목구비의 능력에 이상이 생길 수밖에 없다. 판단력이 떨어지고 각종 질병에 노출이 된다. 눈은 시력이 떨어지며 안과 질병이 생기고, 귀는 청력이 떨어져 이명현상 등이 생기고, 코는 기운이 없으면 차가운 기운을 막아내지 못하고 콧속의 세포들이 부어서 콧물감기가 되고, 기관지까지 차가운 기운이 파고 들어와서 붓게 되어 목감기가 된다. 이와 함께 후각이 떨어지고, 비염, 알르레기, 충농증, 코골이 등 각종 호흡기 질환이 생기고, 입에서 나오는 소리가 기운이 없어 기어 들어가고 갈라지면서 잇몸이 붓는 등 각종 잇몸질환, 혀의 이상, 치아의 이상이 생긴다.

■ **피부와 근육에 무기력증이 생긴다**

모든 기운은 뱃속에서 나온다. 오장육부가 저체온이 되면 기운이 없어져 말단인 피부와 근육에 무기력증이 되어 피부와 근육이 탄력과 윤기가 떨어지고 점점 늘어지면서 주름이 생기고 순환이 안 되어 변색이 되며 노화가 된다.

열체질은 뱃속이 차가워지면서 열이 밖으로 나온다. 그래서 피부가 벌겋게 되다가 붓게 되어 나중에는 시커멓게 변색이 되고, 약한 부위에는 열꽃(아토피)이 피어나온다. 냉체질은 창백하다가 버짐 등등의 건성 피부가 되다가 누렇게 황달이 되고 나중에는 시커멓게 변색이 된다.

열체질은 뱃속의 기운이 말단까지 미치질 못하니 순환이 안 되어 무기력하여 붓고 늘어진다. 눈가의 세포들이 기운이 없고 붓고 늘어져 눈이 작아지지만. 냉체질은 기운이 딸려 들어가면서 움푹 파인 눈이 된다. 저절로 피부가 늘어지면서 주름이 생기며 변색이 되고 눈가에는 다크써클이 생기고 기미 검버섯이 끼고 너구리 눈처럼 시커멓게 변색이 되기도 한다.

오장육부의 건강상태는 얼굴에 나타난다. 피부 변색, 주름, 피부병이 모두가 오장육부가 저체온이 되어 나타나는 것인데 오장육부의 생명온도를 높이지 않고 화장으로 감추고 결국에는 저체온이 누적되어 생명온도를 잃어 질병과 노화 그리고 죽음을 부르는 원인이 된다.

■ 손발에 무기력증이 생긴다

뱃속이 저체온이 되면 기운이 없어 말단인 팔다리, 손발까지 기운이 미치지 못하니 손발이 차가워지면서 무기력증이 생긴다. 팔다리 손발에 힘을 쓸 수가 없다. 열체질인 사람은 기운이 없어서 순환이 안 되어 뚱뚱 붓게 되어 혈관을 찾을 수가 없고, 냉체질인 사람은 말단의 피부와 근육들의 신경과 세포가 탄력과 윤기가 없어지면서 가늘거나 오그라들어 피부와 뼈가 달라붙어가면서 피골이 상접해진다. 결국에는 저절로 혈관과 뼈가 들어나게 된다. 찬바람이 불면 기운이 없어서 막아내지 못하여 손발에 수족냉증과 각종 질병들이 넘치는 세상이 되었다.

■ 혈액에 무기력증이 생긴다

뱃속이 저체온이 되면 혈관과 혈액도 저체온이 되어 순환이 안 되면서 무기력증이 생기어 각종 혈액 질병들을 만든다. 생명온도를 잃어 차가워진 혈관에 콜레스톨이 끼고 피가 굳어가니 혈전이 생기고 죽은 피가 생기는 것인데, 생명온도를 살리어 따뜻하게 해주지는 않고 죽은피를 뽑고 약만 먹으면 혈액순환이 잘되는 것으로 착각을 하고 있다. 모두가 단방요법일 뿐이다.

무기력증은 참으로 무서운 병이다. 식물인간이란 급속도로 뱃속의 오장육부가 생명온도를 잃어서 생긴 현상이다. 심한 충격이나 누적된 스트레스로 인하여 생긴 현상인데 메스콤을 통해서 식물인간의 기사가 나올 때마다 안타까운 마음이 든다. 빨리 뱃속을 뜨겁게 생명온도를 보충해주면 해결되는 문제인데, 차가운 링겔을 꼽아 점점 더 몸을 식게 만들고 약으로만 해결하려하고 있다. 서서히 남아있는 불씨가 꺼지는 날이 죽는 날인줄 모르고 있다.

## 붓는다. 부종이 생긴다

약 20여 년 전 친척 아저씨가 돌아가실 때가 되었다고 하여 가보았더니 그분은 얼굴, 가슴, 배, 다리 등 온몸이 풍선처럼 퉁퉁 부어 있었다. 이외에도 죽기 직전의 몇 사람을 만났을 때 그분처럼 부어 있는 경우가 많았다. 이처럼 몸이 붓는 증세를 부종浮腫이라고 한다. 그러면 왜 몸이 붓는 것일까? 몸이 붓는 원인은 수분을 빼주지 못하기 때문이다. 그렇다면 왜 수분을 빼주지 못하는 것일까?

사람이 물을 마시면 필요한 수분은 섭취하고 불필요한 수분은 소변으로 배설하게 된다. 수분을 빼주지 못한다는 것은 소변기능(신장, 방광, 요도)이 마비가 되었다는 뜻이다. 기능 마비란 생명온도를 잃어서 무기력해지면서 제 기능을 상실했다는 뜻이다.

다시 정리하면 배가 차가워지면 신장, 방광, 요도 등의 신경과 세포 근육들이 무기력해져서 소변기능이 약해지면서 수분을 배설하지 못하므로 부기가 생기는 것이다. 피곤하면 몸이 붓는다. 즉, 피곤하면 머리가 뜨거워지고 배가 차가워져 소변기능에 이상이 생겨 붓는 것이다.

잇몸이 붓고, 눈두덩이 붓고, 얼굴이 붓고, 손이 붓고, 배가 붓고, 다리가 붓는 등 수많은 부분적인 부종증세를 독자들은 생활 속에서 경험했을 것이다. 여자들이 피로와 스트레스로 저체온이 되면서 자궁이 부어 근종이 된다. 임산부가 피곤해지면 저체온이 되어 부어서 임신중독증이 된다. 산모와 태아 모두에게 위험하다.

이 모든 붓는 증세들이 몸이 생명온도를 잃어 저체온이 되면서 순환이 안 되어 생긴 자연현상인 것이다. 많은 사람들이 이런 이치를 모르고 찬물을 마시고 잠을 안자고 욕심을 내어 과로를 하는 등의 몸을 차갑게 하는 생활문화로 인하여 자신의 몸을 스스로 차갑게 만들어가고 있다. 그리하여 얼굴과 몸을 붓게 하고 신장, 방광, 전립선, 요도에 질병을 키우고 있다.

길거리의 걸인을 살펴보자! 잘 먹어서 살이 찐것일까? 천만의 말씀이다. 길거리에서 노숙을 하기 때문에 한기寒氣가 들어와 신장, 방광, 요도에 저체온이 되어 기능이 약해져서 수분을 빼주지 못하여 생긴 부종이지 잘 먹어서 살찐 것이 아니다.

뜨거운 물을 계속 마시면 뱃속의 세포들이 순환이 잘 되어 신장, 방광, 전립선, 요도의 기능이 좋아지므로 소변이 잘 나오게 되어 건강하다. 건강이란 잘 빼줌으로써 모든 기능이 좋아지는 것이다. 이뇨제가 효능이 좋아서 소변을 잘 빼준다고 해도, 오늘날은 피로 스트레스가 워낙 많아서 뱃속이 저체온이 되어 약으로만 해결이 되질 않는다는 것을 알아야한다. 약은 보조 재료이고 근본적인 해결책은 일상생활 속에서 생명온도를 지키는 따뜻한 생활문화가 근본적인 해결책이라는 것을 알아야한다. 생명온도을 잃어서 신장, 방광, 전립선, 요도의 배설 기능이 약해졌는데 따뜻하게는 해주지 않고 인공

신장을 하고 신장이식을 하려고 하고 있다. 안타까운 일이다.

피곤할 때는 몸이 붓는다. 저체온이 되기 때문이다. 가장 빠른 해결법은 뜨거운 물에 목욕을 하는 것이다. 목욕을 하여 몸이 따뜻해지면서 순환이 되어 땀이 나면서 부기가 빠지고 정신이 맑아지고 기운이 난다. 그러나 계속 피로를 풀지 못하여 저체온이 오래되면 부어서 살이 찌고 지방이 굳어서 비만이 될 수밖에 없다는 대자연의 법칙을 명심해야한다.

비만은 따뜻하면 부기가 빠지고 지방이 녹아서 저절로 없어지는 것은 너무나 당연한 일이다. 지방이 무슨 죄가 있는가. 지방이 비만의 원인이라고 보는 것은 명백한 오류이다. 누명을 씌우는 무리들이 있다.

## 통증이 생긴다

아픔으로, 60병으로 고생하며 산다는 것은 지옥에서 사는 것과 같다. 내 몸에 통증이 있는데 원인도 모르고 치료도 안 되고 혼자만 고통을 받고 있는 사람들이 무수히 많다. 병원에 가서 진찰을 하고 검사를 했지만 의사는 이상이 없다고만 말한다. 그래도 아프다고 하면 '신경성'이니 신경 쓰지 말라고 한다. 참으로 안타깝다.

■ **통증이 생기는 이유는 무엇인가**
여기서 왜 통증이 생기는지 구체적으로 알아보자. 통증이란 가렵고, 쑤시고, 결리고, 저리고, 쓰리고, 시리고, 아픈 모든 느낌을 말하는 것으로 요통, 신경통, 견비통, 생리통, 두통, 치통, 복통 등이 있다. 통증이 생기는 원인은 크게 두 가지이다.

첫째, 외적인 요인이다. 우리 몸이 갖고 있는 온도보다 너무 뜨거워도 차가워도 통증이 생긴다. 외부로부터 뜨거운(차가운) 기운이 닿는 순간 세포 속의 신경은 뜨겁다(차갑다)고 비명을 지르며 아픈 느낌(통증)이 생기는 것이다. 대표적인 통증이 화상火傷과 동상凍傷의 통증이다. 모두가 세포들이 생명을 유지할 수 없어서 죽어가면서 비명을 지르는 것이 바로 통증이라는 사실을 알아야한다.

둘째, 내적인 요인이다. 몸이 따뜻하고 머리가 차가운 사람은 순환이 잘 되어 통증이 없고, 몸이 차갑고 머리가 뜨거운 사람은 순환이 안 되어 아픈 곳(통증)이 많다. 즉, 몸은 차가운 곳에 통증이 생기고, 머리는 뜨거운 데서 통증이 생긴다.

■ **통증의 해결법은 결국 한 가지다**

뱃속에 생명온도가 있는 따뜻한 사람은 순환이 잘 되어 아픈 곳이 없다. 반면 기운이 없어서 순환이 안되는 부위에는 찬 기운이 몰려 있다. 누구든지 만져보면 찬 기운을 느낄 수 있을 정도다. 차가운 곳은 신경이 전달되지 않는다.

통증은 신경이 전달되지 않는 뼈와 근육, 그리고 장부에서 생기는 자동현상으로, 이는 우리 몸이 따뜻하게 해달라고 보내는 신호이다. 이 때 몸을 따뜻하게 하여 회복시켜 놓지 않으면 찬 기운이 강해지면서 통증이 마비상태로 변하며 굳어버린다. 즉 통증이란 세포와 신경이 죽기 전에 외치는 비명이라는 것을 알아야 한다.

노인들은 기운이 약하다. 그래서 몸에 찬 기운이 많으며 순환이 안 되어 통증이 많다. 그나마 날이 따뜻한 날은 통증을 덜 느끼지만, 비가 오려 한다거나 추워지려고 하면 차가운 기운이 몸에 전달되어 노인들은 금방 통증을 느끼게 된다. 노인들이 날만 흐리면 '비가 오려나?'하며 일기예보를 하는 것도 바로 이 통증 때문이다.

모든 통증은 배가 차가운데서 생기기 때문에 따뜻하게 해주면 없어진다. 그래서 노인들은 목욕탕에서 뜨거운 물속에 들어가면 '시원하다!'며 기분 좋아한다. 어찌 뜨거운 물이 시원할 수 있을까마는, 몸이 따뜻해지면 순환이 되어 통증이 사라지니 피로가 풀리고 기분이 좋아 '시원하다!'는 말이 절로 나오게 되는 것이다.

이밖에도 몸이 차가워져서 통증을 느끼게 되는 사례는 많다. 여름철에 운전을 하면서 에어컨을 작동시켜 본 사람은 알 것이다. 앞좌석에 앉아 있다보면 에어컨의 찬바람이 무릎에 닿는 경우가 많다. 처음에는 잘 모르지만 점점 시간이 길어질수록 무릎이 차가워지면서 통증을 느끼게 된다. 하지만 에어컨 바람의 방향을 돌리거나 에어컨을 꺼버리면 무릎의 통증이 사라진다.

또 어릴 때 '배가 아프다'고 하면 어른들이 '따뜻한 아랫목에 배를 깔고 엎드려 있어라'고 했던 기억이 누구나 한 번쯤은 있을 것이다. 그렇게 하면 신기하게도 배의 통증이 사라졌다. 이것은 배에 통증이 생긴 것이 배가 차가워졌기 때문임을 입증한다.

폭력이나 사고로 인하여 부상을 입은 곳도 통증을 느끼게 되는데, 이것은 부상을 입은 부위가 차가워지기 때문이다. 멍든 곳을 만져보면 차갑다. 그래서 통증이 있으며 붓기도 한다. 이것 역시 차가운 기운이 순환을 마비시켜 생기는 현상이다.

몇 해 전 내가 운영하는 '기림산방'의 여름 산간학교에서 있었던 일이다. 하루는 서울에서 온 한 학생이 비명을 지르기에 달려가 보니 발바닥에 길이 4~5cm, 깊이 1.5cm 정도의 상처가 나 있었다. 냇가에서 맨발로 놀다가 날카로운 돌에 찔린 것이다. 학생은 피를 흘리며 아프다고 울고 있었다. 그래서 나는 다음과 같이 응급처치를 하여 치료하였다.

먼저 상처의 이물질과 물기를 제거하고 연고를 바른 후 일회용 반창고를 이용하여 벌어진 상처를 붙여 놓았다. 그리고는 세숫대야에 따뜻한 물을 채우고 아픈 발을 담그게 하였다. 주전자에 물을 끓여가며 세숫대야의 물이 식지 않도록 계속 따뜻한 물을 부어주었다. 그렇게 5분 정도를 하고 나니 그 학생은 울음을 멈추었다. 약30분간 계속 발을 뜨겁게 해주고, 저녁에 한 차례 더 발을 뜨겁게 해주었다. 그러고 나서 학생에게 '발이 아프니?'라고 물으니 '다 나았어요. 이젠 안 아파요'라고 대답하였다. 다음 날 상처를 점검해보니 벌어졌던 상처가 잘 붙어서 깨끗하게 회복되어 있었다.

 상처가 난 곳은 차갑고, 차가운 곳은 아프다. 반대로 상처가 난 곳을 따뜻하게 해주면 통증이 사라진다. 뿐만 아니라 회복도 빠르다. 상처 부위를 차가운 상태 그대로 방치하면 회복이 안 되고 세균과 염증이 생겨 고생을 하게 된다. 그러나 따뜻하게 해주면 세포와 신경이 살아나고 상처가 빨리 아문다.

 '무좀'도 역시 발이 차가워서 생기는 질병이다. 무좀이 심하면 발가락이 가려워서 쩔쩔매는 고통을 준다. 발가락은 다섯 개이고 발가락 사이는 네 곳이다. 그런데 무좀이 생기면 왜 엄지발가락 쪽이 아니고 새끼발가락 쪽부터 시작될까? 엄지발가락은 발가락 중에서 기운이 제일 세다. 기운이 있는 곳은 따뜻하다. 새끼발가락은 기운이 제일 약하다. 기운이 없는 곳은 차가운 기운이 있다. 그래서 새끼발가락 쪽부터 무좀이 생기는 것이다. 무좀은 피곤할수록 더 극성을 부리게 된다. 이는 피곤할수록 발이 차가워지며, 신경은 차가워질수록 심한 통증을 유발시키기 때문이다. 양방에서는 극심한 무좀의 치료에 적외선 치료와 약물치료를 병행한다. 한방에서는 발가락 사이의 발등 쪽에 쑥뜸을 뜨기도 하고 침을 놓기도 하며 약물치료를 병행하기도 한다.

 그런데 이 치료법들은 공통점이 있다. 차가운 발을 따뜻하게 해준다는 것이다. 시뻘건 적외선을 환부에 쬐어 발이 따뜻해지면 순환이 되면서 통증이 감소되고 회복이 빨라진다. 쑥뜸을 뜨는 것도 같은 이유다. 쑥뜸을 뜨면 발이 따뜻해지면서 통증이 감소된다. 이와 같이 발을 따뜻하게 하면 무좀의 통증이 감소되고, 환부의 세포가 내성이 강해져서 상처가 빠르게 회복된다. 그러나 발을 다시 차갑게 하면 무좀도 극성을 부리고 환부의 세포도 저항력을 잃어 점점 썩어가게 된다.

무좀으로 고생하는 사람들은 집에서 세숫대야에 뜨거운 물을 붓고 발을 담가 보라. 발이 서서히 뜨거워지면서 생명온도가 살아나면 심하던 통증이 사라진다. 고통에서 해방되는 시원함을 느끼게 될 것이다. 계속해서 20~30분 정도 그렇게 따뜻한 물에 발을 담그고 있으면 상처가 빠르게 회복된다. 그리고 나서 발의 물기를 제거하고 연고를 바른 후 보온해준다. 아무리 심한 무좀도 이런 과정을 몇 번 반복해주면 좋은 효과를 볼 수 있다.

차가운 기운이 항문 쪽으로 몰리면 항문질환이 생긴다. 몸이 피곤할수록 저체온이 되면 통증이 심해진다. 이 때 세숫대야에 뜨거운 물을 넣고 엉덩이를 담가 좌욕을 한다. 환부가 따뜻해지면서 순환이 잘 되고 치질로 인한 부기, 염증, 통증 등이 사라지는 것을 느낄 수 있을 것이다. 그러나 또다시 차가운 물을 마시고 과음을 하여 배를 차갑게 만들면 재발하고 만다. 이밖에 요통, 치통, 두통, 근육통, 생리통 등의 모든 통증 역시 배를 따뜻하게 하고 머리를 차갑게 해달라는 '신경의 외침' 임을 알아야 할 것이다.

통증을 호소하면 일단 병원에 가라고들 한다. 생명온도에 관한 지식이 없기 때문이다. 병원에 가서 각종 훌륭한 장비와 인력으로 검사를 하지만 이상이 없다고 한다. 생명온도를 잃고 점점 차갑게 죽어가는 세포들의 불쌍한 비명소리를 듣지 못하기 때문이다. 통증의 근본 원인을 생명온도에서 찾는 참다운 의학의 출현을 고대한다.

## 몸이 굳어간다

　세포들이 생명온도를 잃으면 기운이 없고 붓고 아픈 다음 결국은 죽게 된다. 피로와 스트레스로 머리의 뇌신경과 세포들은 뜨거워지면서 고온이 되어 죽은 세포가 되고 뱃속의 오장육부들을 저체온이 되면서 죽은 세포가 된다. 죽은 세포를 '때'라고 표현을 한다. 몸 겉에 있는 죽은 세포들은 닦아내고 벗겨내면 되지만, 몸속에 있는 죽은 세포들이 점점 많아지면 머리는 뇌신경과 세포들이 굳어가면서 탈모가 되고, 뇌경색이 되어 정신이 맑지 못하면서 기억력 판단력이 떨어지고 건망증이 심해진다. 뱃속의 오장육부는 죽은 세포들이 많아지면 근육의 결에 따라 굳어가며 수축이 되면서 마비가 되는데 이 과정에서 경련이 나기도 한다.

　뱃속이 저체온이 되면 오장육부가 굳어간다. 위의 세포가 차가워지면서 무기력증, 위하수, 위통을 거치면서 굳기 전에 경련(위경련)이 난다. 장의 세포들은 차가워지면서 붓고 아프고 그리고 굳어가면서 수축이 되어 꼬이게(장경련) 되고 나중에는 협착 증세가 된다. 간의 세포들이 차가워지면서 부은 다음은 굳어간다(간경화).

　모든 기운을 보내는 뱃속의 오장육부가 생명온도를 잃어서 저체온이 되면서 굳어가니 말단인 피부와 두피, 손발의 신경과 세포와 뼈와 근육들이 따라서 굳어간다. 그래서 경피증, 경직성 근육 등 각종 경직 증세가 생기고, 머리의 뇌신경과 세포들은 굳어 뇌경색, 뇌졸중, 뇌출혈이 된다. 호흡기의 세포와 근육들이 붓고 아픈 다음 굳어가니 협착 증세가 되어 천식이 되고, 심장의 세포와 근육들이 굳어가니, 가슴이 쪼여들며 통증이 생기면서 부정맥, 심근경색, 심장마비가 된다.

　뱃속의 오장육부가 차가워지고 기운이 없으면 저절로 허리에도 힘이 없고 차가워진다. 그러면 뼈(척추)에 통증이 생기고, 등이 굽고, 목 뒤가 굳고, 척추질환, 경추질환, 오십견, 측만증 등이 생긴다. 그리고 다리에 힘이 빠지고 무릎이 벌어지면서 굳어가니 오다리, 반신불수가 되고 무릎에 퇴행성 관절염이 생긴다.

각종 뼈가 굳어가며 골다공증, 신경통, 관절염 등이 생기고 손발에 굳은살이 생기며 갈라지고 통증이 생긴다. 또한 산모의 뱃속이 차가워지면 태아의 성장과 발육이 멈추어 선천성 왜소증, 기형아, 장애자가 태어나게 된다. 모두가 생명온도를 잃어 차가워지면서 굳어가서 생기는 자연현상인데, 이를 모르니 사람들은 난치병이라고 포기를 한다. 생명온도를 보충을 해주면 모두가 해결되는 문제인데 안타깝기만 하다.

## 썩어간다

세포들이 생명온도를 잃어 가면서 기운이 없어 순환이 안되어 붓고 아픈 증세를 만들면서 염증을 일으키고, 생명온도를 잃은 죽은 세포들은 세균 바이러스가 덤벼들어 각종 질병과 암을 유발시킨다.

약 100여 년 전 파스퇴르라는 세균학자는 '세균이 질병을 일으킨다. 그래서 세균을 죽이면 질병이 치료가 된다'라는 이론을 발표했다. 이때부터 현재에 이르기까지 서양의학은 질병을 치료하기 위해 보이지 않는 세균과 전쟁을 하며 각종 살균제와 소독약, 항생제 등을 연구하여 왔으며 모든 방역체계가 깨끗하고 위생적이어야 된다는 사고를 갖게 만들었다.

그러나 나는 세균학을 만든 학자들과 견해를 달리한다. 각종 질병을 일으키는 세균, 바이러스, 곰팡이, 기생충 등은 생명온도를 잃은 차가워진 세포 즉, 죽은 세포에서 발생하는 것이며 살아있는 따뜻한 세포 즉, 기운이 있는 세포에는 발생할 수가 없다는 자연의 법칙이 있기 때문이다.

여기서 살펴봐야 할 문제는 사람이 건강을 유지할 수 있는 생명온도와 세균, 바이러스, 기생충, 곰팡이가 살아 갈수 있는 온도가 다르다는 점을 알아야 한다. 건강한 사람의 생명온도에서는 세균, 바이러스, 곰팡, 기생충이 살 수 없지만 피로와 스트레스가 쌓이면서 생명온도를 잃어 저체온이 되어 죽은 세포들은 이들의 먹이가 된다는 점이다.

필자는 100살 이상 장수노인을 300여명을 찾아다닌 사람이다. 병원에 가본 적 없고 약을 먹어본 적이 없다는 노인이 많다. 왜 아프지 않고 오랫동안 살았을까는 바로 생명온도를 잃지 않고 유지했기 때문이라고 생각한다.

■세균, 바이러스 곰팡이 충은 신이 주신 자연 환경지킴이

그런데 세균은 과연 인간에게 질병을 일으키는 나쁜 살인범 같은 존재일까? 그렇지 않다. 이는 파스퇴르 등 현대의학의 세균학자에 의해 심어진 오해이다. 세균은 차가워진 세포, 죽은 세포를 분해해서 자연으로 돌려주는 '청소부 임무'를 신으로부터 부여받은 것이다. 만약에 세균이 없었더라면 어떠했을까?

수만 년 지구 역사 동안 죽은 사람과 동물, 식물이 분해가 안 되고 여기저기에 널려 있다고 상상해 보라. 생각하기도 싫은 끔찍한 일이다. 누가 이 지구를 깨끗하게 청소할 것인가?

나는 세균, 바이러스 등을 우리가 깨끗한 환경 속에서 살 수 있도록 신이 주신 임무를 충실히 수행하는 '고마운 님', '천사'라고 표현하고 싶고, 질병을 일으키는 살인범이라는 누명을 벗기고자 한다.

■ 사람들은 스스로 몸을 차갑게 만들고 있다

세균은 누구라고 봐주는 일이 없다. 차가워진 몸속에 들어가 각종 염증과 암을 만든다. 이 때 빨리 뱃속을 따뜻하게 만들면 세균이 살 수 있는 조건이 안 되기 때문에 없어지지만, 계속 차갑게 만들면 세균은 죽은 세포인 줄 알고 덤벼들어 분해하는 잠복기를 거쳐 염증이 생기게 한다. 그리고 계속 차갑게 하면 염증이 곪아터져 암이 생기게 된다.

이 사실이 의심스러운 사람들은 위염과 위통이 있을 때 배를 만져 보라. 다른 부위보다 차가움을 느낄 수 있을 것이다. 이럴 경우 따뜻한 물을 많이 마시고 피로를 풀고 몸을 따뜻하게 해주는 생활을 하면 염증과 통증을 해소시킬 수 있을 것이다. 그러나 이를 몰라서 기회를 놓치는 바람에 염증이 곪아터져 암 덩어리가 되었을 때 배를 만져 보자! 몸 전체가 죽은 세포들이 쌓여 차갑고 딱딱하게 굳어있는 뱃속을 느낄 것이다. 이를 모르고 암을 수술하지만, 차가운 장부에는 계속해서 암이 전이되는 것이다.

오늘날에는 과거보다 뱃속을 차갑게 할 수 있는 조건들이 너무나 많다. 특히 냉장고, 과로, 스트레스 등의 생활이 과거보다 많아졌기 때문에 아무리 좋은 약을 개발하여 세균을 공격해도 일상생활 속에서 너무나 몸을 차갑게 하여 세균이 살 수 있는 조건을 만들어주므로 약의 효력이 점점 떨어질 수밖에 없게 된다.

■ 세균에 대한 생각을 바꿔야 병을 고칠 수 있다

최근 들어 이질, 설사, 장티푸스, 홍역, 콜레라, 식중독, 광우병, 구제역 괴질(SARS;급성 호흡기 증후군)등 각종 세균이 많이 발생한다. 이런 사건이 생길 때마다 환자의 가검물을 채취하여 세균을 검사하고 마치 살인범을 추적하는 '형사반장' 처럼 역학조사를 하여 세균을 추적하고 살균제와 소독약, 항생제 등으로 전쟁을 치르고 있지만, 또 어디서 어떻게 게릴라처럼 터질지 모르는데다가 그 음식을 판 사람은 '살인자' 취급당하고 식당은 폭삭 망하는, 그리고 수많은 예산과 의료비가 지출되는 어리석음을 범하고 있다.

　가수 태진아가 부른 '사랑은 아무나 하나' 라는 노래가 있다. 나는 '질병은 아무나 걸리나' 라고 세균학자들에게 묻고 싶다. 금방 만든 음식은 기운이 있고 맛이 있으며 향기가 있고 따뜻하다. 이러한 음식을 먹으면 뱃속에 들어가 훌륭한 에너지가 되어 건강하게 살아가는 데 도움이 된다. 그러나 금방 만든 음식도 어느 정도 시간이 지나면 식어서 맛도 없고 향기도 없어진다. 차가워진 음식에 세균이 분해를 시키려고 덤벼드는 것은 신이 만들어 놓은 자연의 법칙이다. 이를 차가운 음식 혹은 상한 음식이라고 표현할 수 있는데, 이런 음식을 여러 사람이 함께 먹는 경우가 있다. 그러면 이런 음식을 함께 먹은 사람들이 다 같이 식중독에 걸리게 될까? 그렇지가 않다.

　세균이 살 수 있는 조건 즉, 뱃속이 차갑고 기운이 없고 죽은 세포를 가진 사람은 100% 식중독, 이질 등의 세균의 밥이 된다. 그러나 뱃속이 따뜻하고 기운이 있어 신진대사와 호르몬 분비가 원활하고 기운이 있어 소화력이 강한 사람은 이러한 음식을 먹어도 가볍게 소화를 시킨다. 아무나 식중독에 걸리는 것이 아니다.

　보건당국은 같이 식사한 사람 중에서 식중독, 이질 등의 증세가 없는 사람에 대한 관심은 없다. 왜 이 사람들이 식중독 증세가 없는지에 대한 연구를 해서 원인을 밝히는 것이 진정한 국민 질병 예방대책이라고 생각한다. 식중독에 걸렸을 때 나타나는 증세를 보라. 뱃속은 급속히 저체온이 되어 차가워지며 열은 바깥쪽으로 나가 고열이 난다. 뱃속은 차가워져 신장, 방광이 약해지며 수분 배설이 안 되어 항문 쪽으로 내려가게 되므로 설사와 복통이 따른다. 그리고 열이 갑자기 머리로 올라가 고열이 나고 속에서 겉으로 나와 피부 발열, 발진이 생기게 된다.

　식중독 뿐만 아니라 모든 질병이 생기면 앞의 설명과 같이 뱃속이 급속도로 차가워지며 머리가 뜨거워져 고열이 난다. 이것은 자연의 법칙이기 때문에 잊지 말아야 할 증상이다. 옛날에는 '열병'으로 많이 죽었다. 열병이란 오늘날 장티푸스를 말하는데, 고열이 밖으로 나온다는 것은 속이 차가워지기 때문에 생기는 현상인 것이다. 속이 빨리 차가워지니 열이 빨리 빠져나가서 고열이 되고 열이 빠져나가니 몸이 차갑게 식어서 죽게 되는 것은 자연의 당연한 이치인 것이다.

　대량급식, 단체급식을 하면 먼저 만든 음식과 나중에 만든 음식이 생기게 된다. 그러나 어떤 게 나중에 만든 음식인지, 세균은 없는지 검사하고 먹을 수는 없다. 이럴 경우 음식을 지혜롭게 먹기 위해서는 식사 전후에 반드시 뜨거운 차를 마셔서 뱃속을 따뜻하게 해야 한다. 그렇게 뱃속에서 세균이 살 수 있는 조건을 없애야 한다.

　그런데 언제부터인가 건강학자들이 '끓인 물은 죽은 물'이라고 하여 생수(=차가운 물)를 마시게 만들었다. 어느 식당에 가더라도 '따뜻한 물'을 달라고 하면 귀찮아하는 현실이 되었다. 세균이 있는 음식을 먹고 차가운 물을 마시는 것은 불난 집에 휘발유를 뿌리는 것과 같아 100% 식중독에 걸릴 수밖에 없다.

　그나마 이질, 설사, 장티푸스, 홍역, 콜레라, 식중독, 광우병, 구제역 등의 세균은 이름을 알기 때문에 오늘날의 방역체계로 대처해오고 있지만, 대자연 속에는 이름도 모르는 세균, 바이러스가 무수히 많다는 것을 알아야 한다. 이름도 없는 것들이 차가운 세포에 덤벼들어 질병을 일으키면 병명도 모르고 죽어가는 것이다. 이를 '괴질怪疾'이라고 부른다.

　세계보건기구에서는 괴질SARS증세가 처음에 고열, 두통, 근육통, 목 아픔 등 독감 비슷한 증세를 보인다고 했는데, 이는 모두 배가 차가워짐으로 인해 열이 밖으로 빠져나오면서 생기는 현상이다.

■ 세균이 침범할 수 없도록 뱃속을 따뜻하게 하라

세균은 생명온도를 잃은 차가운 세포에서만 살 수 있다는 점을 명심하자! 다시 말하지만 세균, 바이러스, 곰팡이, 기생충 등은 모두가 차가워진 세포 즉, 죽은 세포를 분해하기 위해 발생하는 것이다. 편협한 생각으로 약으로만 치료하려고 하고 뱃속을 따뜻하게 해주지 않으니 고쳐지지 않는 것이다. 그런 방법으로는 고전을 면할 수 없다. 몸을 따뜻하게 한다는 것은 다음과 같이 정리할 수 있다.

첫째, 뱃속을 항상 생명온도를 유지하여 따뜻하게 해놓으면 어떠한 세균, 바이러스가 들어오더라도 이겨낼 수 있는 힘, 즉 면역성이 강한 사람이 된다. 따라서 뱃속을 따뜻하게 해주는 것이 예방의학이다.

보건당국은 유행병이 돌면 '외출했다가 돌아오면 반드시 손과 발을 깨끗이 씻어라'는 등 '위생적인 환경'과 '깨끗한 환경'을 보건예방의학으로 생각하여 '겉'만 깨끗하게 하려고 하는데 이는 편협한 생각이다. 불결하고 비위생적인 환경이라도 '뱃속'이 따뜻하여 생명온도가 있으면 기운이 있어 순환이 잘 되고 세균을 이겨낼 수 있다는 점을 거듭 강조하고 싶다.

둘째, 고열이 나고 심한 설사를 하여 항문이 벌어지고 부어 있다는 것은 뱃속이 급격히 차가워져 세균들이 왕성하게 활동하고 있다는 뜻이다. 이때는 빨리 뱃속을 뜨겁게 해주어야 한다. 뜨거운 물을 약 2,000cc 이상을 가능한 빨리 마셔 보라! 차가워진 뱃속이 따뜻해지며 머리는 차가워져 열이 내리고 땀이 나며 정신이 맑아진다. 또한 항문이 따뜻해지며 부기가 빠지고 세균이 살 수 있는 조건이 안되기 때문에 회복 되는 것을 느낄 수 있을 것이다. 이는 나의 경험에서 나온 것이지만 많은 시중의 치료기구들이 모두가 따뜻하게 해주는 것이라는 사실을 확인해 보길 바란다.

이러한 근본 원인을 모르고 따뜻하게는 안 해주고 살균제, 항생제 등의 약으로만 치료한다는 것은 어리석은 일이다. 모든 생명은 '생명온도를 잃어 차가워지면 죽고 따뜻하면 산다'는 대자연의 이치를 벗어날 수가 없다. 약은 '보조 치료제'임을 알아야 한다.

다시 말하면 뱃속을 따뜻하게 해주는 것은 예방의학이며, 면역성을 강하게 해주고, 빠르게 질병을 회복시켜주는 치료법이다. 뱃속이 저체온인 사람은 죽은 세포를 갖고 있기 때문에 '세균의 밥(먹이)'이 되어 반드시 질병이 생기거나 죽음에 이르게 된다.

이것은 모든 생명에게 적용되는 변하지 않는 '대자연의 법칙'이라는 점을 알아야 한다. 보건당국도 오늘날은 '몸을 차갑게 하는 생활문화'가 발전하여 이름도 성도 모르는 세균, 바이러스들이 극성을 부릴 수밖에 없는 조건이 되어 있다는 점을 인식해야 한다.

## 죽는다

죽음이란 몸에 생명온도가 빠져나가서 차갑게 식어버린 상태를 말하는 것이며, 질병이란 몸에 생명온도가 빠져나가 저체온이 된 상태에서 생기는 이상 현상을 말한다. 그래서 모든 질병은 배가 차가워지면서 고열이 생기는 공통점이 있다. 노화란 세상에 태어나 기운을 키워서 발육과 성장의 정점에 이른 후 죽음을 향해 점점 식어가는 과정이라고 할 수 있다. 이를 정리하면 몸이 식어가는 속도가 빠르면 질병과 조로早老현상이 빨리 생기어 단명短命이 되고, 몸이 식어가는 속도가 더디면 무병無病과 건강 유지 그리고 장수가 되는 것이다. 이는 많은 사람들이 찾아 헤매던 '생로병사의 원인'이기도 하다.

이번엔 몸이 차갑게 식어가는 주체 원인에 따라 달라지는 죽음의 형태를 살펴보자. 자살이란 자신의 몸을 빨리 차갑게 만드는 것이다. 그리고 자신이 남의 몸을 빨리 차갑게 만드는 것이 직접살인이며, 자신이 남의 몸을 남이 스스로 차갑게 만들게 하는 행위는 간접살인이라고 할 수 있다. 자신의 몸을 천천히 차갑게 하면 천천히 죽게 되는데, 천천히 차가워진 곳은 순환이 안 되고 마비가 되고 굳어가고 염증과 암이 생긴다. 이것은 만성자살 행위이다. 자신이 남의 몸을 천천히 차갑게 만들어 암과 각종 질병으로 고통을 받으며 서서히 죽게 만드는 행위는 직접 만성살인 행위이고, 자신이 남의 몸을 남이 스스로 천천히 차갑게 만들어 병고를 치르며 서서히 죽게 만드는 행위는 간접 만성살인 행위이다.

오랫동안 장수한 사람은 갈 때가 되면 몸이 식어가는 속도가 빠르다. 그래서 죽을 때 별로 고통 없이 이승을 하직한다. 그러나 많은 사람들은 잘못된 생활문화로 인하여 스스로 혹은 서로를 차갑게 하여 굳어가고 마비가 되고 기형, 난치병, 비만, 암, 각종 질병 등이 생겨 병고病苦를 당한다. 그러면서도 직접 혹은 간접 만성 살인 행위, 만성 자살 행위를 하고 있다는 사실을 모르고 있어 안타깝다.

지난번(2003년도)에 발간한 『따뜻하면 살고 차가워지면 죽는다』에 죽은 세포가 많아져서 누적된 곳을 '적'이라고 표현을 했었다. 그런데 앞으로는 '적'이라는 표현을 안 쓰려고 한다. 일부 의학에서 적을 풀어내는 약이 있다면서 현혹을 시키기 때문이다. 오장육부의 신경과 세포들이 생명온도를 잃어서 죽어서 굳어있는데, 오장육부를 약으로 살려낼 수 있을까? 먹어서? 수술로? 어림없는 일이다. 생명온도를 잃고 식어 굳어버리고 죽은 세포들은 절대 살려낼 수가 없다는 점을 알아야한다. 그래서 '적'이라는 표현은 안 쓰고 있는 그대로의 표현인 '죽은 세포들dead cells'이라고 표현을 하기로 했다.

사람의 몸에는 따뜻한 기운과 차가운 기운이라는 두 개의 기운이 있다고 이미 설명하였다. 건강한 사람은 이 두개의 기운이 서로 순환이 잘 되어 몸이 따뜻하고 머리가 차갑다. 두 개의 기운이 순환이 안 되면 건강하지 못하며 피로가 누적되면 항상 배는 차갑고 머리는 뜨거워지며 몸은 무거운 상태가 된다. 이것은 자연의 법칙이다.

그런데 피로한 상태가 장기간 누적되면 죽은 세포들이 생긴다. 좀 더 자세히 말하면 죽은 세포들은 몸의 경우 차가운 기운이 오랫동안 쌓이면 생기고, 머리의 경우 뜨거운 기운이 오랫동안 쌓이면 생긴다. 그래서 죽은 세포들이 쌓인 곳은 순환이 안 되어 차갑고 딱딱하게 굳어 있다.

이러한 것은 누가 만져 봐도 알 수 있다. 기운이 약한 사람은 자기 손으로 당장 아랫배, 윗배 등을 오가면서 만져보면 차갑고 딱딱한 죽은 세포들의 존재를 느낄 수 있을 것이다. 이렇게 죽은 세포들이 많이 쌓이게 되면 싸늘하게 죽은 시체가 되어 죽는 것이다.

오늘날 물질은 풍요로워지고 과학문명이 눈부시게 발달했지만 어떠한 의학에서도 죽은 세포들의 실체를 정확히 파악하지 못하고 있기 때문에 병고病苦의 고통이 더 심해지고 있는 것이다. 죽은 세포들은 참으로 무서운 존재다. 몸속의 생명온도가 있는 오장육부의 온도를 뺏어가 차갑고 굳게 하여 기능을 잃게 하고(무기력증), 죽은 세포를 만들어 세균과 바이러스가 덤벼들게 하여 염炎과 암癌을 만든다. 또 차가운 장부에 지방이 축적되어 비만이 되고, 사타구니로 차가운 기운이 퍼져 습濕과 냉冷을 만들어 습진과 냉·대하가 되며, 다리로 차가운 기운이 내려와 중풍과 통풍을 만들어 통증(각종 신경통)과 마비가 생긴다.

죽은 세포들은 몸이 차가워진 만큼 뜨거운 기운이 머리로 올라와 정신과 마음 그리고 영혼을 약하고 혼미하게 하여 '병든 생각, 좁은 생각, 짧은 생각, 작은 생각, 생각이 없는 멍청한 상태' 등으로 만든다. 나아가 폭력, 불신, 갈등 그리고 불행을 만드는 사악한 생각을 하게 하는 사邪를 만든다. 다시 정리하면 죽은 세포들은 염증, 암癌, 비肥, 습濕, 냉冷, 풍風, 통痛, 사邪, 기형畸形 등 모든 질병을 만들어 사람을 병들고(病), 늙고(老), 죽게(死)하며, 정신과 영혼까지 파괴시키는 주범이다.

약 7년 전에 고등학교 동창이 나를 찾아왔다. 서울에서 사업체를 두 곳이나 운영하고 있는 친구였는데 고혈압과 당뇨, 비만 그리고 안압이 높아 시력감퇴 등으로 인해 건강문제를 상담하기 위해 찾아온 것이었다.

이 친구의 질환은 피로와 스트레스가 누적되어 몸을 차갑게 하고 머리를 뜨겁게 해서 생긴 것이었다. 그래서 자연의 이치를 설명해 주고 배를 따뜻하게 하고 머리를 차갑게 하라고 권유하였다. 그 후 친구는 배를 따뜻하게 하고 머리를 차갑게 하는 습관을 유지하였는데, 얼마 되지 않아 몸의 순환이 잘 되어 압력이 내려가 고혈압, 안압 등이 약해지며 시력이 향상되고 비만이 해소되는 등 각종 질병이 치료되고 건강이 좋아졌다. 그 친구는 "왜 이런 간단한 자연의 이치를 이제야 알게 되었는지……. 진작 자네를 찾아올 걸 그랬네"하며 감탄했다.

## 2. 몸이 차가워지면 나타나는 증상

 이번엔 앞에서 설명한 대자연 속의 6대 원칙을 바탕으로 우리 몸에 나타나는 증상들을 설명해 보겠다. 우리 몸이 차가워지면 다음과 같은 증상들이 나타난다.

- 감기에 잘 걸린다
- 비만이 된다
- 살이 마른다(저체중증)
- 두뇌건강이 약해진다
- 냄새가 난다
- 피부질환이 생긴다
- 머리카락이 빠진다
- 눈물이 잘 나온다
- 시력이 나빠진다
- 청력이 나빠진다
- 코에 이상이 생긴다
- 목소리가 약해진다
- 입의 건강이 약해진다
- 표정이 어두워진다

- 자세가 흐트러진다
- 오장육부의 기능이 저하된다
- 남성 기능이 저하된다
- 여성질환이 생긴다
- 추위와 더위를 잘 탄다
- 근육 통증과 경련 그리고 발작이 생긴다
- 뼈가 약해진다
- 상처가 잘 낫지않는다

## 감기에 잘 걸린다

　감기를 흔히 '만병의 근원'이라고 한다. 그러면서도 감기의 원인을 정확하게 발표한 이론도 없고, 병을 치료하는 의사들도 그 원인을 정확하게 모른다고 말한다.

　감기란 무엇인가? '감기에 걸렸다'는 표현은 영어로는 'catch a cold' 혹은 'have a cold'라고 표현한다. 이는 몸에 차가운 기운(cold)이 들어왔다는 뜻으로 오장육부가 생명 온도를 잃어서 기운이 없어지면 차가운 기운이 몸에 뚫고 들어와서 기운이 없고 붓고 아프면서 일어나는 현상이 바로 감기인 것이다. 이러한 측면에서 살펴보면 영어의 이면 'have a cold'가 정확한 표현이다. 우리나라에서는 감기를 느낄 감, 기운 기자를 써서 감기感氣라고 표현한다.

　몸이 생명온도가 있어 따뜻하면 기운이 있어 추위도, 더위도 이겨낼 수 있는 힘이 있다. 그러나 과로하고 지치면 몸이 저체온이 되고 머리는 뜨거워지며 열이 나게 된다. 즉, 감기란 몸이 차가워지면서 기운의 변화를 느낀다는 뜻이 정확한 표현이다. 동·서양을 막론하고 감기의 정확한 뜻은 몸에 찬 기운(cold)이 들어와 생명온도를 잃고 있는 상태에 있다는 것이다.

과로했을 때, 낮과 밤의 일교차가 심할 때, 환절기 때, 춥게 잤을 때 등등의 이유로 생활 속에서 찬 기운(한기, 냉기)이 몸에 들어오면, 몸이 차가워지고 머리가 뜨거워져 열이 나며 감기에 걸리게 된다. 이때 빨리 몸을 따뜻하게 해주면 머리가 차가워지며 열이 내려가 감기를 이겨내지만, 몸이 차갑고 머리가 뜨거운 시간이 누적되면 추위를 느끼며 기氣의 변화로 몸살을 앓게 된다. 이를 '몸살 감기'라고 한다.

옛 어른들은 몸이 으슬으슬 추위를 느끼며 감기 기운이 있을 때 뜨끈뜨끈한 아랫목에서 두꺼운 이불을 뒤집어쓰고 땀을 흘리며 푹 자고, 뱃속을 따뜻하게 하기 위해 뜨거운 콩나물국에 고춧가루를 넣어 먹었다. 이렇게 잠을 푹 자고 나면 몸이 따뜻해지면서 열보충이 되고 머리가 차가워지며 기운이 생겨 감기를 이겨내는 것이다. 옛날 사람들이 이러한 민간치료법을 이용한 것은 감기에 걸리면 몸을 뜨겁게 해주어야 된다는 것이 상식이었기 때문이다.

그런데 오늘날에는 이러한 상식이 없어져 버렸다. 찬 기운이 들어와 감기가 걸렸으니 몸을 따뜻하게 해주어야 하는데 그런 생각은 안 하고 무조건 '약을 먹어야 한다', '병원에 가야 한다'고만 한다.

감기 하나로 엄청난 치료비가 지출되고 있다. 2001년 감기 치료비로 지출된 건강보험은 1조 3,151억 원으로, 전체 건강보험 재정 12조 9,406억 원의 10%를 웃도는 거액이다. 약은 보조 치료제에 불과하지 근본적인 치료제가 아니라는 점을 명심해야 한다. 몸을 따뜻하게 하면서 감기약을 사용해 보라! 누구나 빠른 회복을 느낄 수 있을 것이다.

날이 추워지면 공기가 차가워져서 호흡을 하면 코에 차가운 기운을 느끼게 되는데, 코에 찬 기운이 오랫동안 머물면 차가워진 세포는 세균이 죽은 세포인지 알고 덤벼들어 분해시키려 한다. 그래서 재채기와 콧물이 나는 '코 감기'가 된다. 차가운 기운이 목에까지 범접하면 기관지가 부으면서 세균, 바이러스가 덤벼들기 때문에 차가워진 세포가 분해되어 기침과 가래가 생기는 '목 감기' 또는 '기관지염'이 된다. 차가운 기운이 폐까지 범접하면 세균, 바이러스가 덤벼들어 '폐렴'이 되고 심해지면 '폐암'이 된다.

더군다나 심한 감기(독감)일수록 '고열'이 나게 되는데 원래 이 열은 '몸 속(오장육부)'에 있던 따뜻한 기운이다. 뱃속이 심하게 차가워지면서 열이 밖으로 빠져나와 고열이 된 것이다. 그런데 병원에서는 빨리 뱃속을 따뜻하게 하고 머리를 차갑게 할 생각은 못하고 옷을 벗겨놓고 '알코올 찜질'을 하여 따뜻한 기운을 허공으로 날려버린다.

설령 이런 방법으로 감기가 치료되었다 해도 뱃속이 차가워 기운이 약하여 '약골'이 되고 지나가는 모든 세균, 바이러스의 '밥'이 되어 잔병치레가 심해진다는 것을 알아야 한다. 또 몸 속에 있는 오장육부가 차가워져 각종 세균이 살기 좋은 조건이 되므로 머지않아 오장육부에 무서운 질병을 초래할 수 있다. 그래서 감기를 '만병의 근원'이라고 하는 것이다.

여기에 2002년 MBC 라디오에 방송된 내용을 소개해 보겠다. 우연히 라디오를 켰다가 청취자가 보내온 가슴 아픈 사연을 듣게 되었는데, 다음 글은 내가 방송국에서 그 프로 테이프를 구입하여 그대로 옮겨 적은 것이다. 이 사연을 읽으면서 과연 누가 이 아이를 죽게(차갑게)만들었는지 생각해 보기 바란다.

지난 6월 너무나 사랑스럽던 여섯 살 된 조카를 잃었습니다. 강원도 춘천에서 육군 장교로 복무하고 있는 남동생의 두 아들 중 첫 아이인 우리 상민이는 만으로 다섯 살인 어린 천사였지요. 너무 착하고 똑똑하고 외모 또한 출중하여 온 가족의 사랑을 독차지하던 녀석!

집에 놀러온 유치원 친구가 몰래 주머니에 장난감을 집어넣다가 엄마에게 주의를 듣자 "너 그거 갖고 싶어? 그럼 너 가져"하며 씩 웃어넘겼던 그런 녀석이었습니다.

4월 말경부터 감기를 앓는다기에 병원에 잘 다니라고 전화만 하고 나 사는 것에 바빠서 한번 보러 가지도 못했는데 5월 4일 친정 아버지 생신때 다니러 갔더니, 동생은 작은 아이만 데리고 와서는 상민이가 많이 아파 혼자만 데리고 왔다고 말했습니다.

계속 병원에 다녔는데도 감기라고 하다가 또 중이염이라고 하더니 고열과 구토 그리고 탈수증세를 보이자 장염이라 해서 치료를 받았다며 이상하게 오래 간다며 걱정을 하였습니다. 친구들이 모두 놀러가던 어린이날 아침, 상민이는 고열과 구토, 탈수증세로 응급실로 가게 되었고, 녀석을 데리고 다시 집으로 돌아왔는데……. 아이가 너무 기운 없이 축 처져 있어 '약 기운으로 잠을 자려나 보다' 하고 생각했답니다.

오후 4시경에 죽을 좀 먹인 뒤 약을 먹이려고 아이방에 들어갔더니 아이가 경련을 일으켜 그 길로 다시 응급실로 갔다고 합니다. 그 후 상민이는 의식불명으로 누워 있었습니다. 그리고 중환자실에서의 힘겨운 날들이 계속 되었지요. 맥박과 혈압, 체온이 위험한 고비들을 오락가락하며 몇 주가 흐르고 의사들은 더 이상 가망이 없다고 뇌사 판정을 내렸지만 가족들은 상민이를 포기할 수가 없었습니다.

동생이 어느 날 밤 꿈에 상민이를 봤는데 함께 퍼즐 맞추기를 하다가 아이가 아빠를 쳐다보며 이렇게 말했답니다. "아빠, 나 기다려 줄 거지?" 이 말을 하며 동생은 한참을 울었습니다.

그러다가 6월16일 저녁 무렵 전화가 왔어요. 의사들이 약을 투

입해도 맥박과 혈압이 반응을 보이지 않으니 결정을 내리라고 했다며 동생은 울고 있었습니다. 차마 제 입으로 아들의 숨을 이어가던 호흡기를 빼라고 말할 수 없었을 동생에게 제가 말했습니다.

그동안 우리 상민이가 작은 몸으로 정말 장하게도 잘 싸웠다고, 그리고 많이 힘들었을 거라고, 그러니 이제 우리가 상민이를 너무 힘들지 않게 해주어야 할 것이라고, 더 이상 아프지 않게 그만 보내주자고, 네가 결정을 내릴 수 없다면 누나가 그렇게 하라고 해서라고 생각하고 결정을 내리자고……. 그렇게 동생에게 말했습니다.

우리 상민이 고모가 갈 때까지 조금만 더 기다려 달라고 그렇게 얘기해 달라고 말하고 병원으로 갔습니다. 병원에 도착한 것이 11시 5분 전, 결국 상민이의 마지막 모습도 보지 못했습니다. 그렇게 어린 조카 상민이는 가족 곁을 떠났고 바로 화장을 해서 평상시에 가족들과 자주 가는 바닷가에 뿌려주고 돌아왔습니다.

나는 이 방송을 듣고 너무나 가슴이 아팠다. 모든 생명은 생명온도를 지켜서 '따뜻하면 살고 차가워지면 죽는 것'인데, 상민이의 몸을 따뜻하게 해줄 생각을 못하고 몸을 계속 차갑게 방치하며 약에만 의지하여 죽음에 이르게 만든 것이기 때문이었다.

상민이의 몸을 계속 차갑게 하여 나타나는 과정을 살펴보자. 처음에는 몸이 차가워져 열이 바깥으로 나오면서 감기가 되었다. 그런데도 계속 차갑게 하여 중이염, 고열, 구토, 탈수, 장염으로 이어졌고 더욱 몸이 식어가면서 머리는 뜨거워지고 정신이 없어지며 경련, 의식불명, 뇌사 판정으로 발전해 갔다. 즉, 몸이 식어가는 과정이 깊어갈수록 병이 깊어가고 죽게 된다는 것을 알 수 있다. 그럼 누가 이 어린 천사를 죽음으로 몰아넣었는지 생각해 보라. 참으로 안타까운 일이다!

## 비만이 된다

많은 사람들이 비만으로 고생을 하고 있다. 얼굴이 커지고, 목이 두꺼워지며 자라목이 되고, 어깨가 두터워지며 굳어가고, 가슴과 옆구리 그리고 뱃살이 출렁인다. 엉덩이와 허벅지에 넘치는 살을 빼기위해서 수많은 방법이 나오고 엄청난 돈을 퍼붓고 '비만과의 전쟁'을 선포하지만, 그 누구도 전쟁에서 승리를 예측하지 못하고 있다.

'비만과의 전쟁'에서 이기려면 우선 '왜 비만이 생기는 것인가?'라는 근본 문제를 알아야 한다. 그런데 많은 사람들이 근본 문제를 잘 모르고 있다. 2003년 2월에 지방흡입술을 받던 20대 간호사가 사망한 일이 보도된 적이 있다. 다음은 연합뉴스에 보도된 기사내용으로, 지방이 왜 생겼는지 모르고 나타나는 비극적인 일이라 여기에 소개해 보겠다.

살을 빼기 위해 지방흡입술을 받던 20대 여성이 숨지는 사고가 발생했다. 5일 오후 8시30분쯤 서울 강남구 역삼동 모 성형외과에서 한모(27,여, 간호사)씨가 복부 지방흡입술을 받다 호흡곤란과 심장이상 증세를 보여 인근 종합병원으로 옮겨지던 중 사망했다.

한 씨는 전신마취 상태에서 허벅지 지방흡입술을 마치고 복부 흡입술을 하기 전 지방흡입을 쉽게 하는 용액인 '투메센트'를 상복부에 주입하는 순간 호흡곤란 증세를 보인 것으로 조사됐다고 경찰은 밝혔다.

키 155cm, 몸무게 58kg인 한씨는 지난달 말 이 병원에서 살 빼기 위한 상담을 한 뒤 지방흡입 시술을 하는 데 필요한 사전검사를 받았다고 경찰은 말했다. 경찰은 한씨의 정확한 사망경위를 규명하기 위해 부검을 의뢰했다.}

건강학자들은 지방, 기름, 콜레스테롤 등이 비만의 원인이라고 하며 이러한 성분이 적은 음식을 먹으면 도움이 된다고 말한다. 또한 지방이 체세포에 체지방을 만들고 간에서 지방간을 만들고 혈관에 붙어 콜레스테롤을 만들고 고지혈증 등의 각종 질병을 만든다고 주장한다. 과연 맞는 말인가? 많은 사람들이 이러한 이론을 의심 없이 진리처럼 믿고 따른 결과는 어떠한가? 이제 과학이라는 미명 하에 이러한 이론을 진리의 말씀처럼 따르지 말고 다시 생각해보아야 할 때이다. '비만의 원인은 무엇인가?', '왜 지방이 체지방, 지방간, 고지혈증 등의 질병을 만드는 것일까?' 라는 질문을 해보자! 그 해답은 다음과 같이 간단하다.

■ 비만의 원인 1 – 기름기 있는 음식과 찬 음식을 함께 먹는다

비만의 첫 번째 주요 원인은 지방(기름)은 차가워지면 굳어버린다는데 있다. 예를 들어 보겠다. 한국 사람들이 좋아하는 음식 중의 하나가 돼지고기 삼겹살이다. 삼겹살을 불에 구우면 기름이 흐른다. 그러나 불이 꺼지면 흐르던 기름과 고기가 굳어버린다. 이는 누구나 잘 알고 있는 변하지 않는 자연의 원칙이다.

기운이 있고 몸이 따뜻하고 순환이 잘 되는 사람이 삼겹살을 먹으면 분해가 잘 되어 피와 살이 되고 살아가는 에너지원이 된다. 그러나 배가 차갑고 기운이 없는 사람은 삼겹살을 먹으면 기름(지방)이 차가워진 뱃속에 들어가 함께 먹은 음식과 같이 굳게 되어 숙변이 생기고 체세포에 비축되어 아랫배가 나오고 비만이 되는 것이다.

그런데 사람들은 삼겹살, 불고기, 갈비, 장어 등의 각종 육식으로 포식한 뒤 얼음을 넣고 시원하게 한 냉면을 먹거나, 냉장고의 차가운 물을 마신다. 총을 잘 쏘는 사람을 '백발백중 명사수' 라고 하듯이 육식을 하고 나서 차가운 것을 먹고 마신다는 것은 '비만 백발백중 행

위'라고 할 수 있다. 수많은 사람들이 이 순간에도 '비만 백발백중 행위'를 하고 있다.

 이러한 사람은 비만을 피할 수가 없다. 왜냐하면 자연은 냉정하기 때문이다. 미국에서 어떤 사람이 햄버거를 먹고 비만이 되었다고 햄버거 회사에 소송을 제기했다는 기사를 읽은 적이 있다. 과연 햄버거가 비만을 만든 범인일까? 답은 '아니다'이다. 비만을 만든 원인은 햄버거와 얼음을 넣은 콜라를 같이 먹었다는 데 있다. 햄버거에 있는 고기(지방)와 얼음을 함께 씹어 먹으니 지방이 굳어 비만이 될 수밖에 없지 않은가?

 또 건강 학자들은 고기 기름(지방)이 혈관의 흐름을 방해하는 콜레스테롤을 만들기 때문에 못 먹게 하거나 적게 먹으라고 한다. 그리고 채식을 하라고 권한다. 동물성 기름은 상온에서 굳기 때문에 비만이 되기 쉽고, 식물성 기름은 상온에서도 굳지 않기 때문에 비만 해소에 도움이 된다고 생각하는 것 같다. 그러나 이는 짧은 생각이다.

 채식에는 날독, 생독이 있다. 독毒이란 냉冷을 말한다. 그래서 자연식, 생식을 하는 사람들이 많이 있지만, 기운이 넘치고 활력이 있는 사람을 본 적이 없다. 이러한 독을 제거하기 위해 선인들은 불을 이용하여 화식을 하거나 발효를 시켜서 먹게 한 것이다.

 건강학자라는 사람들은 육식을 적게 하거나 기름을 제거하라고 한다. 그런데 아무리 고기에 붙은 기름을 가위로 다 잘라버리고 먹는다 해도 고기 속에는 기름이 없을까? 차가워져서 굳어지기 때문에 콜레스테롤이 생기는 것인데 애꿎은 기름 탓만 하고 있다. 질병의 원인은 따로 있는데 엉뚱한 데다 누명을 씌우는 꼴이다.

 장수노인들은 '음식을 가리지 말라!'고 하신다. 몸이 따뜻하여 소화와 배출능력이 좋은 사람은 굳이 음식을 가릴 이유도 없다. 몸이 차가워 소화와 배출능력이 약한 사람이나 음식을 따지기 좋아하는 법이다.

나는 자신있게 주장하고 싶다. 기름(지방)을 많이 먹어도 상관없다고 말이다. 중국 사람들은 돼지고기, 오리고기 등 기름기 있는 재료를 또다시 펄펄 끓는 기름에 볶아 먹고 튀겨 먹는다. 그래도 비만이 적다. 비만이 적은 이유는 간단하다. 음식을 먹고 나서 반드시 뜨거운 차를 마시기 때문이다. 미국(서양)사람들이 비만이 많은 이유는 기름진 음식과 냉장고의 차가운 것들을 함께 먹는 식생활 문화 때문이다.

비만한 사람들의 식생활 습관을 보면 아이스크림, 차가운 콜라, 시원한 맥주 등을 즐겨 먹고 마신다. 뱃속에 얼음같이 차가운 음식이 들어오니 뱃속의 기름이 열과 함께 바깥으로 나와 붓고 굳어 비만이 되는 것이다. 비만한 사람은 배가 차갑고 열이 바깥으로 나오는 열체질인 사람이다.

중국에서 온 사람이 기림산방을 방문하여 이런 말을 했다. "중국에서는 한국 사람에게 맥주를 팔 때는 냉장고에서 차가운 것을 꺼내주고, 중국 사람에게 팔 때는 냉장고에 넣지 않은 상온의 맥주를 줍니다." 우리나라에서 왜 비만 인구가 자꾸 늘어나는지 그 이유를 알 수 있는 대목이다. 나도 이러한 이치를 몰랐을 때는 차가운 음료수와 시원한 맥주를 마셨지만, 이치를 알고 난 후에는 따뜻한 음료수와 상온의 맥주를 마신다. 음료수나 맥주를 차갑게 마실 때는 목이 차갑고, 시원한 느낌뿐이지만, 따뜻하게 마시면 본래 갖고 있는 고유의 맛과 향 그리고 뱃속에 퍼져나가는 기운을 느껴서 더욱 좋다.

다시 강조하지만 기름(지방)은 차가워지면 굳어버려 체내에 독이 되고, 따뜻하면 모두 분해가 되며 건강한 삶의 에너지가 된다는 사실을 명심하자. 또한 지방이 비만의 주범이 아니라는 점도 명심하자!

기름(지방)만 차가워지면 굳는 게 아니다. 설탕도 차가워지면 굳고, 초콜릿도 마찬가지다. 같이 먹은 단백질, 탄수화물 등 모든 음식도 차가워지면 같이 굳어버린다. 그래서 차가워진 장腸에는 음식이 달라붙어 굳게 되어 숙변이 된다. 숙변을 제거하기 위해 사람들은 많은 돈과 시간을 투자해서 장세척, 단식 등을 한다. 그러나 그렇게 하면 무엇하나? 차가워진 장은 또 숙변을 만들고 만다.

비만을 예방하는 바른 식사 방법은 식사 전에 뜨거운 물(혹은 국물 등)을 한 잔 마셔 뱃속을 따뜻하게 해서 어떤 음식이 들어오더라도 소화시킬 수 있는 준비를 해놓고, 식사 후에는 먹은 음식 중에 냉(독)성이 있는 음식의 소화를 위해서 후식으로 따뜻한 차를 마셔주는 것이다.

그래서 양식洋食을 할 때 따뜻한 수프를 먹고 후식으로 따뜻한 차를 마시며, 중국음식도 식전에 따뜻한 차를 마시고 식후에도 따뜻한 차를 마신다. 우리 나라도 역시 식사를 하기 전에 따뜻한 국물을 한 숟가락 떠먹고, 식후에는 따뜻하고 구수한 숭늉을 마셨다.

비만은 차가워지기 때문에 붓고 굳어서 생긴 것이고, 몸이 따뜻해지면 순환이 잘 되어 비만은 사라지게 된다. 기름은 따뜻하면 녹아버린다. 이는 자연의 이치이다. 비만을 치료했다는 많은 다이어트 방법들을 보면 결국 몸(배)을 따뜻하게 해주는 것이다. 그러나 이러한 방법들도 다시 생활 속에서 몸을 차갑게 하면 다시 비만이 된다는 사실을 알아야 한다.

■ 비만의 원인 2 - 많이 먹는다

비만의 두 번째 주요 원인은 많이 먹는다는 점이다. 왜 이렇게 많이 먹을까? 소식을 하라, 음식을 적게 먹으라고 건강 학자들은 말하지만 좀처럼 마음대로, 생각대로 되지 않는다. 앞에서 말했듯이 배가 차가워지면 배에 통증이 생긴다. 배고픔증은 통증의 종류에 속한다. 배가 차가워지면 배고픔증이 생기면서 먹고 싶은 생각만 나게 된다. 배가 차가워지면 자연히 머리는 뜨거워지며 정신이 없고 마음이 급해지고 영혼이 약해진다.

자신의 영혼이 약해질 때 다른 영혼의 침범을 받게 된다. 즉, 배가 차가워지면 배고픔증이 생기고 '먹어야 된다는 강력한 생각을 지닌 영혼의 침범'을 받게 되는데 이 영혼이 바로 걸신乞神이다. 그래서 우리는 정신없이 먹는 사람을 '걸신 들렸다'고 하는 것이다.

배가 따뜻하고 머리가 차가워 정신이 맑은 사람들은 자신의 생각대로, 의지대로 자신의 영혼이 음식을 먹지만, 배가 차가운 사람은 걸신이 들어와 자기 몸을 빌려 대신 음식의 기운을 섭취하는 것이기 때문에 조절할 수 있는 능력이 없어 정신없이 먹게 되는 것이다. 이를 이길 수 있는 근본적인 해결책은 평소에 몸을 따뜻하게 하는 생활문화의 실천이지만, 허기가 지고 배고픔이 강할 때는 빨리 뜨거운 차를 석 잔 정도 마시고 느껴 보라! 뱃속이 따뜻해지고 배고픔증이 없어지며 머리가 차가워지고 정신과 영혼이 맑아져 걸신이 들어올 기회가 없어져버린다.

■비만의 원인 3 - 몸을 차갑게 한다

몸을 차갑게 만드는 모든 생활이 비만의 원인이 될 수 있다. 몸이 차가워지는 이유 중의 하나인 '스트레스'를 예로 들어 보자. 스트레스를 받으면 머리에 열이 오르고 배가 차가워진다. 가슴과 머리에 열이 나서 답답해지면 아이스크림이나 차가운 음료수를 마셔 시원하다는 느낌을 받으려 한다. 그러나 배는 더 차가워지면서 통증(배고픔증)이 생기고, 잠시 후 머리와 가슴은 더 뜨거워지며 갈증을 더 느끼게 된다. 몸이 붓고 정신이 없으며 영혼이 약해지고 걸신이 들어오게 되어 기름지고 차가운 음식을 정신없이 먹고 마시게 된다. 그래서 비만이 되는 것이다.

평소에 몸을 따뜻하게 하는 생활문화를 실천하면 몸이 따뜻하여 순환이 잘 되고 머리는 차가워 정신이 맑고 생각이 커서 스트레스도 잘 안 받고 음식을 한두 끼 안 먹어도 배고픔을 이겨낼 수 있게 된다. 다시 말하면 '비만과의 전쟁'에서 승리할 수 있는 높은 영력을 지닌 영혼이 된다.

## 살이 마른다(저체중증)

　몸이 차가워지면 살이 찌기도 하지만 반대로 살이 마르는 사람도 있다. 비만한 사람은 열체질로서 많이 먹기 때문에 살이 찌지만, 마른 사람은 냉체질로서 아무리 많이 먹어보려고 해도 먹지를 못한다.
　이런 사람은 없어서 못 먹는 것이 아니라 있어도 못 먹는다. 소화·배출 능력이 약하기 때문이다. 억지로 먹어봤자 오히려 소화가 안 되어 몸의 순환을 막게 되고 더욱 몸이 차가워지는 원인이 되기도 한다.
　어린 아이가 약하고 마른 것은 부모로부터 차가운 기운을 받고 태어났기 때문이다. 또한 자라면서 크게 놀라거나 충격을 받거나 스트레스를 받으면 기운이 없으며 몸이 차가워지고 살이 마른다. 이런 아이는 식사를 할 때 보면 대체로 등이 굽어 있다. 그래서 체내의 오장육부가 모두 압박을 받아 순환이 안 되고 음식을 먹어도 소화가 안 된다. 소화불량이 되면 몸이 차가워지고 손과 발이 뻣뻣하게 굳게 된다.
　이런 아이들은 차가운 것을 멀리하고 항상 따뜻한 차를 마시게 한다. 뱃속을 따뜻하게 하여 순환이 되게 해주고, 놀이와 운동에 취미를 붙여 기운을 키우게 하여 찬 기운을 빼주어야 한다. 또한 야단보다는 칭찬을, 미움보다는 이해와 사랑을 주어야 찬 기운이 빠진다.
　성인도 마찬가지로 체격이 마른 사람은 아랫배가 차갑다. 사람이 너무 피곤하면 지치고 힘들어서 음식을 먹지 못하게 된다. 피곤하면 몸이 차가워지므로 소화·배출 능력이 약해지고 식욕을 잃게 되기 때문이다. 이러한 생활이 누적되면 배는 항상 차갑고 입맛이 까다롭게 되어버린다.

성격이 급하고 다혈질이다. 사고를 당하거나 충격을 받는다. 수술을 한 경험이 있다. 스트레스를 잘 받는다. 잠을 못 이루거나 늦게 잔다. 차가운 물·음료수·음식을 먹는다, 과음한다 등 모두 몸을 차갑게 만들어서 생기는 현상이다.

이러한 생활이 누적되면 근육의 탄력이 없어지고 피부와 뼈가 서로 붙어버리며 혈관이 튀어나온다. 그리고 웃는 얼굴에 살이 없어 마치 해골이 웃는 모습이며 점점 깊어지면 피골상접皮骨相接이 되어 죽는다. 이러한 것은 뱃속에 쌓여 있는 죽은 세포들을 없애야 해결이 된다.

## 두뇌건강이 약해진다

몸이 따뜻하고 머리가 차가운 상태에서는 정신이 맑다. 정신이 맑다는 것은 두뇌의 세포, 혈관, 신경, 각종 호르몬 분비 등 두뇌를 구성하는 모든 것들이 제 기능을 발휘하여 순환이 잘 되고 건강하다는 뜻이다. 즉, 머리가 차가운 것이 두뇌가 제 기능을 발휘할 수 있는 조건인 것이다. 이러한 사람은 정신이 맑고 건강하여 표정이 밝고 명랑하다. 생각에 부정적인 면이 없고 긍정적이며 감정이 풍부하다. 또한 모든 일에 지혜가 있어 창조적인 삶, 재미있는 삶을 살아가게 된다.

그러나 몸이 차갑고 머리가 뜨거워지면 두뇌의 건강을 잃게 된다. 몸은 차가워지면 굳어가면서 병이 생기고 통증이 생기지만, 머리는 뜨거워지면 두뇌가 굳어가면서 멍청해지고 정신이 없으며 순환이 안되어 각종 뇌질환과 통증이 생기는 원인이 된다.

머리가 뜨거워지면 두뇌의 세포가 굳어가며 세균, 염증, 암 등의 뇌질환이 생긴다. 두뇌의 혈관이 굳어가면서 뇌혈관 질환이 생기며, 두뇌의 신경이 마비되어 각종 '두통'이 생긴다. 또한 두뇌의 호르몬분비, 신진대사의 기능이 마비되어 뇌의 기능을 저하시킨다.

이러한 사람은 머리가 무거워 정신이 맑지 못하며 표정이 어둡고 굳어 있다. 스트레스와 화를 잘 내는 성격으로 인해 서서히 몸을 차갑고 머리를 뜨겁게 만들었기 때문이다. 이러한 사람은 긍정적인 면보다 부정적인 면으로 가득 차 있어 미움과 슬픔, 원망과 괴로움이 많다. 이러한 사람에게 '부정적 생각을 버려야 두뇌건강에 좋다', '신바람 나게 살아야 건강하다', '긍정적으로 살아라' 등 충고를 해도 들을 때만 끄덕하고 뒤돌아서면 소용없는 '공염불', '잔소리'에 불과하다. 생명온도를 되찾게 하는 것만이 유일한 길이다.

## 냄새가 난다

땅에 뿌리를 내린 식물은 태양을 보고 자연의 기운을 듬뿍 받아 성장을 하고 꽃을 피운다. 꽃에는 향기가 있다. 향기란 기운이 충만한 상태에서만 생기는 자연현상이다. 식물이 죽어서 습기와 더불어 썩으면 발효가 되며 발효 과정에서 문드러지며 냄새가 난다. 이 냄새를 악취라고 하는데, 악취는 공기 공해가 되며 기운이 없는 상태를 말한다. 사람이 향기를 맡으면 머리가 맑아지고 몸의 순환이 잘 되어 건강에 도움이 되기 때문에 '아로마 요법'이 생긴 것이고, 악취를 맡으면 머리가 뜨거워지고 인상을 쓰며 몸이 차가워지며 순환이 안 되어 질병이 생기는 것이다.

사람의 몸도 마찬가지다. 몸이 따뜻하고 기운이 있고 순환이 잘 되는 사람은 몸에서 향기가 난다. 예를 들면 어린 아기의 몸에서는 젖

냄새와 더불어 향기가 난다. 건강한 성인은 향수를 바르지 않아도 자연 그대로의 향기가 난다. 그러나 기운이 없고 순환이 잘 안 되는, 피로가 누적된, 건강하지 못한 사람의 몸에서는 악취가 나기 시작한다.

차가워진 세포는 세균, 곰팡이 등이 덤벼들어 발효가 되고 썩어가기 때문이다. 발 냄새, 사타구니 냄새, 냉증 냄새, 겨드랑이 냄새, 뱃속으로부터 썩어 나오는 입 냄새, 독한 방귀 냄새, 콧속의 냄새, 피부질환으로 인한 냄새 등 온몸에서 썩는 냄새가 나게 된다. 그래서 질병으로 고생하는 사람은 냄새가 심하며, 죽은 시체의 썩는 악취는 고약하다. 즉, 냄새란 세포가 차가워져 죽어가는 과정에서 발효되어 자연 발생으로 생기는 과정인 것이다.

사람들은 목욕을 하고 향수를 발라서 몸에서 나는 냄새를 감추려 한다. 그러나 이러한 방법은 일시적일 뿐이다. 피곤해지면 몸이 더 차가워지면서 냄새가 심하게 나게 된다. 근본적으로 치료하려면 몸을 따뜻하게 유지하는 생활을 해야 한다.


## 피부질환이 생긴다

어린 아기는 몸이 따뜻하고 기운이 있어 순환이 잘 된다. 그래서 살이 탄력 있고 피부가 곱다. 건강한 사람들도 근육에 탄력이 있고 피부에 윤기가 있으며 주름이 별로 없어 나이보다 젊게 보인다. 그러면 피부질환은 어떤 경우에 생기는지 살펴보자!

■배가 차가워져 열이 바깥으로 나오는 '열체질'
배가 따뜻해야 순환이 잘 되는데, 배를 차갑게 하면 열이 밖으로 나오면서 지방이 전달되어 지방성분이 많은 피부가 된다. 그리고 약한 피부 쪽에 '열꽃'이 생기며 피부질환이 생기게 되는 것은 자연의 이치이다.

피곤하면 입술이 부르트고 물집이 생긴다. 피곤하면 배가 차가워지면서 열이 바깥으로 나오기 때문에 나타나는 현상이다. 이외에도 알레르기, 여드름, 식중독, 장티푸스, 홍역, 태열로 인한 아토피성 피부염 등 온몸에 각종 피부질환이 생기는데, 이는 열이 바깥으로 나오는 속도에 따라 급성 혹은 만성으로 나눌 수 있다.

7년전 여름에 나를 찾아온 최모 군(22세, 대학생, 서울)은 20여 년 동안 아토피성 피부염을 심하게 앓아왔다. 최군은 지금까지 아토피성 피부염을 치료하기 위해 소요된 경비가 약 3억 원 정도 들었다고 했다. 또 밤만 되면 가려워서 잠을 못 잔다고 호소하였다. 최군의 피부를 보니 하도 긁어서 상처가 나고 온몸이 엉망이었다.

사람들은 피부병이 생기면 피부에만 약을 바르고 뱃속은 따뜻하게 해주지 않는다. 계속 찬 것을 먹고 마시는 등 차갑게 하는 생활을 해서 열을 밖으로 나오게 해놓고 피부병이 약만으로 낫기를 바라고 있다. 뱃속을 차갑게 만든 생활이 오장육부가 저체온이 되어 피부병을 만든 범인인 것을 모르는 것이다.

최군은 기림산방에서 3주간의 수련과정을 통해 뱃속을 차갑게 하는 일체의 모든 생활을 따뜻하게 하는 생활로 바꾸고 몸에 쌓여 굳어 있는 죽은 세포들을 빼는 수련을 하였다. 피부가 약 90% 정도 깨끗하게 회복된 후 최군은 "가려워서 잠을 못 잤는데, 이제는 잠을 잘 자게 되었고 밤이 두렵지 않습니다"라고 말하며 좋아하였다.

나는 "앞으로 계속 뱃속을 생명온도를 살려내어 따뜻하게 해주면 머리가 차가워지면서 열꽃이 죽고 몸이 순환이 잘 될 것이다. 집으로 돌아가서도 병원에서 처방해주는 약을 바르면서 뱃속을 따뜻하게 하거라. 그래야 피부병이 빨리 치유될 수 있다"라고 일러주었다. 피부병에 있어서도 약은 보조 재료이며 주요 치료는 뱃속을 따뜻하게 하는 것이다.

■ **따뜻한 기운이 빠져나가고 몸이 차가워진 '냉체질'**

냉체질은 원래 타고난 원기가 약해서, 혹은 있는 기운을 다 소모해 버려서, 혹은 몸을 차갑게 하는 생활을 하기 때문에 생기는 것이다. '열체질'은 배가 차가워 열이 밖으로 나가서 열꽃이 피부병을 만들지만, '냉체질'은 열이 없어서 열(기운)이 다니는 길이 막히고 순환이 안 되어 피부질환이 생긴다. 각종 건선乾癬 피부병과 각종 곰팡이로 인한 피부병이 이에 해당된다.

예를 들면 몸이 차가운 아이들은 순환이 안 되어 얼굴에 허연 버짐이 생긴다. 피로가 쌓여 누적되면 몸이 차가워지며 얼굴에 기미와 주근깨, 검버섯 등이 생긴다. 이러한 것을 감추려고 약을 바르고 화장을 하지만, 세월이 갈수록 몸이 점점 차가워지며 증세가 심해질 뿐이다.

근본 원인은 뱃속을 차갑게 만든 과거의 모든 생활에 있다. 뱃속을 따뜻하게 해주면 머리가 차가워지며 순환이 잘 되어 건강한 피부가 된다.

지난여름 대전에서 기림산방으로 정신공부를 하러온 30대 여성은 얼굴에 기미가 끼고 얼굴색이 유난히 검었다. 그녀는 뱃속이 차가웠기 때문에 피부 상태가 건강하지 못했다. 그래서 죽은 세포들을 빼는 수련을 하니, 배가 따뜻해지면서 순환이 잘 되어 기미가 없어지고 검은 얼굴이 뽀얗게 살아나는 것을 보았다.

■ **기운이 약해져 생기는 피부노화**

기운이 약해지면 근육에 탄력이, 피부에 윤기가 없어지고 순환이 안 되어 근육과 피부가 동시에 늘어지며 주름이 생긴다. 이러한 현상이 '피부노화'인 것이다. 몸이 따뜻하고 기운이 있는 사람은 근육에 탄력이 붙고 피부에 윤기가 있어 실제 나이 보다 젊게 보인다. 그러나 몸이 차가운 사람은 탄력과 윤기가 없어 피부노화 현상이 빨리 생기는 바람에 실제 나이보다 늙게 보이는 것이다.

약 13년 전 내가 100세 이상 장수노인들의 장수비법을 조사하고 다닐 때 일이다. 나는 장수노인 중 서울 마포구 신수동에 살고 계시는 이정용 옹(당시 102세)을 만나러 갔다. 내가 이정용 옹의 댁을 찾아간 시간에 그분은 마침 노인정에 가고 댁에 안 계셨다. 그분은 당시 신수동 노인회 회장님이었는데 나는 노인정에 가면서 그분이 이 동네 최고 고령자이니까, 노인정에서 제일 늙어 보이는 노인을 찾으면 될 것이라고 생각했다.

그래서 노인정에 들어서서 제일 늙어 보이는 노인에게 "이정용 옹이십니까?"하고 인사를 드리니 옆에 계시던 젊게 보이는 분이 "내가 이정용입니다"라고 말씀하셔서 당황했던 적이 있다. 제일 늙어 보이셨던 분은 연세가 83세였고 이정용 옹보다 약 20년이나 나이가 어렸는데, 주름 등 노화현상이 심하여 내가 착각을 한 것이다. 그런데 이정용 옹은 예상했던 것보다 훨씬 젊어 보였다. 나이가 같다고 하여 똑같이 늙는 것은 아니다. 나이에 상관없이 몸이 생명온도를 잃어 차가워지면 기운이 없어 순환이 안 되고, 순환이 안 되면 빨리 노화현상이 찾아오는 것이다. 그러나 몸이 따뜻하면 기운이 있어 순환이 잘 되므로 탄력과 윤기를 유지할 수 있는 것이다.

### 머리카락이 빠진다

나무의 뿌리와 줄기가 제 기능을 발휘하면 나뭇잎이 건강하다. 그러나 뿌리와 줄기에 이상이 생기면 영양 공급이 안 되어 기운이 부족해지므로 나뭇잎은 변색되어 단풍이 되고 심해지면 낙엽이 된다. 머리카락은 나뭇잎과 같은 존재다. 몸이 따뜻하고 머리가 차가운 사람은 머리카락이 건강하여 두껍고 윤기가 있다. 몸이 따뜻하면 소화가 잘 되고 대·소변이 깨끗할 뿐 아니라 영양과 기운의 공급도 잘 되어 머리카락이 두껍고 숱이 많고 윤기가 나는 것이다.

그러나 몸이 차가운 사람은 머리가 뜨거워지며 소화도 안 되고 기운이 없어 머리카락이 가늘고 갈라지며 변색된다. 그러다 심해지면 탈모가 되는 것이다. 피곤이 쌓이면 몸이 차가워진다. 몸이 차가워지면 머리에 열이 난다. 그래서 심하게 앓는 사람은 심한 탈모현상이 생긴다. 나이에 상관없이 어린 아이가 대머리가 되기도 한다.

■ 대머리가 되지 않으려면 머리를 차게 하라

걱정, 근심, 마음의 충격으로 인한 상심 등도 몸을 차갑게 만들고 머리를 뜨겁게 만든다. 그래서 상심을 했을 때 머리카락이 한 움큼씩 빠지기도 한다. 요즘 흰머리가 많은 학생들이 있다. 공부에 시달리고 피곤에 지쳐서 몸이 차갑고 머리가 뜨거운 상태가 되었기 때문이다.

또 몸이 따뜻하고 머리가 차가운 사람은 머리카락 속의 피부도 윤기가 있어 건강하지만, 몸이 차가워지면 머릿속의 피부가 순환이 안 되어 각질이 생기게 된다. 점점 피로가 심해지면 '비듬'이 많아지고 누적되면 죽은 세포를 분해하기 위해 '이'가 생기기도 한다.

기림산방을 찾아온 한 학생은 머리카락의 반 이상이 하얗게 변색되어 있었다. 내가 그 학생의 손을 만져보니 차가운 기운이 꽉 차 있었다. 그 학생은 기림산방에서 기거하면서 수련을 하고 집으로 돌아갔다. 그리고 얼마 후 연락이 왔다. 하얀 머리카락이 거의 사라졌다는 것이다. 뿐만 아니라 몸이 따뜻해지고 머리가 맑아지니 어려운 수학 문제를 풀어도 머리가 아프지 않고 재미있다고 했다.

사람들은 대머리가 되면 각종 치료제와 민간요법 그리고 가발 및 염색으로 해결하려고 한다. 하지만 이런 방법들이 효과가 있어서 머리카락이 검은 색으로 변한들 무슨 소용이 있을까? 피로가 누적이 되고 몸이 차가워지면 머리가 뜨거워져 다시 대머리가 되고 마는 것을······.

머리카락이 변색이 되거나 탈모가 될때 근본적인 해결법은 뱃속이 차가워져서 쌓여있는 죽은 세포들을 없애야 뱃속에 기운이 생기어 말단인 머리카락에 기운이 공급이 되어 변색이 없어지고 탈모가 중지되고 새로운 머리카락이 살아나는 것이다. 대머리를 생물학적인 유전이라고 하는 사람이 있다. 할아버지, 아버지, 자손들이 대대로 대머리인 집안이 많으니 그렇게 생각하는 것이다. 물론 유전적인 요소도 있겠지만, 그보다 그 집안의 생활문화가 뱃속을 차갑게 하는 생활문화가 많다는 점을 알아야한다.

차가운 것들을 먹고 마시는 생활, 큰소리와 화를 잘 내는 생활, 피로와 스트레스가 많은 생활 등은 머리가 뜨거워지고 몸이 차가워진다. 성질이 급하고 욕심이 많으면 머리가 뜨거워지고 몸이 차가워진다. 응당 그 가족 구성원들은 몸이 차갑고 머리는 뜨거워질 수밖에 없다. 그러니 대머리가 되는 것이다. 즉, 건강하지 못한 생활습관이 대머리를 만드는 것이다. 조상이 대머리라 해도 자신이 몸을 따뜻하고 머리를 차갑게 하는 생활을 하면 대머리가 될 수가 없다. 생활문화의 변화가 반드시 필요한 부분이다. 피로와 스트레스로 기림산방을 찾아온 이청주 선생님(69세)은 뱃속의 차가운 세포들을 없애 버리고 살아있는 세포들을 만들어 놓으니 대머리가 까만 머리카락이 나고 살아나니 신기 하다면서 좋아하신다.

■모자는 멋으로만 쓰는 게 아니다

앞에서 설명했지만 머리에 열을 받으면 순환이 안 되어 영양공급이 안 되기 때문에 변색과 탈모가 된다. 점점 머리카락이 힘이 없고 가늘고 갈라지고 잘 끊어지고 병들고 없어지면서 대머리가 되는 것이다. 그런데 머리에 머리카락이 없어도 괜찮은 것일까? 머리카락은 어떤 역할을 하는 것일까?

  건강한 사람은 몸이 따뜻하고 머리가 차갑다고 했다. 머리가 차갑다는 뜻은 머릿속이 차가워 정신이 맑고 마음이 차분한 상태를 말한다. 이를 유지하기 위해서는 머리에는 머리카락이 있어야 한다. 머리카락과 두뇌의 관계는 머리카락(털)이 따뜻해야 머릿속(두뇌)을 차갑게 유지할 수 있는 음과 양의 관계가 숨겨져 있다.

  만약 머리를 감고 젖은 채로 외출을 하면 어떻게 될까? 머리카락이 차가워지면 외부의 차가운 기운이 머릿속을 파고들게 된다. 그러면 머릿속에는 외부의 차가운 기운을 막기 위해 몸에 있는 따뜻한 기운이 머리로 몰리게 된다. 그래서 머리에 열이 나며 감기가 오게 된다. 내 경험에 의하면 아무리 추운 겨울이라도 찬물로 머리를 감아도 머리카락을 물기 없이 깨끗하게 말리면 감기가 오지 않았다. 그러나 방심을 하여 덜 말리면 그만큼 열이 올라 약한 감기 기운이 생기게 되는 것은 자연의 이치이다. 이러한 자연의 이치가 존재하기 때문에 머리카락이 약하거나 없을 때는 머리가 뜨거워져 정신이 맑지 못해 기억력이 약해지고, 마음이 급해져 짜증과 스트레스를 잘 받게 되며 두통이 생기기도 한다. 그래서 이를 방지하기 위해 머리카락 대신 모자를 써서 보온을 하는 것이다.

  그러면 반대로 뜨거운 태양이 내리쬐는 열대지방에서는 어떻게 될까? 뜨거운 태양이 내리쬐면 당연히 머리카락은 뜨거워진다. 그러면 머릿속은 뜨거워지면서 열이 나며 정신이 없고 어지러워지는데 이러한 증세가 심해지는 것이 일사병, 열사병, 기후병, 토질병이다. 그래서 더운 지방에서는 너무 뜨거운 기운을 막기 위해 모자를 쓰고, 반대로 시베리아 벌판처럼 추운 지방에서는 차가운 기운이 강하기 때문에 두꺼운 털모자를 쓰는 것이다. 이것은 두뇌건강을 지키기 위한 옛 어른들의 지혜인 것이다. 그렇다고 모든 사람이 모자를 써야 하는 것은 아니다. 뱃속에 생명온도가 강한 사람은 즉, 기운이 강한 젊은 사람들은 머리카락이 물기가 있더라도, 날씨가 뜨겁더라도 외부의 기운을 이겨낼 수가 있지만, 기운이 약한 사람들은 반드시 지혜롭게 대처하여야 한다. 자연은 절대 봐주는 일이 없기 때문이다.

## 눈물이 잘 나온다

몸이 차가워지면 머리가 뜨거워진다. 이러한 상태가 오랫동안 유지되면 뱃속은 차가워져서 내상을 입고, 뇌속의 신경과 세포들은 굳게 된다. 이 때 눈물을 흘리게 되면 순환이 되어 정신이 맑아지고 몸이 따뜻해진다. 즉, 눈물이란 몸이 살기 위해서(기운을 순환시키기 위해) 생기는 자동 안전장치인 것이다.

### ■아기는 이럴 때 운다

먼저 아기가 울 때를 살펴보자. 아기가 울 때는 배고플 때, 졸릴 때, 대·소변을 봤을 때이다. 배고플 때는 머리가 뜨거워지고 배가 차가워진다.

- 배가 차가워지면 위속에 통증을 느끼게 되는데 이것이 배고픔증이 생긴다. 이 때 아기는 배고프다고 울게 되는 것이다.
- 졸릴 때는 머리가 뜨거워지고 몸이 차가워진다. 아기가 피곤하여 잠을 자야 되는데 잠을 잘 수 있는 여건이 안 되면 뜨거워진 머리에 열을 내리기 위해 자동적으로 울게 된다.

－ 대·소변을 누게 되면 시간이 지날수록 기저귀가 식어가며 차가워진다. 아래가 차가워지면 자동적으로 머리는 뜨거워져 울게 된다.

　어린 아기는 이와 같은 세 가지 문제만 때를 맞추어 해결해주면 우는 일 없이 항상 방글방글 웃는 얼굴로 귀여움을 독차지하게 된다. 그런데 때를 맞추어주지 않고 돌봐주지 않으면 아기는 계속 울게 된다. 처음 울 때는 눈물이 흐르고 머리가 맑아 건강이 유지되지만, 울음에 지치면 눈물은 마르고 오히려 머리에 열이 차게 된다. 이러한 일이 누적되면 머리에 항상 열이 차있고 두뇌 순환이 안되어 저능아 低能兒가 되거나 심할 경우 정박아精薄兒가 되기도 한다. 이 말이 의심스러운 사람은 저능아나 정박아의 손과 발 그리고 배를 만져 보라! 누구나 차가운 기운을 느낄 수 있을것이다.

　조금 더 자란 아이들의 경우도 마찬가지다. 타고난 원기가 강한 아이들은 정신이 맑고 마음이 차분하여 총기가 있고 울 필요가 없다. 그러나 타고난 원기가 약한 아이들은 몸이 차갑고 머리가 뜨거워 정신이 없고 생각이 좁고 산만하다. 사소한 일에도 열을 잘 받게 되어 머리가 뜨거워지는데 이 때 눈물을 흘리면서 기운을 순환시키는 것이다.

　또한 약한 아이들을 보면 항상 '징징' 우는 소리를 한다. 이런 아이들은 몸이 차갑고 머리에 열이 있는 상태가 누적되어 있기 때문에 살기 위해서 그런 현상이 나타나는 것이다. 누적된 피로, 스트레스를 빠른 시일 내에 해소해 주고 몸을 따뜻하게 하는 생활을 하게 하고 관심과 사랑을 주면 몸이 따뜻하고 머리가 차가워지며 정신이 맑아져 울음이 없어지게 될 것이다.

■눈물은 기운이 약한 사람을 위한 안전장치이다

　다음은 성인을 보자. 기운이 강한 성인은 정신이 맑고 마음이 차분하여 생각이 크기 때문에 희로애락의 변화를 바라보고 이해를 하고 순응을 한다. 그래서 항상 여유가 있고 미소가 있다. 그러나 기운이 약한 성인은 희로애락의 감정 변화가 여유 없이 급하게 전달된다. 드라마나 영화를 볼 때, 혹은 사고소식 등 충격적인 얘기를 들었을 때 기운이 약한 사람들은 갑작스러운 감정 변화에 생각을 뺏기어 머리에 열이 올라 뜨거워지며 금방 눈물을 보이게 된다. 이런 사람들은 슬퍼도 울고, 화나도 울고, 기뻐도 좋다고 운다. 어떤 사람은 너무 좋다고 흥분하여 머리에 열이 갑자기 올라가서 두뇌를 마비시키거나 뇌출혈로 쓰러지기도 한다. 생각이 작은 소인들이나 약한 아녀자들이 열을 잘 받아 빨리 병들고 죽으니 스스로 살 수 있게 조물주께서 배려해 놓은 안전장치가 바로 눈물이다.

## 시력이 나빠진다

몸이 따뜻하고 머리가 차가우면 정신이 맑고 눈이 편안하며 시력도 좋다. 그러나 피곤하면 몸이 차가워지고 머리가 뜨거워진다. 머리가 뜨거워지면(즉, 신경을 많이 쓰면) 눈으로 기운(열)이 몰리어 눈이 반짝반짝 빛나게 된다. 이러한 생활이 누적되면 눈에 열이 쌓여 안압이 높아지고 흰자위가 충혈되며 빨간 '토끼눈'이 되고, 피로가 조금 풀리면 누렇게 '황달기'가 보이게 된다. 그리고 눈동자가 뻣뻣해지고 눈에 통증이 생기며 시력이 약해지는 등 각종 안과질환이 생긴다(열체질).

몸이 무거워지면 눈꺼풀도 점점 무거워지고 눈동자도 풀리어 쌍꺼풀도 없어지며 멍청한 눈빛이 되고 눈의 크기가 작아지게 된다. 그래서 기운의 차이에 따라 눈의 크기가 다양해지는데 심한 사람을 '새우눈'이라고 부르기도 한다(냉체질). 이러한 생활이 누적되면 위아래 눈꺼풀과 눈 주위에 기운이 미치지 못해 딸려 들어가고 순환이 안 되어 변색이 되기 시작한다. 심한 경우에는 '너구리 눈'처럼 시커멓게 변색이 되는 사람도 있다.

시력이란 눈의 힘(기운)을 말한다. 시력이 약하다는 것은 눈에 기운이 약하다는 뜻이다. 이는 뱃속의 오장육부 세포들이 차가워서 죽은 세포들이 많아져서 기운이 약해져 눈으로 가는 기운도 약해서 생긴 현상이다. 나이 들어 기운이 떨어지면 시력이 약해지는데, 그래도 계속 눈을 사용하면 눈 주위에 있는 기운을 사용하게 된다. 그래서 눈 주위의 근육에 탄력이 없어지며 '푹' 꺼지고 눈은 튀어나오게 된다. 이외에도 녹내장, 백내장이 오고, 눈이 뻑뻑해지는 등의 노화현상은 당연히 생긴다.

그런데 심각한 문제는 어린 아이들은 기운이 있어 시력이 좋아야 하는데, 시력이 나빠서 안경을 쓰는 경우가 많이 생기고 심한 경우에는 시력이 아예 나오지 않는 경우도 있다. 이런 아이들은 배가 차갑고 머리가 뜨거운 상태, 즉 기운이 없는 상태가 되어 눈으로 기운이 가는 길인 경락과 신경, 근육 등이 약하기 때문에 시력이 저하된 것이다. 타고난 원기가 약해서이다. 안경으로 시력을 보호하고 약으로 안과질환을 치료하는 것은 도움은 되지만 근본적인 치료는 아니다. 근본적인 치료는 뱃속의 오장육부 세포들을 생명온도를 살려주어 따뜻하게 하여 기운을 키워주어 순환이 잘 되게 해주어야 한다. 몸을 따뜻하게 해주는 방법은 다양하다. 예를 들면 운동을 하고 땀을 흘리면 정신이 맑아지고 눈이 커지고 시력이 좋아지는 것을 느낀다.

몸이 따뜻하면 기운이 있어 눈으로 가는 시신경, 시근육에도 기운이 생겨 눈이 커지고 시력이 좋아지는 것이다. 그러나 다시 몸이 차가워지고 피곤해지면 다시 반복되기 때문에 꾸준히 몸을 따뜻하게 하는 생활을 실천하는 것만이 근본적인 해결책이라고 본다.

눈의 건강은 온몸과 연결이 되어 있다. 그래서 몸이 피곤하면 눈꺼풀이 무거워지며 피곤해진다. 눈꺼풀이 무거워졌다는 것은 눈꺼풀을 움직이는 신경이 피곤하여 기운이 없어 마비가 되고 있는 것이다. 이 경우 잠을 푹 자고 나면 눈꺼풀이 가벼워지고 시력이 살아나게 된다.

　사람이 급작스러운 충격을 받거나, 상심을 하거나, 열병을 앓게 되면 몸이 차가워지고 머리가 뜨거워지는데 이 때 눈의 시신경, 시근육이 마비되어 눈을 못 뜨게 되는 경우도 있다. 후천적인 장애로 실명을 하게 되는 것이다. 이러한 후천적인 장애도 빨리 차가워진 뱃속의 오장육부를 뜨겁게 생명온도를 불어넣으면 머리가 차가워지면서 정신이 맑아지면서 기운이 생겨 시력이 살아날 수 있다.

　『신약神藥』의 저자인 인산仁山 김일훈金一勳선생은 쑥뜸치료법으로 장님의 눈을 뜨게 했다는 기록이 있다. 이는 차가워진 몸을 쑥뜸으로 뜨겁게 하여 뜨거운 기운이 눈의 시신경, 시근육을 회복시켰기 때문인 것이다.

　다음은 시력이 떨어져 프랭카드 글씨가 보이지 않아 경남 통영에서 필자를 찾아온 초등학교 6학년 학생이 기림산방 3주 수행교육을 받은 후 시력이 회복되어 기림산방 체험기에 올린 글을 소개해보자

　　저는 2005년 7월 25일 부터 8월 14일까지 기림산방에서 교육을 받은 황준필 학생입니다. 2004년 12월에 초등학교 마지막 졸업 여행때 숙소에서 친구들과 칼싸움 놀이를 하다가 친구의 실수로 머리를 맞으면서 눈까지 할켰습니다. 그때 너무 아파서 견디기가 힘들었지만 꾹 참고 울지 않았습니다. 그렇게 여행을 다녀와서부터 눈이 보이지 않았습니다. 글씨는 전혀 읽을 수가 없었고 모든 사물은 희미하게 보였답니다. 그래서 부모님께서는 잘한다고 알려진 안과 병원을 찾아 다녔지만 눈은 쉽게 낫지 않아 진주 경상대학 병원에서 모든 검사를 다해보았지만 뚜렷한 병명은 없고 6번 신경이 마비가 와 사시로 병명을 받았습니다.

　　그러던 중 어머니께서『따뜻하면 살고 차가워지면 죽는다』라는 책

을 읽고 난 뒤 우리가족은 기림산방을 방문하게 되었답니다. 그곳은 우리 조상들이 살아오셨던 옛 생활 풍습이 그대로 살아 숨 쉬고 있었답니다. 부엌에서는 아궁이에 장작 나무로 불을 피우고 밤이 되면 전기불이 없는 촛불로 생활하고 있었습니다. 부모님께서는 자연 속에서 좋은 공기를 마시면서 생활하면 눈이 나아질 수가 있다면서 저를 기림산방에서 교육을 받도록 하셨습니다.

    나는 교육에 따라 뜨거운 물을 수시로 많이 마셨고 원장님께서 개발한 경락풀기 방법으로 목을 풀었고 호흡을 가르쳐 준대로 하였고 밤에는 일찍 잠을 자니까 오장육부가 살아나면서 뱃속이 따뜻해지고 머리는 시원해져 오는 것을 느꼈답니다. 또 단식을 19일 동안 하면서 매일 뜨거운 물을 마시니까 배고픈 줄을 모르고 아무것도 먹지 않았는데 숙변이 나오고 숙변을 보고나니 머리가 상당히 맑아지는 것을 느꼈답니다. 그리고 단식을 하면서 산책이나 운동을 하여 땀을 빼주었습니다. 또한 이렇게 땀을 빼주고 따뜻한 물로 샤워를 하고 뜨거운 물 마셔서 다시 체온을 유지하며 생활을 하니 나의 눈은 점점 좋아졌고 이렇게 교육을 받은지 3일 되던 날 아침에 나의 눈은 선명하게 보이게 되었습니다. 기림산방에서 꾸준한 교육을 받으니 눈은 점점 더 좋아졌고, 등허리가 쫙 펴지면서 정신도 맑아 졌습니다. 저의 글을 보고 계시는 분 중에서 저처럼 눈이 안 좋은 사람은 기림산방 문을 두드려 보세요. 그곳은 우리가 모르는 또다른 신기한 자연의 세계가 살아서 숨 쉬고 있답니다. 지금 저는 아주 잘 보인답니다.

    작년 여름에 강원도에 비가 많이 와서 수해가 많다는 방송이 나갔다. 기림산방이 걱정이 되신 황준필 군의 어머님께서 전화가 왔다. 기림산방은 수해가 없다고 말씀을 드린 후 준필군의 시력을 물어보니 지난 신체검사에 시력이 모두 2.0이란다. 이는 수행을 한지 3년이 지났지만 집에 가서도 꾸준히 생명온도를 지키는 따뜻한 생활을 했기 때문이라고 생각한다. 그러나 머리가 뜨거워지고 뱃속이 차가워지면 다시 시력은 약해질 수밖에 없다.

## 청력이 나빠진다

 몸이 따뜻하고 머리가 차가우면 정신이 맑고 청력도 좋다. 그러나 몸이 차가워지면 머리가 뜨거워지면서 정신이 흐려지고 청력도 약해진다. 초기에는 청력이 약해진 귀 속에서 '멍-' 또는 '윙-' 등의 소리가 나기도 한다. 그러나 잠을 잘 자고 피로를 풀고 몸이 따뜻해지면 이러한 소리가 없어지기도 한다. 그러다가 다시 피곤해지면 이러한 현상이 생긴다. 이러한 현상을 이명耳鳴현상이라고 하는데, 잠을 제대로 못 자고 피로가 누적되고 무기력한 생활이 계속되면 청력은 점점 약해져서 심한 이명현상에 시달리게 된다. 물 흐르는 소리, 바람소리 등등의 환청에 시달리게 된다. 상태가 더욱 악화되면 청력신경이 점점 굳어져서 결국에는 귀머거리가 되고 만다. 무기력한 노인들 중에 소리가 잘 안 들리는 사람이 많은 것은 몸이 차가워서 기운이 없어 청신경, 청근육이 마비되었기 때문이다. 보청기를 하는 것은 근본적인 치료가 아니다. 무기력이 병을 만들기 때문에 기력을 돋워주어야 한다. 그래야 청력신경이 살아난다. 건강한 장수노인을 만나면 기운이 있어 청력이 좋다는 것을 발견할 수 있다. 귀의 통증과 염증도 마찬가지다.

 내가 운영하는 기림산방에서 산간학교를 개최할 때 생긴 일이다. 한 학생이 갑자기 인상을 쓰면서 "귀가 아파요!"하며 통증을 호소했다. 모든 통증이란 신경이 마비되는 곳에서 생기게 된다. 또한 찬 기운이 몰리게 되면 염증이 생긴다. 나는 학생의 몸을 따뜻하게 하는 것이 급선무라고 생각했다.

 그래서 학생의 발을 세숫대야에 담그게 하고 뜨거운 물을 계속 부어 발을 뜨겁게 하였다. 발이 뜨거워지면 몸이 따뜻해지고 머리는 차갑게 된다. 20~30분이 지나자 학생의 몸에서 땀이 나기 시작했다. 몸이 따뜻해졌다는 표시였다. 그러자 정신이 맑아지고 신경이 살아나서 통증이 없어졌다. 학생의 표정도 밝아졌다. 내가 "어떠냐?"고 물으니 "안 아프고, 다 나았어요"라고 대답하였다. 다음 날 예방차원으로 한 번 더 그 학생에게 평탕을 해주었다. 그 후 열흘간 산간학교 교육을 하면서 그 학생으로부터 귀가 아프다는 소리를 듣지 못했다.

## 코에 이상이 생긴다

몸이 따뜻하면 정신이 맑고 코로 숨을 쉬는데 이상이 없으며 후각신경嗅覺神經도 건강하다. 그러나 몸이 차가워지면 머리가 무거워지고 코를 킁킁대며 숨을 쉬기가 곤란하고 냄새를 모르게 된다. 콧속에 찬 기운이 있기 때문이다.

여기서 분명히 할 사실은 몸이 따뜻하고 머리가 차가워야 건강하다고 했는데, 차가운 부위는 머리와 얼굴 전체를 말하는 게 아니라는 점이다. 머리카락이 나있는 부위와 이마는 차가워야 하지만, 나머지 얼굴 부위는 몸과 같이 따뜻해야 건강하다는 점에 유의해야 한다. 그래서 뱃속이 차가운 사람은 뱃속에 기운이 없고 머리에 열이 있으며 콧속은 차갑다. 호흡기가 차가워지면 차가운 곳은 부종이 생긴다. 이런 사람은 코가 막히고 숨쉬기가 힘들며 비염, 알레르기, 축농증, 코골이가 생기게 된다.

보통의 경우 코골이는 과로하면 몸이 차가워져서 생기는 일시적인 현상이지만, 피로가 누적되어 뱃속에 죽은 세포들이 많이 쌓여 있는 사람은 항상 심한 코골이를 하게 된다. 특히 날씨가 추운 날에는 몸이 움츠러들며 등이 굽고 차가운 공기가 코를 더욱 차갑게 만들기 때문에 콧물, 코감기, 축농증이 더욱 심해진다. 이러한 사람은 조금만 날씨 변화가 있으면 지나가는 모든 병의 단골손님이 된다. 이런 사람에게는 일단 목욕, 충분한 수면, 운동 등으로 몸을 따뜻하게 해보라고 권하고 싶다. 그러면 머리가 맑아지고 콧속이 뚫리며 숨쉬기가 편해지는 것을 느낄 수 있을 것이다.

## 목소리가 약해진다

 몸이 따뜻하고 머리가 차가우면 기운이 있으며 목소리가 맑고 우렁차다. 음흉의 폭이 넓고 깊고 길다. 이런 사람들은 목소리가 항상 밝고 명랑하고 아름답다. 그러나 몸이 차가워지면 기운이 없고 무기력하여 목소리가 늘어지거나 가늘어진다. 콧소리(비음)가 섞이기도 한다. 이러한 상태가 누적되면 입을 움직이는 것조차 힘들어져 말을 못하고, 설령 말을 하더라도 소리가 점점 기어 들어가게 된다. 그래서 죽기 직전의 사람들은 기운이 없고 몸이 차가우며 말을 하기가 몹시 힘든 것이다.

 건강한 아이들의 말과 노래 소리는 기운이 넘쳐 밝고 명랑하고 우렁차지만 건강하지 못한 아이들의 말과 노래 소리를 들으면 징징 짜는 소리와 콧소리가 섞여 있다. 건강한 성인들의 목소리는 힘이 있고 부드럽지만, 건강하지 못한 성인들의 목소리는 늘어지고 갈라지고 콧소리가 있다. 보통 노인들의 목소리는 늘어지고 작아지고 기어 들어가는데, 장수노인들의 목소리는 부드러우면서도 힘이 있다. 그래서 목소리를 들어보면 그 사람의 건강이 보이게 되는 것이다. 콧소리가 섞여 있으면 몸에 찬 기운이 있어 순환이 안 된다는 뜻이고, 소리가 약하고 늘어지며 가늘어지거나 기어 들어가면 찬 기운이 장부에 오랫동안 누적되어 죽은 세포들이 쌓여 노쇠현상이 일어났다는 뜻이다.

## 입의 건강이 약해진다

몸이 따뜻하면 위와 장이 따뜻하고 기운이 있어, 입을 구성하는 입술, 침샘, 잇몸, 치아, 혀 등이 건강하다. 그러나 몸이 차가워지면 위와 장이 차갑고 기운이 없어 입도 차가워진다. 차가운 곳에는 균이 생긴다. 그래서 충치가 생기고 치통이 생기고 구강염, 구강암 등의 잇몸질환이 생기며 냄새도 심해진다. 빨간 앵두 같은 입술도 점점 기운을 잃어 붓고 헐고 변색이 되면서 갈라지고 오그라든다. 양치질을 잘 하지 않으면 치아 사이에 낀 음식 찌꺼기가 부패되어 충치가 생긴다고 하지만 더 근본적인 원인은 입 안이 차가워진 것이 균이 살기 위한 조건이 되기 때문이다. 다시 말해 아무리 양치질을 열심히 한다고 해도 입 안이 차가우면 충치가 생기게 된다는 것이다.

건강하게 오래 사는 장수노인들을 보면 오랫동안 치아를 사용했음에도 불구하고 치아가 건강한 편이다. 장수노인들의 양치질은 옛날식으로 손으로 소금을 입에 넣고 문지르거나 혹은 아예 양치질을 안 하는 사람도 있다. 그런데도 장수노인들의 치아가 건강한 것은 기운이 있어 몸이 따뜻하고 입 속이 따뜻하기 때문이다.

구강질환이 있는 사람들은 몸이 차갑고 위장질환이 있는 경우가 대부분이다. 구강질환이 있는 사람이 찬물을 마시면 치아와 잇몸이 시리고 치통이 더욱 심해진다. 그러나 따뜻한 물을 물고 있으면 통증이 감소되고 시린 것도 없어진다.

우리는 주위에서 입을 벌리고 있는 사람을 많이 보게 된다. 그런데 몸이 차가워지면 입이 벌어진다. 입을 벌리게 되면 입술은 변색이 되면서 입안의 침샘이 마르고 순환이 안 되며, 심하면 혀가 갈라지기도 한다. 벌어진 입은 뺨의 근육도 같이 늘어져 얼굴의 광대뼈가 튀어나오게 된다. 다물어진 입술은 사람을 다부져 보이게 할 뿐만 아니라 입

안을 따뜻하게 하여 침샘에서 침의 분비를 원활하게 해서 구강 내의 건강을 지켜준다는 점을 유념해야 할 것이다.

## 표정이 어두워진다

몸이 따뜻하고 머리가 차가우면 표정이 밝고 기운이 넘쳐 보인다. 일상생활에서 '열' 받고 스트레스가 많은 사람들은 피로가 쌓여서 뱃속의 세포들이 차가워져서 죽은 세포들이 생기게 된다. 이러한 피곤한 상태가 누적되면 무기력하여 얼굴의 신경과 세포 그리고 근육들도 지치게 되고 굳어가 표정이 어두워지는 것이다. 이런 사람의 웃는 표정을 냉소冷笑라고 한다. 몸이 차가워지면 감정도 굳어가기 때문이다. 이런 상태에서 신경을 많이 쓰게 되면 기운이 부족하여 근육이 굳어버려 이마에 세로 주름인 내 천川 자가 생기게 되며, 이런 생활이 누적될수록 이마에 세로 형태의 주름이 깊어진다. 그러다가 기분이 좋아 크게 한 번 웃을 때도 이마에 인상이 굳어 펴지지 않으니, 이마는 인상을 쓰고 입과 눈은 웃는 괴상한 웃음이 된다.

건강한 사람은 웃는 표정이 밝다. 이마에 인상을 쓰면서 웃는 일이 없다. 일부러 주름을 찾아보면 세로 주름이 아니라 가로 주름이 있다. 그래서 장수노인의 웃음을 보면 이마에 가로 주름이 있어서 인자하고 편안한 표정, 즉 하회탈의 할아버지 탈 표정처럼 친근감이 가게 된다.

대개 일반 사람들의 어두운 표정은 신경을 많이 쓰고, 스트레스 받고, 피곤하고, 잠 못 자는 등등의 생활이 누적되어 나이가 들어 저체온이 되어 나타나는 자연현상이지만, 문제는 젊은 사람들의 표정이 밝지가 못하다는 것이다. 이는 오늘날의 생활문화 속에 몸을 차갑게 하는 원인이 과거보다 훨씬 많기 때문이다. 밝은 표정, 밝은 가정, 밝

은 사회가 되기 위해서는 두한족열의 생활문화만이 근본적인 해결책
이라고 생각한다.

## 자세가 흐트러진다

몸이 따뜻하고 머리가 차가운 사람은 건강하고 기운이 있어 생활자
세가 흐트러짐이 없다. 장수노인들의 생활 자세는 뒷머리가 허리와
일직선이 되어 있으며 배와 옆구리가 날씬하고 군살이 없다. 다리는
발끝이 11자가 되어 근육이 단단하며 팔八자로 벌어지지 않는다.

그러나 몸이 차가운 사람들은 죽은 세포들이 쌓여 있어서 무기력하
여 자세가 굽고 근육이 늘어져서 배와 옆구리에 군살이 많이 생기며
다리에 기운이 없어 팔八자로 벌어진다. 또 한쪽으로 치우치는 자세습
관으로 인하여 척추측만증이 되기도 하며 더불어 뼈와 근육이 기형이
되어 굳어 있다. 신경도 순환이 안 되어 요통, 경추통, 견비통, 신경통,
근육통, 담과 같은 뼈와 근육의 통증을 불러온다. 그래서 지압, 안마,
척추교정, 침, 뜸, 부항요법, 벌침 등의 치료방법이 발생된 것이다.

- 지압, 안마, 척추교정 등은 잘못된 뼈와 근육을 제자리에 돌려주
고, 차가운 곳의 통증에 자극을 주어 따뜻하게 해주므로 아프면서
도 시원하게 통증이 사라진다. 그런데 기운이 다니는 길인 경락
(급소)이 차가워지면 기운이 통하지 않고 통증이 생긴다.
- 침은 막힌 경락(급소)을 뚫어주므로 시원하게 통증이 해소된다.
뜸은 차가워서 막힌 경락(급소)을 따뜻하게 해주므로 기운이 다니
는 길이 열려 통증이 사라진다.
- 부항요법은 막혀 있는 차가운 기운을 사혈을 하여 피를 뽑아주므
로 기운이 통하여 통증이 사라지며 시원해진다.

- 벌침은 찬 기운이 경락(급소)에 몰려 통증이 있는 곳에 놓는데, 따뜻한 기운이 찬 기운을 몰아내어 통증이 없어지고 시원해진다.

그러나 치료를 하면 무엇 하나? 근본원인이 뱃속에 죽은 세포들이 쌓여 있어서 생긴 현상인데, 이는 해결하지 못하고 겉만 해결하는 단방요법이라서 다시 기운이 없어져 잘못된 생활자세로 돌아가게 된다. 늘 몸을 따뜻하게 해주면 기운이 있고, 기운이 있으면 저절로 바른 생활자세가 되며 이러한 생활을 습관화하는 것이 최상의 방법이다.

열체질인 사람들은 머리와 가슴에 열이 많아 뜨거운 물과 음식을 답답하다고 한다. 한의사들은 이러한 사람들에게 열을 내는 '인삼' 같은 약재를 못 쓰게 한다. 이는 어깨와 등이 굽어 기운이 다니는 길인 경락이 막혀 있기 때문에 나타나는 현상이다. 그러나 막혀 있던 경락을 풀어주면 이러한 현상이 없어지고 '뜨거운 물 그리고 인삼'이 보약이 된다.

## 오장육부의 기능이 저하된다

몸이 따뜻하면 위와 장이 제 기능을 발휘한다. 즉, 신진대사와 호르몬 분비가 원활하여 음식을 섭취한 후에 소화, 흡수, 영양공급, 그리고 배출의 모든 과정이 잘 이루어진다.

그런데 찬 음료수나 찬물, 찬 음식을 먹거나 과식을 한다든지, 스트레스를 받으면 즉, 몸을 차갑게 하는 생활을 하면 몸이 차가워지면서 위와 장이 굳어가면서 제 기능을 발휘하지 못한다. 또한 위와 장이 차가우면 통증과 염증이 생겨 배가 아프고 위장질환이 생긴다.

위나 장이 차가워지면 굳어가면서 위와 장의 분비 기능이 원활하지 못하게 된다. 그래서 쓸개의 분비물이 중단되어 담 질환이 생기고, 췌

장의 분비물(인슐린)이 배출 안 되어 당뇨병이 유발되고, 간의 분비물이 배출이 안 되어 간경화, 간염, 간암 등의 간질환이 생긴다.

또한 영양을 흡수하여 세포와 혈액을 만들기 위해서는 산소가 공급이 되어야 하는데 산소공급과 영양 흡수가 잘 되지 않는다. 그래서 세포와 혈액에 이상이 생겨 세포 노화 및 혈액질환과 심장질환이 생기게 되고, 산소공급을 못하니 폐질환이 생긴다.

위와 장이 차가워지면 배출 능력도 약해진다. 그래서 대·소변이 깨끗하지 못하다. 장이 차가워져서 장에 숙변이 굳어 있고, 신장과 방광이 차가워져 염증과 통증, 부종을 일으킨다. 신장과 방광의 기능이 약해지면 수분을 배출하지 못하니 소변을 보아도 시원하지가 않고 잔뇨감과 통증이 느껴진다. 이 수분은 대변으로 배출되어 설사가 생긴다.

차가운 기운이 항문에 전달되면 굳어지고 염증과 통증이 생긴다. 그래서 치질, 치루, 치핵이 생긴다. 항문질환 역시 따뜻하게 해주어야 낫는다. 세숫대야에 따뜻한 물을 부어 '좌욕'을 하면 통증과 염증이 없어지며 배출이 잘 되는 이유가 바로 여기에 있다. 그러나 그렇게 해서 나았다고 해도 몸을 차갑게 하면 다시 항문질환이 생기고 만다.

## 남성 기능이 저하된다

몸이 따뜻하면 기운이 있는 남성은 성기능이 왕성하다. 그러나 몸이 차가워지면 무기력하여 각종 성기능장애가 생기며 발기가 되지 않는다. 남성이 고개를 든다는 것(발기)은 온몸에 기운이 있어야 되는 것이지 성기만의 힘으로 발기가 되는 것이 아니다. 그래서 몸이 차가운 사람, 즉 기운이 없는 사람, 피로에 지친 사람은 고개 숙인 남자(발기부전)가 되는 것이다.

남성은 성적으로 흥분을 하게 되면 사정射精을 한다. 이 때 정精이란 기운이 모여 축기蓄氣가 된 상태를 말하는 것이다. 머리끝부터 발끝까지의 세포, 신경, 뼈, 오장육부의 기운이 단전丹田으로 모여 축기된 상태를 정精이라고도 한다. 즉, 사정이란 온몸의 기운이 모여 만들어진 정액을 배출하는 과정을 말하는 것이다. 그렇기 때문에 사정을 하고 나면 몸 전체에 기운이 부족하여 피곤해지며 잠이 오게 된다. 기운이 넘치는 사람은 사정 후에도 피로를 이겨낼 수 있지만, 기운이 약한 사람이 무리한 사정을 하면 온몸의 기운을 소모시켜 몸이 차가워진다. 심하면 싸늘하게 식어버려 죽어버리는 복상사腹上死가 되고, 기운이 약한 사람은 생각은 있어도 남성이 따라가 주지 않고 고개만 숙이고 있게 된다.

그러나 건강한 부부생활은 모두의 몸을 따뜻하게 해준다. 즉, 올바른 부부생활은 건강을 지켜주는 수련법의 하나라는 것이다. 반면에 잘못된 부부생활은 몸을 차갑게 만들며 건강을 해치게 한다는 것도 알아야 할 것이다.

부부생활이란 마음가짐이 중요하다. 마음의 상태에 따라 생각이 급해지거나 차분해지기 때문이다. 마음이 급하고 욕심이 많은 사람은 마음 따라 기운이 움직이기에 급하게 사정이 되고 만다. 이는 서로의 건강을 잃게 되는 것이다.

자연의 섭리는 죽을 때가 가까워지면 동물 식물에 상관없이 빨리 종족을 번식시키려고 한다. 그래서 건강이 좋지 않거나 죽을 때가 가까워진 사람은 마구 일어나는 성욕에 빠지기 쉽다.

마음이 차분하고 인내심이 있으면 마음 따라 기운이 움직이기 때문에 쉽게 사정이 되지 않는다. 기운이 있을 때는 사정을 해도 피로가 쉽게 회복되지만, 기운이 약할 때 사정을 하는 것은 엄청난 건강을 소모시키는 것이다.

참는 마음을 키워 사정을 하지 않으면 기운이 단전에 축기가 되고, 온몸에 순환이 되니, 근육이 튼튼해지고 피부가 윤기가 나며 머리가 맑아지는 등 건강에 엄청난 도움이 된다.

개개인의 성 능력을 측정할 수는 없다. 성 능력은 몸이 건강하고 기운이 넘치는 정도에 비례한다고 보아야 할 것이다. 성 능력은 기운의 유무에 달려 있지 나이의 많고 적음과는 상관없다. 젊은 나이에 성 능력이 부족하여 발기부전인 사람이 있는 반면, 세계적인 기록인 120세에 득남을 한 경우도 있다.

사람들은 발기부전, 양기 부족 등의 현상이 생기면 고민을 하고 정력에 좋다는 음식을 찾아 먹는 등 여러가지 방법을 강구한다. 하지만 이것은 모두 보조치료에 지나지 않는다. 근본 원인은 뱃속에 생명온도를 잃어 차가워진 죽은 세포들이 많다는 이야기다. 차가워진 세포들은 무기력하게 만들기에 정력이 약해진 것이다.

매독, 임질, 요도염, 에이즈, 전립선염 등의 각종 성병으로 고민하는 사람이 많다. 앞에서 설명하였지만 염증을 일으키는 각종 세균, 바이러스 등은 기운이 약한, 차가운 세포에 붙어서 생기는 것이다. 몸이 따뜻하고 기운 있는 사람은 이러한 세균에 노출이 되어도 면역성이 강해 질병을 이겨낼 수 있다.

결론을 내리자면 몸이 따뜻한 남성은 정력이 있고 마음이 차분하며 각종 성질환을 이겨내지만, 몸이 차가워진 남성은 기운이 약하여 양기 부족, 조급함, 성기능장애, 각종 성병 등이 같이 찾아오게 되는 것이다.

## 여성질환이 생긴다

몸이 따뜻하고 기운이 있는 여성은 신진대사 및 호르몬 분비가 원활하여 생리 때마다 통증을 모르고 지낸다. 부인병 같은 여성질환도 전혀 신경을 쓰지 않고 건강한 생활을 한다. 또한 임신과 출산, 육아까지 순조롭게 유지할 수 있다. 그러나 몸이 차가워지면 기운이 없고 순환이 안 되어 생리 때마다 통증을 느끼게 되며, 이러한 상태가 누적되면 차가워진 곳은 세균, 바이러스가 봐주지 않는다. 그래서 각종 성병, 자궁혹, 냉증, 염증, 암으로 발전되는 것이다.

몸이 차가우면 유산이 잘 된다. 몸이 차가운 사람은 자궁의 차가운 기운 때문에 순환이 안 되어 임신이 잘 되지 않으며, 임신이 되어도 유산이 되기 쉽다. 자궁 내의 찬 기운은 태아가 자라기 위한 조건에 맞지 않기 때문이다. 오늘날 불임으로 많은 사람들이 고통을 받고 있다. 근본 문제가 생명온도를 잃어서 차가워진 뱃속이 문제인데 이를 모르고 있는 현실이다.

산모가 몸이 따뜻하면 자궁이 따뜻하여 태아가 활동이 자유롭고, 성장과 발육이 잘 된다. 하지만 산모의 몸에 찬 기운이 미치면 자궁이 차가워지며, 차가워진 기운은 태아를 굳게 만들어 유산이 되는 것이다.

또한 평소에 몸이 따뜻한 산모라 할지라도 충격을 받는 것은 절대 금물이다. 충격은 몸을 차갑게 하고 머리를 뜨겁게 하기 때문이다. 산모가 놀라거나 충격을 받으면 머리가 뜨거워지고 몸이 차가워지며 찬 기운이 태아에게 미쳐 뱃속에서 잘 놀던 태아가 움직이지 않으며 차가워져 유산을 하게 된다.


## 추위와 더위를 잘 탄다

오장육부가 생명온도가 있어 따뜻하면 기운이 있어 순환이 잘되어 말단의 신경 세포 근육들이 탄력 있고 피부가 윤기 있으며 추위와 더위를 잘 이겨낸다. 그러나 뱃속이 생명온도를 잃어서 저체온이 된 사람은 기운이 없어 순환이 안 되어 탄력과 윤기가 없고 추위(찬 기운)를 막아내지 못하여 냉기가 파고 들어와 피부와 근육을 통과하여 조금만 추워도 덜덜 떨며, 심하면 무릎이 시리고, 뼈와 근육이 모두 떨리게 된다(냉체질).

그래서 약한 사람은 동상에 쉽게 걸리게 된다. 동상 때문에 통증이 심한 사람은 상처 부위를 찬 곳에 노출하지 말고 계속 따뜻하게 보온을 해주어야 한다.

또한 오장육부에 생명온도를 잃은 차가운 사람은 더위도 못 참는다(열체질). 가슴에 열이 있어 답답하며 숨이 차서 헉헉댄다. 머리에 열이 생기고 배는 점점 차가워진다. 심해지면 탈진하여 일사병, 열사병, 기후병 등의 질환이 나타난다. 그래서 약한 병사들이 더운 날씨에 훈련을 하면 쓰러지게 되는 것이다.

이에 대한 응급처치로 차가워진 몸을 따뜻하게 해주면 머리가 맑아지고 정신이 돌아온다. 특히 뱃속을 따뜻하게 해주어야 한다. 환자를 그늘에 옮기고 척추경락을 펴주고 따뜻한 물이나 차를 마시게 하여 배를 따뜻하게 한 다음 뜨거운 물을 세숫대야에 붓고 발을 담그게 한다. 그렇게 몸을 따뜻하게 하고 땀을 흘리면 회복이 된다. 뜨거운 물에 목욕을 하면 금방 풀어지기도 한다.

## 근육 통증과 경련 그리고 발작이 생긴다

뱃속이 따뜻한 사람은 순환이 잘 되기 때문에 건강하다. 그러나 뱃속이 차가운 사람은 기운이 없어 세포가 차가워지며 신경에 통증이 생기면서 굳어간다. 손이 달달 떨리는 수전증이 생긴다. 눈 밑이나 안면 근육에 경련이 생기며 팔다리 근육에 쥐가 나고 온몸의 근육이 뒤틀리는 발작이 생기게 된다. 근육 통증과 경련 그리고 발작은 우리 몸이 굳어가는 중간 과정이다.

따뜻한 기운은 근육을 잘 움직이게 하여 몸이 유연하고 팽창의 성질이 있고, 차가운 기운은 근육을 굳게 하는 수축의 성질이 있다. 두 기운의 마찰에서 생기는 것이 근육통증과 경련이다. 다리를 보면 기운이 없는 다리, 즉 벌어진 다리 쪽에 찬기운이 몰리게 되는데 엄지발가락 쪽은 기운이 있어 근육이 따뜻하고 새끼발가락 쪽부터 근육이 차가워지면서 두 기운이 마찰된다. 그러면 근육이 뒤틀리면서 경련이 일어나게 된다. 이를 두고 '쥐가 났다'고 하는 것이다.

'쥐'는 몸이 차가워 순환이 안 되는 사람이 갑자기 운동을 하거나 등산, 수영을 할 때 또는 날씨가 추울 때 생긴다. 피곤하면 몸이 더 차가워진다. 그래서 순환이 안 되는 사람은 피곤하여 잠을 자다가도 '쥐'가 난다. 수전증, 딸꾹질, 위경련, 장경련, 안면 근육경련 등도 이와 같은 이치에서 생기는 것이다.

이에 대한 응급처치로서 쥐가 난 부위를 따뜻하게 해주면 근육경련은 없어진다. 주물러주는 것도 따뜻하게 해주는 방법이다. 특히 발을 뜨겁게 해주면 모든 근육경련이 없어진다. 더운 물 목욕도 좋다. 근본적인 치료는 평소에 몸을 따뜻하게 하는 생활을 하는 것이다. 딸꾹질이나 위경련도 따뜻한 차를 계속 마시면서 발을 따뜻하게 하면 5분 이내로 풀려 버린다.

몸 전체에 근육 발작이 일어나는 것을 '간질 발작'이라고 한다. 간질 발작도 찬 기운(수축)과 따뜻한 기운(팽창)의 마찰로 생기는데, 기운이 없고 나이 드신 분은 몸이 서서히 굳어가기 때문에 간질 발작도 일어나지 않는다. 나이 드신 분이 간질 발작을 했다면 기운이 있는 사람이다. 그래서 간질 발작은 젊으면서도 약한 사람에게 많이 생긴다.

젊은 사람이 약하여 장부에 찬 기운이 있고 과로하여 피곤이 연속되면 몸이 싸늘하게 굳어가면서 남아 있던 따뜻한 근육이 마찰되어 온몸이 틀어지면서 발작을 하는 것이다.

이렇게 간질 발작을 하고 나면 차가워 굳어가며 뒤틀리던 근육이 운동을 하여 따뜻해지면 차가운 기운이 빠져나가 발작이 멈추게 된다. 그래서 간질 발작은 몸이 살기 위해서 발버둥치며 {몸을 따뜻하게 해달라}고 외치는 소리와도 같다.

## 뼈가 약해진다

몸이 따뜻한 사람은 기운이 있어 뼈도 건강하다. 이런 사람은 뼈 속에도 기운이 있어 순환이 잘 되고 뼈의 발육이 잘 되어 골밀도가 꽉 차며 '통뼈'라고도 한다. 그러나 몸이 차가운 사람은 뼈가 약해진다. 뼈 속이 차가워져 기운이 순환되지 않기 때문에 각종 뼈질환이 생기게 된다.

뼈마디에서 '우드득', '뚝뚝' 소리가 나는 사람이 있다. 몸이 따뜻한 사람은 뼈 속 마디까지 순환이 잘 되어 소리가 나지 않는다. 그러나 몸이 피곤하거나 그밖의 이유로 몸을 차갑게 하면 순환이 안 된다. 그래서 찬 기운이 몰려있는 뼈 관절 마디가 근질근질하게 된다. 이 때 몸을 뒤틀거나 움직이면 '우드득', '뚝뚝' 소리가 나면서 막혔던 관절의 경락이 뚫리고 시원해지며 차가운 기운이 풀리면서 따뜻해진다.

뼈를 전문적으로 풀어주는 방법에 '척추교정', '활법', '카이로프래틱' 등이 있다. 뼈마디의 소리는 찬 기운이 몰려 기운이 막혀 있는 관절에서 따라서 난다. 즉 손, 발, 목(경추), 척추, 허리, 골반 등의 뼈마디에서 생긴다. 이것은 잘못된 생활자세, 이를테면 등이 굽고,

다리가 벌어지고, 좌우 한쪽으로 치우치는 생활로 인하여 순환이 안 되는 곳이 차가워지면서 생기기 때문에 평소의 올바른 생활습관과 따뜻한 생활문화가 매우 중요하다.

몸이 차가운 사람은 각종 뼈질환을 앓는다. 막혀 있는 경락을 풀어 주면 순환이 되면서 건강을 유지할 수 있지만, 뼈마디에 차가운 기운이 계속 머물러 있게 되면 순환이 안 되어 뼈가 약해진다.

어릴 때부터 몸이 차가운 사람은 뼈가 약하며 가늘어지고, 성인이 되어서 차가워진 사람은 관절염, 신경통, 요통, 류머티스, 골다공증 등의 퇴행성 뼈질환을 나이에 상관없이 앓게 된다. 이러한 사람은 잘못된 생활자세로 몸이 굳어 뼈와 근육이 기형이 되어 있다.

잘못된 생활자세가 몸을 차갑게 하기도 하고, 차가운 물과 음식, 피로 등으로 차가워진 몸이 잘못된 생활자세를 만들기도 한다. 따라서 평소에 몸을 따뜻하게 하고, 바른 자세를 습관화하는 생활이 모든 뼈질환의 근본적인 치료 및 예방책이다.


## 상처가 잘 낫지 않는다

상처가 생겼을 때 목욕탕에서 목욕을 하다보면 어느새 상처 딱지와 각질이 떨어지고 새살이 돋아나 있다. 사람의 몸은 따뜻해지면 순환이 잘 되어 상처 회복이 빠르게 되는 것이다.

몸이 차가운 사람은 상처가 아물만하면 가려워서 긁게 된다. 그러면 다시 상처를 만들게 되고 이러한 일이 반복되면 상처가 잘 낫지 않을 뿐만 아니라 흉터 자국이 생기게 되는 것이다. 윗입술에 상처가 났을 때 아랫입술로 윗입술을 감싸고 두 시간 정도만 지내 보라. 상처가 놀랍게도 지혈이 되고 빠르게 회복되는 것을 느낄 수 있을 것이다. 그러나 차갑게 내버려두면 입술의 부기가 잘 빠지지 않고 통증이 있으며 상처가 잘 낫지 않고 오래간다.

몸이 따뜻하면 피부병, 여드름 등 각종 피부질환은 물론 모든 외상 및 내상 등의 회복이 빠르게 된다. 몸이 따뜻하면 순환이 잘 되어 세포, 혈액, 신경 등 모든 구성 물질이 제 기능을 발휘하기 때문에 자연 치유 능력이 강해진다. 그러나 몸이 차가워지면 순환이 약해지며 모든 장부와 세포, 혈액, 신경 등이 움츠러들고 제 기능을 못하여 자연 치유 능력이 약해지므로 회복이 늦어지거나 회복이 안 되어 죽는 경우가 생긴다.

언젠가 한 어린 아이가 상처가 생기면 피가 멈추지 않는다는 방송을 본 적이 있다. 안타까운 일이다. 아이의 몸이 차갑기 때문에 나타나는 현상인 것인데, 부모가, 사회가, 세상이 이 아이를 차갑게 키웠기 때문인 것이다.

지금까지 몸이 차가워짐으로 인해 몸에 나타나는 증상(질병)들을 알아보았다. 사람은 몸과 마음, 정신과 영혼 그리고 생각으로 이루어져 있다. 몸의 질병은 겉에 나타나는 질병이지만 마음과 정신, 영혼과 생각의 질병은 병든 말과 행동을 하게 하여 인간관계, 가족관계를 파괴시키고 사회병리 현상을 만드는 원인이기도 하다. 다음은 몸이 차가워질 때 마음에 나타나는 현상을 살펴보자.

# 3. 몸이 차가워지면 '마음'에 나타나는 현상

마음에도 여러 가지 종류가 있으며, 사람의 몸이 차가워지면서 마음에 자연스럽게 나타나는 이치가 있다. 먼저 마음의 종류에 대하여 알아보자.

## 마음의 3가지 종류

많은 사람들이 마음에 대해 여러 가지로 표현하고 있는데, 나는 마음을 '차분한 마음'과 '급한 마음' 그리고 '방심(放心:마음이 없는 상태)' 크게 세 가지로 구분한다. 마음은 차분할수록 커지는데 이를 '큰마음', '넓은 마음', '깊은 마음'이라 하고, 급할수록 작아지는데 이를 '작은 마음', '좁은 마음'이라 하며, 급한 마음이 누적되어 기운이 떨어지면 마음이 없어져버리는데 이를 '방심'이라 한다.

'차분한 마음'을 잡을 조操와 마음 심心을 써서 '조심'이라 하는데, 조심이 쌓여서 '인내심忍耐心'이 되고, 인내심이 쌓여야 '무심(無心: 욕심이 일어나지 않는 안정된 편안한 마음상태)'이 된다. 그리고 저절로 겸손과 친절, 예절이 따른다. 이를 큰마음, 넓은 마음, 깊은 마음, 건강한 마음이라고 한다. '급한 마음'을 '조급심躁急心'이라 하는데,

차분한 마음이 없어지고 성급해져서 객기客氣와 욕심, 산만散漫이 생긴다. 이를 작은 마음, 좁은 마음, 얕은 마음, 병든 마음이라고 한다. 작은 마음, 병든 마음으로 계속 살 경우 기운을 잃게 되어 '방심'이라는 중증의 마음병이 생기게 된다. 즉, 마음이 없어진 '멍청한 상태'가 된다.

방심과 무심은 똑같이 '마음이 없는 상태'를 말하지만, 방심은 생각을 많이 하여 기운이 없어져서 멍청해진 상태 또는 생각을 많이 하지 않아도 기운이 약하여 멍청해진 상태를 말하고, 무심은 차분한 마음이 오래 쌓여서 모든 욕심, 생각들이 일어나지 않는 '깨끗한 마음', '순수한 마음'의 상태를 말한다. 이와 같이 마음을 '차분한 마음', '급한 마음', '방심' 세 종류로 구분을 하였는데, 사람의 마음은 한군데에 머무르는 것이 아니라 그 사람의 기운 상태에 따라서 변하기도 한다.

| 마음과 생각 그리고 기운의 관계 |

| 기운 | 강하다(強) | 약하다(弱) | 없다(無) |
|---|---|---|---|
| 마음 | 차분한 마음 | 급한 마음 | 방심(마음이 없어짐) |
| 생각 | 생각이 깊고 집중력이 있으며 남을 배려함 | 생각이 짧고 자기밖에 모르며 산만함 | 생각이 없고 멍청하고 본능만 있음 |

## 마음에 대한 자연의 원칙

■ 마음은 기운의 상태에 따라 변한다

사람은 몸이 따뜻하고 머리가 차가우면 기운이 있다. 이 때에 마음 상태는 차분한 마음이 된다. 그러나 피로가 쌓이고 스트레스를 받거나 걱정근심이 많으면 머리가 뜨거워져 열을 받고 몸이 차가워진다.

그러면 누구라도 상관없이 차분한 마음이 사라지고 흥분을 하게 되며 신경질적인 급한 마음이 된다. 계속해서 스트레스를 받아 '죽은 세포들'이 쌓이면 마음이 없어져버리는 멍청한 '방심'의 상태가 된다. 이것은 자연의 거부할 수 없는 원칙이다. 그러나 다시 '죽은 세포들'을 빼어내 머리가 차고 몸이 따뜻해지면 기운이 생겨 마음이 차분해지게 된다. 많은 사람들이 마음에 대하여 연구하고 있지만 마음이 기운의 유무에 따라서 변하고 있다는 자연의 이치에는 관심을 두지 않고 있다.

'경험이 차분한 마음을 키워준다'라고 말하는 사람도 있다. 그러나 이는 일시적인 현상일 뿐이다. 급한 마음으로 살아가면 사고와 불행이 생기게 된다. 이러한 경험을 하고 나면 차분한 마음이 생기기도 한다. 이는 기운이 있는 사람들에게는 교훈이 되어 일시적으로 실천이 되지만, 몸이 차가워지면 다시 차분했던 마음이 모두 사라져버리고 마는 것이 자연의 이치이다.

### ■ 마음은 생각의 깊고 짧음을 주관하는 축軸이다

'방심'은 생각이 없는 상태이다. 생각의 깊이가 전혀 없는 상태에서 나오는 말과 행동은 '멍청한, 어리석은, 미련한, 바보 같은' 상태가 되며 자기밖에 모르고 본능만 남아 있다. 그래서 주위에 있는 많은 사람에게 피해가 생기게 된다.

'급한 마음'은 생각이 짧아진다. 무슨 일을 하든 생각이 짧아지면 생각이 미치지 않아서 자기밖에 모르고 이기적이며 욕심이 생기게 된다. 또한 마음이 안정이 안 되어 불안해하며 사소한 일에도 짜증을 잘 낸다. 신경질적이며 큰소리와 쌍소리를 하게 되고 폭력을 쓰게 된다.

'급한 마음' 때문에 착각과 실수, 사고와 불행, 사업 실패, 연애 실패, 시험 실패 등등이 생기게 되는 것은 자연의 이치이다. 지나간 과거의 좋지 않았던 일들을 가만히 생각해 보라! 모든 죄악속에는 반드시 생각을 짧게 만든 '급한 마음'이 범인이라는 사실을 알 수 있을 것이다.

또 마음이 급하면 한 생각을 오래 못하고 금방 다른 생각이 일어나기에 영리함도 있지만, 얕은 생각으로 잔머리 꾼이 되기도 한다. 생각을 통제하지 못하면 산만하여 모든 일에 참견하려 들고 수다, 잔소리 등으로 주위 사람을 피곤하게 한다. 많은 사람들이 이러한 마음으로 살아가니 불신과 고통 속에서 방황을 할 수밖에 없는 것이다.

'차분한 마음'과 함께 생각이 깊어진다. 마음이 편안하여 안정과 여유가 있으며, 무슨 일을 하든 생각이 깊어 이해력과 집중력이 있다. 남을 배려할 줄 알며, 앞날을 생각할 줄 알기에 계획과 준비가 있어서 착각과 실수, 사고와 불행이 없다. 정확하고 완벽하여 성공과 보람, 기쁨과 행복이 있다. 또한 차분한 마음의 깊이에 따라서 큰 성공과 작은 성공으로 나타나기도 한다. 그래서 크게 성공한 사람과 작게 성공한 사람이 있게 된다. 그러나 크게 성공한 사람도 차분한 마음이 점점 없어지고 마음이 급해지면 생각이 짧아져 실패하게 되는 것은 자연의 이치이다.

각 분야의 성공한 사람들의 마음 상태를 가만히 살펴보라! 성공이란 쉽고 편한 길이 아니다. 그들은 어렵고 힘든 과정을 이겨낼 줄 아는 인내심의 소유자이다. 많은 수행자들이 고행苦行을 하면서 참는 마음(인내심)과 무심을 키우는 수행을 하는 이유가 무엇인지 가만히 생각해 보고 다음의 말을 마음에 새겨두자!

'지혜智慧란 생각이 깊은 데서 생기고, 경망輕妄은 생각이 짧은 데서 생긴다.' 기운에 따라서 남녀노소, 인종, 직위와 직종에 상관없이 자연스럽게 성격이 결정된다.

'나는 성격이 매우 급해요'라고 말을 하는 사람들이 많이 있다. '매우 급하다'는 뜻은 배가 많이 차갑고 머리가 많이 뜨거워 기운이 약하다는 뜻이며, 순환이 안 되기 때문에 질병이 심하다는 뜻이기도 하다.

'나는 원래 차분해요'라고 말하는 사람은 타고난 원기가 강한 사람이다. 기운이 강한 사람은 몸이 따뜻하고 머리가 차가워 마음이 차분하고 생각이 깊다. 그래서 어릴 때부터 '어른스럽다'라는 말을 듣기도 한다. 그러나 기운을 잃고 몸이 차가워지면 급한 마음이 생기게 되어 '성격이 변했다'라는 말을 듣게 되기도 한다.

많은 사람들이 불안한 마음을 해소하고 차분한 마음을 닦기 위해 명상, 호흡 등을 수련하고 있다. 또 어린 학생들이 짧은 생각에 폭력과 자살 미수 등의 사건을 일으킬 때마다 심리치료, 심리상담 등을 받지만 생활 속에서 몸을 차갑게 하는 생활이 범인이라는 사실을 모르고 있다.

건강한 마음을 유지하기 위해서는 몸이 따뜻하고 머리가 차가워야 기운이 있고 마음이 차분해지는 자연의 이치를 모르기 때문에 '헛수고'를 하고 있는 것이다.

수련할 때만, 심리상담할 때만 마음이 차분해지고 뒤돌아서면 일상생활에서 다시 몸을 차갑게 만들기 때문에 또다시 마음이 급해져서 생각이 짧아질 수밖에 없게 되는 것도 자연의 이치이다.

# 4. 몸이 차가워지면 '정신'에 나타나는 현상

사람의 몸이 차가워지면 정신에 자연스럽게 나타나는 이치가 있다. 먼저 정신의 종류에 대하여 알아보고 정신이 갖고 있는 자연의 원칙을 살펴보기로 한다.

### 정신의 3가지 종류

'정신이 건강하다' 혹은 '정신이 건강하지 못하다' 는 것을 판단하기란 결코 쉬운 일이 아니다. 이는 기준이 없고 정신세계가 보이지 않기 때문이다. 그러나 일상생활에서 사용하는 정신에 관한 말을 차분히 생각해 보면 어렵지 않게 '정신의 종류' 를 정리할 수가 있다.

일상생활에서 자주 쓰는 정신에 관한 표현을 보면 '정신 차려라!', '호랑이한테 물려가도 정신만 차리면 살아온다!' 는 말을 비롯해 정신이 맑다, 정신이 있다, 정신이 흐리다, 정신이 없다, 정신 나갔다 등등 다양하다. 이러한 것을 근거로 나는 정신의 종류를 크게 '정신이 맑다', '정신이 흐리다', '정신이 없다' 로 구분을 한다.

'정신이 맑다' 는 것은 두뇌가 순환이 잘 되어 건강하고 과거의 경험과 지식에 대한 기억력이 좋으며 판단력이 정확하고 두뇌회전이 빨라

순발력과 재치가 있다는 뜻이다. 그래서 호랑이한테 물려가도 정신 차리면 살아온다는 말이 있는 것이다. 나는 이를 '건강한 정신'이라 한다.

'정신이 흐리다'는 것은 정신이 있기는 한데 맑지 못한 상태를 말한다. 정신이 맑지 못하니 정신이 맑은 사람보다는 기억력, 판단력, 순발력 등이 약하다는 뜻이다. 나는 이를 건강하지 못한 '병든 정신'이라고 한다.

'정신이 없다'는 것은 머리가 뜨거워져 두뇌 순환이 안 되어 마비가 되는 '중증重症의 병든 정신'을 말한다. 기억력, 판단력, 창조력이 전혀 없으며 말과 행동이 멍청하고 본능밖에 없다. 이는 흔히 말하는 '치매'의 상태이기도 하다. 이와 같이 정신을 '정신이 맑다', '정신이 흐리다', '정신이 없다' 세 종류로 구분하였는데, 사람의 정신은 한군데에 머무르는 것이 아니라 그 사람의 기운 상태에 따라서 변하기도 한다. 이번엔 정신에 대한 자연의 원칙을 알아보자!

## 정신에 대한 자연의 원칙

■ 정신은 기운의 유무에 따라서 변화가 생긴다

기운과 정신은 매우 밀접한 관계를 맺고 있다. 기운의 유무에 따라 정신의 유무가 결정되기 때문이다. 기운이 있으면 정신에 힘이 생겨 정신력이 강하고 맑은 건강한 정신 상태가 되고, 기운이 약하면 정신력이 약해져서 정신이 흐려지고 병든 정신 상태가 된다. 그리고 기운이 없으면 정신이 없어져 중증의 정신질환이 나타나는 것이다.

몸이 따뜻하고 머리가 차가우면 기운이 있다. 이 때의 정신은 '정신이 맑고 두뇌가 건강한 상태이다. 그러나 피로가 쌓이고 스트레스를 받고 걱정 근심이 많으면, 몸이 차가워지고 머리가 뜨거워져 열을 받고 신경을 많이 쓰게 되어 '정신이 흐린 상태'가 되고 정신에 병이 들기 시작한다.

이 때 빨리 피로를 풀어서 몸이 따뜻해지면 다시 정신이 맑은 상태가 되지만, 계속해서 스트레스를 받고 피로가 누적되면 '죽은 세포'가 쌓여 두뇌가 마비되고 '정신이 없는 상태'가 되어 중증의 정신질환이 되는 것은 당연한 자연의 이치이다. 이러한 이치를 모르고 일상생활에서 충격을 주고받고 스트레스를 주고받아 몸을 차갑게 만듦으로써 수많은 정신질환자를 만들어 내고 있는 현실이 안타깝기만 하다. 몸이 따뜻하고 머리가 차가우면 정신이 맑아지고 기억력, 판단력, 이해력 등이 살아나는 것이 자연의 이치인데 이런 이치를 모르고 돈으로, 약으로만 정신질환을 치료하려고 한다. 이 세상에 정신병자가 되려고 태어난 사람은 없다. 그러나 몸을 차갑게 하고 머리를 뜨겁게 하여 기운이 없어지면 정신을 빼앗기게 되고, 몸을 따뜻하게 하고 기운이 생기면 저절로 정신이 맑아지는 것이 자연의 이치임을 알아야 한다.

■ 정신은 생각의 폭을 주관하는 축軸이다

정신이 없을수록 생각의 폭이 좁아져서 자기밖에 모르고, 정신이 맑을수록 생각의 폭이 넓어져 남을 생각할 줄 아는 것은 자연의 이치이다. 사람의 뇌세포 속에는 살아가면서 배우고 익힌 각종 지식, 기술, 정보, 학문, 경험 등이 저장되어 있다. '정신이 맑은 사람'은 저장되어 있는 과거의 모든 것들을 기억해내고, 살아가면서 새로운 것들을 입력시켜도 기억력이 좋다. 또한 저장되어 있는 기억력을 바탕으로 어떠한 일에 대응하는 순발력과 이해력이 있고, 느낌이 살아 있어 판단력과 통찰력이 정확하고 매사에 자신감이 있으며 긍정적이다.

'정신이 맑은 사람'은 자신의 의도대로 미래의 멋진 인생을 창조할 수 있는 창조력이 있으며, 마구 일어나는 생각들을 통제할 수 있는 통제력이 있다. 그래서 생각이 없는 맑은 상태(무상무념의 상태), 아주 정신이 맑은 광명光明의 상태를 즐기게 된다. 또한 정신력이 강하면 생각의 영역이 넓다. 가족을 생각할 줄 알기에 집안이 화목하고, 부모를 생각할 줄 알기에 효도정신이 있고, 민족과 나라를 생각할 줄 알기에 민족정신과 애국정신이 있고, 인류를 생각할 줄 알기에 박애정신이 있다.

'정신이 흐린 사람'은 정신력이 약하여 저장되어 있던 모든 기억들이 점점 지워지며 건망증이 나타나기 시작한다. 기억력, 순발력, 판단력, 통찰력, 통제력, 이해력, 창조력 등이 점점 약해지며 생각의 영역이 자꾸 좁아진다. 생각의 영역이 좁기 때문에 자기 영역밖에 모르는 단순한 인간이 된다. 사소한 일에도 화를 잘 내어 싸우게 되고 미래에 대한 불안, 초조와 부정적인 생각으로 굳어져 '고집쟁이' 또는 '황소고집'이 되기도 한다. 심하면 가족도, 부모도, 민족도, 국가와 인류도 필요 없고 자기밖에 모르고 남을 무시한다. 돈밖에 모르고 쉽고 편하게 자기 멋대로 살려하며 '마이 웨이my way'를 외치게 된다. 또한 생각의 영역이 좁아서 생각을 굴려봐야 잔재주에 불과하다. 좁은 생각의 영역을 벗어날 수가 없다. 그래서 이런 사람을 잔머리 꾼, 여우 같은 놈, 미꾸라지 같은 놈, 생쥐 같은 놈이라고 한다.

'정신이 흐린 사람'이 걱정, 근심, 스트레스, 충격 등을 받고 신경을 많이 쓰게 되면 정신력이 점점 약해져서 정신이 분열되고 정신이 없는 상태에 이르게 된다. '정신이 없는 사람'은 저장되어 있던 모든 기억들이 없어지고 기억력, 순발력, 판단력, 통찰력, 통제력, 이해력, 창조력이 사라져버린다. 그래서 '정신이 없는 사람'은 생각이 없는 멍청한 상태가 되어 '아차'가 많아지고, 심해지면 치매의 상태가 되어 버린다. 그러다가 정신이 조금 맑아지면 생각이 살아나거나 한 생각에 빠지기도 하고, 또 정신이 없어지면 생각이 없어지기를 반복하기도 한다. 결국 남는 것은 과거의 심한 충격적인 일에 대한 기억과 습관적으로 살아왔던 반복적인 일 그리고 본능(먹고, 자고, 싸는 일, 이성에 대한 관심)밖에 없게 된다.

■생각이 없는 상태는 정신 상태에 따라 두 가지로 나뉜다.
첫째, 정신이 맑은 상태로, 생각을 통제할 수 있기에 다른 생각을 지워버리고 한 생각에 집중할 수 있고, 한 생각마저 없애버릴 수 있는 무無의 상태, 즉 무상무념無想無念의 '광명 상태'를 말한다. 이것은 많은 수행자들의 수행 목표가 되기도 한다. 이때의 정신력은 아주 강한 상태이며 '정신문화'와 '정신세계'를 열 수 있는 문門이 되기도 한다.
둘째, 정신이 정말로 없는 상태로, 생각이 통제가 안 되고 이 생각, 저 생각에 끌려 다니다가 뒤엉켜버려서 생각회로가 마비된 상태를 말한다. 결국에는 정신력이 소모되어 생각이 없는 '멍청한 상태'가 되어 버린다. 멍청한 상태로 생각이 없는 것은 정신력이 없는 상태를 말하며 남은 것은 본능뿐이다. 그래서 정신없이 살아가는 사람들이 많은 사회는 저절로 '본능의 문화'가 자연스럽게 판을 치는 세상이 된다.

|정신과 생각 그리고 기운의 관계|

| 기운 | 강하다(强) | 약하다(弱) | 없다(無) |
|---|---|---|---|
| 정신 | 맑다 | 흐리다 | 없다 |
| 생각 | 영역이 넓다 | 영역이 좁다 | 없다 |

## 기운이 강하면 정신이 맑다

　기운이 강한 어린 아이는 정신이 맑고 총기가 있으며 똑똑하지만, 기운이 약한 어린 아이는 정신이 없고 눈치, 재치, 순발력이 없으며 멍청하다. 어른의 경우도 마찬가지다. 대체로 젊은 시절에는 기운이 있어 정신이 맑고 기억력이 좋다. 그러나 아무리 젊어도 기운이 없고 정신이 없어지면 기억력, 판단력, 이해력, 집중력 등이 없어져 공부하기가 힘들어진다. 나이 들어도 기운이 있으면 정신이 맑아 살아온 과거의 지식과 정보 그리고 경험 등이 생각의 영역을 넓게 해주어 성숙하고 지혜롭지만, 나이 들어 기운이 없으면 정신이 없어져서 그동안의 지식과 정보 그리고 경험에 대한 기억력이 점점 없어지며 멍청한 상태, 치매의 상태가 된다.

　오늘날 과학문명, 산업문명, 물질문명이 발달함에 따라 사람들은 몸은 편해졌지만 점점 신경 쓸 일이 많아지고 피로하고 지치면서 기운을 잃게 되었다. 이로 인해 몸이 차가워지고 머리가 뜨거워져 정신이 맑지 못하고 생각이 좁아지면서 자기밖에 모르기에 이기주의가 심하고, 돈으로만 모든 일을 해결하려 하며, 쉽고 편하게 자기 멋대로 살려는 사람이 많이 발생하게 되었다. 즉, 물질문명이 정신문화를 파괴시켜 인간관계는 미움과 불신으로 가득 차게 되었다. 그래서 수많은 정신병자를 양산하고 있다.

# 5. 몸이 차가워지면 '생각'에 나타나는 현상

　사람의 말과 행동은 저절로 생기는 것이 아니다. 그 사람의 생각에 따라서 자연스럽게 나타나는 것이다. 오늘날 인간사회는 미움, 불신, 사기, 폭력, 강간, 살인, 도박, 마약, 테러, 전쟁, 각종 비리와 사고가 난무하여 마치 '생지옥'과 같은 세상이 되고 있다.

　어떤 이는 이를 '말세의 현상'이라고 하며 심지어는 '종말론'까지 나온다. 왜 이렇게 인간이, 가정이, 사회가, 나라가, 인간세상이 불행해지는 것일까? 이는 사람들의 생각에 병이 들어 생기는 당연한 현상이다. 불행의 원인인 '병든 생각'을 설명하기 전에 먼저 '생각'에 대하여 정리할 필요가 있어서 기본적인 배경인 생각그릇과 생각의 종류 그리고 생각의 크기와 특징에 대하여 설명해 보겠다.

### 생각그릇과 생각의 종류, 생각의 크기와 특징

　■생각그릇

　사람마다 생각을 담을 수 있는 생각그릇이 있다. 생각그릇이 작은 사람은 아무리 책을 많이 봐도, 지식과 정보와 경험을 해도 머릿속에 생각이 남아 있지 않다. 그러나 생각그릇이 큰 사람은 지식과 경험,

정보 등 모든 생각을 무한정 담을 수 있다.

생각그릇이 큰 사람은 큰 생각이 담겨 있어 큰 말과 큰 행동을 하므로 대인大人, 현자賢者, 성인聖人등으로 불려 지는데, 생각그릇이 작은 사람은 작은 생각으로 말과 행동을 하므로 소인小人, 소인배小人輩, 밴댕이 등으로 불려진다. 생각그릇은 크기가 다양하기 때문에 인간의 말과 행동이 다양하게 나타나는 것이다.

생각그릇에는 폭과 깊이가 있다. 생각그릇의 폭과 깊이는 정신과 마음이 근본 축이 되어 주관을 하고 있다. 정신은 생각그릇의 폭을 결정하고, 마음은 생각그릇의 깊이를 결정을 한다. 사람이 갖고 있는 기운에 따라서 정신이 발달할 수도 있고 마음이 발달할 수도 있다. 기운 상태에 따라서 다양한 생각그릇의 크기가 결정되는데 여기서는 크게 나누어 다음과 같이 아홉 가지로 구분해 보았다.

1. 생각그릇의 폭이 넓고 깊이가 깊은 사람은, 정신이 맑고 마음이 차분하며 담겨져 있는 생각이 넓고 깊으며 커서 큰 생각의 소유자가 된다.
2. 생각그릇의 폭이 넓고 깊이가 얕은 사람은, 정신이 맑고 마음이 급하여 담겨져 있는 생각이 넓고 짧은 생각의 소유자가 된다.
3. 생각그릇의 폭이 넓고 깊이가 없는 사람은, 정신은 맑고 마음이 없어 담겨져 있는 생각이 깊이가 전혀 없고 아는 것은 많은 사람이 된다.
4. 생각그릇의 폭이 좁고 깊이가 깊은 사람은, 정신이 맑지 못하고 마음이 차분하여 담겨져 있는 생각이 좁고 깊은 생각의 소유자가 된다.
5. 생각그릇의 폭이 좁고 깊이가 얕은 사람은, 정신이 맑지 못하고 마음이 급하여 담겨져 있는 생각이 좁고 얕은 작은 생각의 소유자가 된다.

6. 생각그릇의 폭이 좁고 깊이가 없는 사람은, 정신이 맑지 못하고 마음이 없어 담겨져 있는 생각이 깊이가 전혀 없고 아는 것이 좁은 사람이 된다.
7. 생각그릇의 폭이 없고 깊이가 깊은 사람은, 정신이 없고 마음이 차분하여 담겨져 있는 생각이 아주 좁고 깊은 생각의 소유자가 된다.
8. 생각그릇의 폭이 없고 깊이가 얕은 사람은, 정신이 없고 마음이 급하여 담겨져 있는 생각이 아주 좁고 얕은 생각의 소유자가 된다.
9. 생각그릇의 폭이 없고 깊이가 없는 사람은, 정신이 없고 마음도 없어 담겨져 있는 생각이 전혀 없다. 오직 본능만 있을 뿐이다.

이상의 아홉 가지 생각그릇 가운데 자신은 어디에 해당하는지 한번쯤 생각해 보고 자신의 생각그릇을 키울 수 있는 계기가 되었으면 한다.

| 마음과 정신, 생각그릇 크기와의 관계 | | | |
|---|---|---|---|
| 마음 \ 정신 | 정신이 없다 | 정신이 맑지 못하고 정신력이 약하다 | 정신이 맑고 정신력이 강하다 |
| 마음이 없다 (방심) | 생각그릇의 폭이 없고 깊이가 없다(생각이 전혀 없고 본능만 있다) | 생각그릇의 폭이 좁고 깊이가 없다 | 생각그릇의 폭이 넓고 깊이가 없다 |
| 마음이 급하다 (조급) | 생각그릇의 폭이 없고 깊이가 얕다 | 생각그릇의 폭이 좁고 깊이가 얕다(작은 그릇) | 생각그릇의 폭이 넓고 깊이가 얕다 |
| 마음이 차분하다 (조심) | 생각그릇의 폭이 없고 깊이가 깊다 | 생각그릇의 폭이 좁고 깊이가 깊다 | 생각그릇의 폭이 넓고 깊이가 깊다(큰 그릇) |

■ 생각의 종류

생각그릇에는 기억력, 관찰력, 순발력(재치·눈치), 판단력, 통제력, 통찰력, 계획력, 집중력, 이해력, 창조력, 상상력, 예지력 등 많은 생각의 종류가 들어 있다.

생각그릇이 작은 사람은 어떠한 일(상황)이 생기면 대처할 수 있는 능력이 약하다. 그 일에 대한 과거의 지식과 경험에 대한 기억력이 약하고 순발력, 판단력, 집중력, 이해력이 좁고 짧아서 서투르게 대응하여 사고와 실수를 저질러 불행을 자초한다. 그러나 생각그릇이 큰 사람은 기억력, 순발력, 판단력, 이해력, 집중력, 창조력이 넓고 깊어서 어떠한 일이 생겨도 바르게 대응하여 사고와 실수 없이 성공적으로 일을 처리한다.

특히 21세기는 개인과 조직 그리고 국가가 살아남기 위해서는 변화하는 모든 상황에 대한 순발력, 판단력, 집중력, 창조력, 예지력을 갖춘 생각그릇이 큰 인재가 각 분야에 필요하다. 다음과 같은 말을 깊이 생각해 보기 바란다. '생각그릇이 크면 큰 생각이 담기고, 생각그릇이 작으면 작은 생각이 담긴다. 생각그릇이 작은 사람이 큰 생각을 담기란 하늘의 별따기와 같다.'

■ 생각의 크기 차이

생각의 크기 차이를 '생각 차원의 크기'라고 말한다. 이제 생각의 크기 차이를 비교해 보자! 생각이 큰 사람은 생각의 영역이 넓어서 모든 것을 정확하게 판단하고 이해하며 사랑이 있고 남을 생각할 줄 안다. 또한 생각이 깊어서 미래를 준비할 줄 알기에 계획력과 창조력이 있다. 저절로 희망과 보람이 있으며 행복한 인생이 된다. 그러나 생각이 작은 사람은 생각의 영역이 좁아 자기밖에 모르고 사소하며 작은 생각에 매달려 큰일을 놓치기도 한다. 또한 욕심과 고집이 강하고 저절로 미움과 불신, 갈등이 생기게 된다. 생각이 짧으면 미래를 준비 없이 무작정 맞이하여 고통과 불행을 당하기도 한다.

　대화란 사람의 생각을 나누는 것이다. 위의 생각이 큰 사람과 작은 사람이 만나서 대화를 나눈다고 생각해 보자. 생각의 폭이, 깊이가, 크기가 다르다. 그래서 이를 두고 '차원이 다르다' 또는 '수준이 다르다' 라고 표현하기도 한다. 생각의 폭이 넓고 깊이가 짧은 사람은 지식과 경험 등에 대한 기억력이 있지만, 마음이 급해 생각이 짧아져 착각과 실수가 많고 남을 배려하지 못한다. 또 생각의 폭이 좁고 깊이가 있는 사람은 기억력이 약해 알고 있는 지식은 좁지만 알고 있는 사고 영역에 집중력이 있고 남을 배려할 줄 안다. 그러면 '생각의 폭이 넓고 깊이가 짧은 사람'과 '생각의 폭이 좁고 깊이가 있는 사람'이 대화를 나누면 어떻게 될까? 생각이 없는 '멍청한 상태'의 사람은 본능밖에 없다. 즉, 먹고 자고 싸는 일과 이성에 대한 관심밖에 없다. 이런 사람이 생각이 작은 사람과 대화를 하면 어떻게 될까?

　우리 사회는 이렇게 생각의 크기가 다양한 사람들이 모여서 살고 있다. 생각이 통하면 서로가 정情이 생겨 화목하고 애정과 우정이 생기지만, 생각이 통하지 않으면 서로가 답답하고 미움과 불신 그리고 갈등이 생겨 이혼, 파벌, 분파, 폭력, 살인, 전쟁이 생기는 것이다. 그래서 생각이 작은 사람들은 생각이 통하는 사람끼리 만나서 짝을 이루게 되어 남을 배타排他하는 '끼리끼리 문화'를 만들게 된다. 이로 인해 인간사회에 병든 사회 현상이 생기는 것이다. 이러한 문제는 맑은 정신과 차분한 마음을 키워 생각그릇을 크게 만들어야 해결할 수 있다. 다음의 말을 깊이 생각해 보기 바란다. '고등동물과 하등동물의 차이는 육신의 차이가 아니라 생각그릇의 차이이다!'

■생각의 특징

생각은 부족하면 채우려고 한다. 생각그릇이 작은 사람이 어릴적 가난하고 없이 산 경우 돈을 벌어 부자가 되고 싶은 욕망이 강하게 일어나 일을 열심히 한다. 돈을 벌어야 된다는 한 가지 생각으로 살아가면 돈은 벌지만 자기밖에 모르고 그 생각에 빠져버려 돈밖에 모르는 사람이 되기 쉽다. 생각그릇이 큰 사람은 어릴 적 가난하게 살아서 돈에 대한 생각이 일어나 열심히 일을 하여 돈을 벌어도 자기만 생각하는 것이 아니라 남을 생각할 줄 알기에 사회와 나라에 큰 일꾼, 큰 인물이 된다.

그 자손들이 생각이 작으면 물질이 풍요로워 일의 필요성을 느끼지 못하고 쉽고 편하게만 살려고 하며 자기밖에 모르기에 욕심이 많아 '유산싸움'을 하게 되고 정신이 맑지 못해 '본능문화'에 빠지기 쉽다. 그러나 그 자손들이 정신이 맑고 생각이 크다면 남을 생각할 줄 알고 미래를 생각할 줄 알기에 그 유산은 사회와 나라에 큰 도움이 된다.

못 배우고 살아온 사람은 공부를 하려는 욕심이 강하게 일어난다. 그래서 만학하는 사람도 있고, 자신이 배울 기회를 놓치면 자식에게 배움의 기회를 강요하기도 한다. 이외에도 모든 생각들이 '부족하면 구하려 하고 풍족하면 썩게 되는 것'이 자연의 이치이다.

이상으로 생각그릇과 생각의 종류 그리고 생각의 크기와 특성을 정리하여 보았다. 그런데 사람의 생각은 한군데에 머무르는 것이 아니라 그 사람의 기운 상태에 따라서 변하기도 한다. 이번엔 생각에 대한 자연의 원칙을 살펴보자!

## 생각에 대한 자연의 원칙

■생각그릇은 기운의 유무 상태에 따라서 변화되고 기운은 생각에 따라서 움직인다

생각그릇의 크기는 고정되어 있는 것이 아니라 기운의 유무 상태에 따라 변화된다. 또 기운은 생각에 따라 움직이기에 기운이 있는 사람은 생각에 따라 말과 행동을 할 수 있지만, 기운이 없는 사람은 생각이 있어도 말과 행동이 따라가 주지 않는다.

기운이 있으면 정신이 맑고 마음이 차분하여 생각그릇이 깊고 넓고 커지는데 이 때 일어나는 생각을 '건강한 생각'이라 한다. 건강한 생각은 기운 소모가 적거나 오히려 기운을 쌓을 수 있게 도와주기도 한다. 피곤하여 기운이 없으면 정신이 없고 마음이 급해지며 생각그릇이 좁거나 짧아져 작아지는데 이때에 일어나는 생각을 '병든 생각'이라고 한다. 병든 생각은 기운 소모가 많아 기운을 잃게 하는 원인이 된다. 이러한 상태가 오래 누적되면 즉, 피곤한 상태가 오래 누적되면 '죽은 세포'가 쌓여 기운이 없어져 점점 정신이 없고 마음이 없어져 생각이 없는 상태, 멍청한 상태가 되며 본능만 남게 되는 것이다. 이 때에 일어나는 생각들을 '중증의 병든 생각'이라고 한다. 그러나 피로를 풀고 스트레스에서 벗어나게 되면 기운이 생기며 정신이 맑아지고 마음이 차분해져 작았던 생각그릇이 다시 크게 될 수 있다. 이처럼 생각그릇이란 기운의 유무에 의해서 변화되고 기운은 생각에 의해서 변화되는 것이 '자연의 원칙'인 것이다.

■기운이 약해지면 생각이 악惡해지고, 기운이 있으면 생각이 선善해진다

사람들은 '권선징악勸善懲惡'이라 하여 악한 일을 하는 사람에게 벌을 내리고 착한 일을 장려한다. 그러면 선하고 악한 일은 왜 생기는

것일까? 많은 식자들이 선과 악의 근본 원인을 찾으려고 노력하였지만 아직 그 근본 원인을 찾지 못한 것 같다.

　선과 악은 기운에 의해서 생기기도 하고, 사라지기도 한다. 자신의 경험을 떠올려 보라! 평소에 남에게 베풀며 이해와 용서 그리고 사랑이 있는 선한 사람이라고 해도 피곤하고 지치고 열을 받아서 머리가 뜨거워지면 정신이 맑지 못하고 마음이 급하게 된다. 그러면 저절로 생각이 작아지거나 심하면 생각이 없어져버리는 것이 자연의 이치이다. 이를 앞에서 '병든 생각'이라고 설명하였지만, 이 '작은 생각'과 '생각이 없는 상태'에서 나오는 말과 행동이 바로 '악'인 것이다. 수많은 악한 말과 행동을 가만히 바라보고 정리하며 그 속에 들어 있는 생각을 살펴보자!

- 자기밖에 모르고 남의 가슴에 못을 박거나 무시하는 말과 행동
- 몸과 마음을 멍들게 하는 큰소리, 쌍소리, 폭력
- 인간관계에 있어 미움과 불신을 만드는 거짓말
- 영혼까지 파괴시키는 자살과 살인
- 각종 범죄와 모든 사고와 불행들

　모두가 생각이 없거나 아주 작은 상태에서 자연스럽게 나타나는 나쁜 생각들이다. 이를 다시 정리해 보면 〈병든 생각 = 작은 생각〉, 〈생각이 없는 상태 = 악한 말과 행동 = 기운이 없는 상태〉로 요약할 수 있다.

　그러나 악한 말과 행동을 하는 악마 같은 사람일지라도 정신이 맑아지고 마음이 차분해지면 작아졌던 생각그릇이 커지면서 마비되었던 생각이 순환되어 반성과 후회를 하게 된다. 이러한 사람을 어떻게 악한 사람이라고 할 수 있는가? 계속해서 맑은 정신과 차분한 마음으로

살아가면 생각그릇이 큰 상태가 되어 모든 것을 이해하며 사랑하고 용서할 수 있기에 마침내 '착한 사람'이라는 말을 들을 수 있게 된다. 이를 정리해 보면 〈건강한 생각 = 큰 생각 = 착한 말과 행동 = 기운이 있는 상태〉로 요약할 수 있다.

결론적으로 '선과 악'은 기운이 있느냐, 없느냐의 문제인 것이다. '성선설'과 '성악설'은 원래 타고난 선한 생각과 악한 생각을 말하는데, 이는 아기가 어머니의 뱃속에서 열 달 동안에 받은 기운에 의해서 결정이 되는 것이다. 타고난 원기가 강한 아이는 정신이 맑고 마음이 차분하여 생각그릇이 크므로 어리지만 남을 생각할 줄 알기에 '성선설'이 맞게 된다. 그러나 살아가면서 기운을 잃게 되면 생각그릇이 작아지면서 자기밖에 모르게 되어 악해지는 것이 자연의 이치이다.

타고난 원기가 약한 아이는 정신이 맑지 못하고 마음이 급하여 생각그릇이 작다. 생각이 작으니 자기밖에 모르는 말과 행동을 하므로 '성악설'이 맞게 된다. 이러한 아이의 악한 말과 행동을 바꾸려면 몸을 따뜻하게 하고 기운을 돋워주어야 한다. 그래야만 정신이 맑아지고 마음이 차분해져서 생각그릇이 커지며 마비되었던 생각이 순환되어 남을 생각할 줄 아는 착한 사람이 되는 것이다.

사람들은 이러한 문제를 해결하기 위해 지식과 교육으로 '바르게 착하게 사는 인성교육'을 하는데 이는 보조적인 방법에 불과하다. 근본적인 인간교육이 될 수가 없다. 이러한 교육을 받을 때는 '바르게 살아야지'라고 다짐을 하지만 기운을 잃고 머리가 뜨거워지면 정신이 없어져 그러한 다짐이나 약속이 생각나지 않게 된다. 이것은 자연의 이치이기 때문이다.

## 이것이 바로 병든 생각이다

몸이 병들면 개인이 불행해지지만, 생각이 병들면 병든 말과 행동을 하여 인간관계에 미움과 불신을 만들고 병든 가정과 병든 사회를 만드는 원인이 된다. 그럼 어떤 것이 병든 생각일까? 다음과 같은 각종 병든 생각에 대하여 하나하나 구체적으로 알아보도록 하겠다.

- 본능만 남는다
- 스트레스를 잘 받는다
- 산만해진다
- 어떠한 일에 생각이 빠져버린다(중독현상)
- 고독감을 느끼게 된다
- 무시한다
- 따라간다
- 이기적이다
- 부정적이다
- 약해진다
- 폭력이 생긴다
- 방황을 한다
- 공짜를 좋아한다
- 성격이 예민해진다(자살)

■본능만 남는다

마음이 없는 방심의 상태와 정신이 없어 기억이 전혀 없는 상태는 생각그릇이 없는 상태이다. 생각그릇이 없는 상태는 생각이 '무無'에 가까워진 상태를 말한다. 이는 아기가 처음 태어났을 때의 상태이기도 하며, 피로가 누적된 상태에서 일시적으로 일어나기도 한다. 또한 몸이 늙고 지쳐서 머리가 뜨거워지고 몸이 차가워지면 정신이 없고 마음이 없어져 기억력, 판단력, 이해력, 집중력 등이 없는 상태를 말한다. 그래서 일상적으로 일어나는 일이든, 우발적인 일이든 대처능력이 없다. 생각이 미치지 않기 때문이다. 생각이 있어 봐야 좁고 작은 생각에 빠져 있게 된다. 이를 '중증의 병든 생각' 이라고 한다.

이러한 현상이 심해진 상황을 치매의 상태라고 말하는데, 과거의 심한 충격적인 일이나 습관적으로 반복되어 살아온 관습 그리고 먹고 자고 싸는 일밖에 모르게 된다. 섹스 본능은 기운이 있을 때는 일어나지만 기운이 없는 상태에서는 일어나지 않는다. 그렇지만 이성에 대한 관심은 끊이지 않는다. 이는 나이와 상관없다.

■ 스트레스를 잘 받는다

이는 생각그릇이 작은 상태에서 생기는 현상이다. 머리가 차갑고 몸이 따뜻하여 기운이 있어서 정신이 맑고 마음이 차분하며 생각그릇이 큰 사람은, 어린 아이가 울고 있을 때에 우는 아이를 이해하고 배려하며 문제를 해결해 준다. 즉, 모든 스트레스를 해소시킨다.

그러나 몸이 차갑고 머리가 뜨거운 사람(피로가 쌓이고 지친 사람)은 정신이 맑지 못하고 마음이 급하여 생각그릇이 작은 상태이므로 우는 아이를 보게 되면 짜증과 신경질, 화가 나게 되어 큰 소리와 폭언 그리고 폭력이 생기게 되는 것이다. 이는 또 하나의 스트레스가 쌓이게 되는 것이다. 어린 아이가 우는 조건은 똑같은데, 자신의 내적인 상태에 따라서 스트레스를 받느냐, 받지 않느냐가 결정되는 것이다. 오늘날 많은 사람들이 몸을 차갑게 하는 생활문화로 인하여 '죽은 세포' 가 쌓여 있기 때문에 스트레스를 잘 받을 수밖에 없다.

서양의학에서는 스트레스가 고혈압, 당뇨, 비만 등 각종질병의 원인이라고 말한다. 당연한 말이다. 그러나 이러한 결론을 내리면서도 기氣를 모르기 때문에 스트레스가 왜 질병의 원인이 되는지는 설명하지 못한다. 스트레스가 몸을 차갑게 하기 때문에 질병이 생기는 것이고, 머리를 뜨겁게 만들기 때문에 뇌세포가 마비되어 기억력이 약해져 생각이 좁아지는 것이다.

■ 산만해진다

생각이란 그 사람의 오감과 지식, 경험, 정보 등에 의해서 일어난다. 정신이 맑고 마음이 차분해서 생각그릇이 큰 사람은 어떤 생각을 일으켜도 깊고 오래 살펴볼 수 있는 집중력과 관찰력이 있고, 정확하게 조절할 수 있는 통제력이 있다. 반면에 정신이 맑고 마음이 급한 사람은 생각그릇이 넓고 얕다. 생각이 일어나도 참는 마음이 없어 급하여 금방 다른 생각을 일으키게 된다. 결국 끊임없이 일어나는 수많은 생각에 끌려 다니게 되어 보는 대로, 듣는 대로, 느끼는 대로 생각을 일으켜 입이 가만있지 못하고, 손이 가만있지 못하고, 몸이 가만있지 못한다.

몸이 따뜻하고 기운이 있어 정신이 맑고 마음이 차분한 아이들은 생각그릇이 커서 혼자서도 자기 일을 뒷정리까지 차분히 잘하지만, 산만한 아이들은 쫓아다니면서 뒷정리를 해주어야 한다. 성인이 되어도 산만한 사람은 항상 일을 벌려 놓아 주변 사람들을 피곤하게 한다. 또 나이가 들수록 보고 들은 지식과 경험이 많아서 즉, 아는 것이 많아서 핑계, 이유, 말이 많아진다. 그래서 수다쟁이, 잔소리꾼, 백과사전, 잔머리꾼, 여우같은 놈 등으로 표현되며 결국에는 배신과 변덕 그리고 욕심이 넘쳐나고, 부끄러움도 모르고, 은혜도 모르고, 짧은 이익을 추구하게 된다.

타고난 원기가 강한 아이들은 차분하고 정신이 맑아 집중력이 있다. 그러나 타고난 원기가 약하며 찬 우유를 먹고 몸(배)을 차갑게 키운 아이들은 저절로 머리가 뜨겁고 정신이 없으며 마음이 급하여 생각그릇이 작고 산만할 수밖에 없다. 커지면 나아지겠지 기대하지만 생각대로 되지 않는다.

■어떠한 일에 생각이 빠져버린다(중독현상)

몸이 따뜻하고 기운이 있어 정신이 맑고 마음이 차분한 사람들은 생각그릇이 크기 때문에 어떠한 일에 호기심이 생겨 깊게 파고들더라도 정신과 영혼을 빼앗기지 않고 그 일의 이치를 이해하고 자기 의도대로 할 수 있는 힘이 있다. 그러나 매일 반복해서 그 일을 하고 피곤하여 지치고 기운이 약해지면 생각이 습관적으로 그 일에 빠지기가 쉽다.

또 기운이 약하며 생각그릇이 작은 사람은 인생을 살아가면서 널려 있는 각종 유혹에 호기심이 생겨 생각을 몸과 마음, 정신과 영혼까지 빼앗기는 불쌍한 인생이 되고 만다. 생각이 빠져버리는 중독현상은 기운이 약한 사람에게 일어나는데 오늘날의 생활문화가 몸을 차갑게 하기 때문에 무슨 일을 해도 생각이 빠져드는 중독현상이 심할 수밖에 없는 현실이다. 그래서 좋은 것도 너무 좋아하여 열광을 하고, 싫은 것은 너무 싫어하여 미움과 분노가 폭발을 하며 편견과 편애 그리고 편집증세가 심하다. 모두가 좁은 생각에 빠져서 다양한 생각을 보지 못해 생기는 현상이다.

언젠가 신문에서 '게임에 중독되어 밤새도록 게임을 하다가 아침에 쓰러져 죽었다'라는 기사를 읽은 적이 있다. 안타까운 일이다. '조금만 생각을 바꾸어도 이런 일이 일어나지 않았을 것을……'라고 사람들은 말을 하지만, 기운이 약하면 생각을 바꿀 힘이 없다. 설사 생각이 다른 데로 갔다가도 다시 돌아가 버린다. 생각이 게임에 중독되어 정신과 영혼까지 빼앗겨서 다른 것은 보이지도 않는다. 부모, 처자식도 생각할 줄 모르고 자신이 해야 할 일, 미래에 닥쳐오는 불행도 모른다. 오직 게임밖에 모른다. 보통 고집이 아니다. 결국에는 게임이 기운을 잃게 하여 몸이 빨리 차가워지고 굳어가다가 죽게 된다. 이런 영혼은 죽어서도 제 갈 길을 못 가고 게임장에 떠도는 잡귀, 게임귀신이 되어 또 다른 게임귀신을 만들려고 할 것이다.

또한 수많은 사람이 도박의 유혹에 빠져 있다. 기운이 있고 정신이 맑은 사람들은 생각그릇이 넓고 크기 때문에 아예 도박을 하지 않을뿐더러, 도박을 하더라도 생각을 빼앗기지 않고 즐길 수가 있다. 그러나 기운이 약하고 정신이 맑지 못한 사람은 생각그릇이 작기 때문에 도박의 재미에 생각을 빼앗기고 결국에는 돈을 다 잃게 된다. 돈을 잃게 되면 더욱 열을 받아 생각그릇이 더 작아져 돈을 따야 된다는 집착이 강하게 되어 결국에는 몸과 마음, 정신과 영혼까지 빼앗긴다.

부끄러움도 없고 뻔뻔스럽고 몰염치하고 부모도, 처자식도, 국가도, 민족도 필요 없고 오직 자기밖에 모른다. 돈만을 생각하고 도박만을 생각하게 된다. 심해지면 빚을 내거나 사기, 도둑질을 하게 되고 죽어서도 도박귀신이 되어 도박판을 쫓아다니는 불쌍한 잡귀가 된다.

이와 같이 기운이 약한 사람은 어떠한 일에 생각을 빼앗기게 되고 누적되면 고정관념과 집착이 생겨 습관이 되고 중독이 되어버린다. 그러면 정신과 영혼이 약해지고 육신이 병들고 마비되며 재산과 명예는 물론이거니와 모든 것을 잃게 된다.

이외에도 인생을 살아가면서 각종 호기심, 각종 유혹이 기다리고 있다. 일중독, 사치와 허영중독, 돈중독, 알코올중독, 섹스중독, 사상중독, 종교중독, 의처증, 의부증 등등 각종 중독들이 줄을 서서 생각이 작은 사람들을 기다리고 있다. 사람이 살아가면서 똑같은 일을 하더라도 정신이 맑고 마음이 차분한 사람은 생각을 집중하여 그 이치를 이해하고 자신의 의도대로 창조하며 살아갈 수 있지만, 생각이 작은 사람들은 그 일에 생각을 뺏겨서 중독, 마비가 되어 모든 것을 잃고 만다.

명심하라! 생각을 빼앗기면 몸과 마음 그리고 정신과 영혼까지 빼앗긴다. 무슨 일을 하든지 맑은 정신과 차분한 마음으로 행하라! 이것이 '참나'를 지키는 능력을 키우는 일이다.

■ 고독감을 느끼게 된다

잠을 잘 자고 아침을 맞이할 때 밝은 태양이 떠오르면 따뜻하고 밝은 기운을 느끼게 된다. 이때의 생각은 밝고 긍정적이며 여유가 있고 자신감과 의욕이 있어 하루의 일이 순조롭게 시작된다. 그러나 하루 종일 일하고 피로가 쌓여 어두운 밤이 되면, 몸이 차가워지고 머리가 무거워지며 생각이 어두워진다. 그래서 쓸쓸함, 외로움, 그리움, 적적함, 고독감 등을 느끼게 된다.

비 오는 날이나 눈 오는 날에는 하늘의 기운(天氣)이 차갑다. 그래서 사람들의 몸이 차가워지며 생각이 작아져서 고독감이 심해진다. 그렇기 때문에 사람들은 따뜻한 분위기를 찾고, 따뜻한 곳을 찾고, 따뜻한 사람을 찾고, 맵고 뜨거운 음식을 찾으며, 따뜻했던 옛날을 그리워하게 된다. 더구나 혼자 사는 사람은 찾아오는 사람이 없어 더욱 외롭고 고독하게 된다. 신문에 난 기사를 보니 눈 오는 날과 비 오는 날에는 결혼상담소의 상담 전화가 폭주한다고 한다. 당연한 자연의 이치이다. 젊은 사람이라도 기운이 약하고 몸이 차가운 사람은 평소에도 외롭고 고독해진다. 심하면 우울증도 생기게 된다. 홀로 사는 노인들은 지독한 외로움에 시달리게 된다. 찾아오는 사람 하나 없고 찾는 사람도 없다. 이 때 누군가 전화를 하면, 누군가 찾아오면 아이들보다 더 좋아하며 '더 있다 가라'고 붙잡게 된다.

나의 경우에도 13년 전 산 속에 들어왔을 때 혼자 왔었다. 하루 종일 일을 하고 수련하고 나면 저녁이 된다. 어두운 밤이 되면 살며시 일어나는 생각이 있다. 사람이 그립고, 보고 싶고, 쓸쓸함과 외로움, 고독감에 빠지게 된다. 처음에는 외로움을 달래기 위해 술을 찾게 되고 그리움을 해결하기 위해 다시 도시로 갈까 생각도 해보았다. 이런 생각(魔)이 일어날 때마다 자신을 꾸짖고 '무엇 하러 산 속에 왔나?' 하고 스스로 물었다. 그리고 따뜻한 차를 마시고 호흡을 하며 정신을 맑게 하고 생각이 넓어지게 하여 고독감을 물리쳤던 기억이 있다.

■무시한다

마음이 차분한 사람은 생각이 깊고 이해력이 있어 남을 배려하고 인정하며 인간관계를 신뢰와 존경으로 유지하지만, 마음이 없거나(방심), 급한 사람은 생각이 없어 멍청하거나 생각이 짧거나 좁아서 무시하는 말과 행동으로 상대방에게 상처를 준다. 이러한 사람에게 '완장'을 채워주면 많은 사람들이 상처를 받기 쉽다. 상처를 받은 사람이 생각이 깊은 사람이라면 상대방의 짧은 생각을 이해하고 용서하지만, 상처를 받은 사람이 생각이 짧은 사람이라면 미움과 불신이 생기게 된다. 이러한 일이 반복, 누적되면 큰소리와 폭언, 불신과 미움, 폭력과 살인, 그리고 배신이 생기게 된다.

인간관계는 서로가 조심하는 마음으로 서로를 생각해주며 살아가야 좋은 관계를 유지할 수 있다. 그러나 모르는 사람에게는 서로가 조심하게 되지만, 가까운 사이일수록 서로를 잘 알기 때문에 조심하는 마음이 없어져 문제가 생기게 된다. 서로를 잘 아는 것이 생각이 깊은 사람에게는 서로를 이해하는데 도움이 되지만, 생각이 짧은 사람들은 자기밖에 모르기에 잘 아는 것이 약점이 되어 서로에게 치명적인 상처를 주고받게 된다. 특히 '잘생겼다', '돈이 있다', '실력이 있다'고 우쭐대며 상대방을 무시하고 자기만 잘났다는 생각이 일어나기 쉽다. 그래서 잘 나갈 때 더욱 겸손하고 조심하는 마음을 쌓아야 죽은 세포가 없게 되는 것이다.

또 생각이 작은 사람들은 상대방으로부터 무시당할 말과 행동을 하는 것이 문제다. 이러한 상황이 점점 누적되면 상대방은 저절로 무시하는 생각이 일어나게 되고 무시하는 말과 행동을 하게 되어 마음의 상처를 주게 되는 것이다.

 신문을 보니 요즘 '세 쌍이 결혼을 하면 이중 한 쌍이 이혼을 한다'고 한다. 부부란 제일 가까운 사이다. 생각이 깊은 부부는 서로가 이해를 하고 배려를 하여 서로 사랑을 지켜주어 행복하게 살 수 있지만, 생각이 짧은 부부는 무시하는 말과 행동으로 서로가 상처를 주기 때문에 미움이 쌓이고 누적되어 이혼을 하게 된다. 오늘날 많은 부부가 무시하는 말과 행동으로 상처를 주고받아 가슴에 멍이 들고 화병火病이 쌓여 있다. '어린 자식 때문에 이혼도 못하고 참고 산다'라고 말하며 '한 지붕 두 가족'이 되어 남처럼 사는 부부가 많다. 무시하는 생각은 생각그릇이 작아서 일어나는 생각이다. 기림산방에서 함께 교육을 받은 부부가 이런 말을 했다. '정신이 맑아지고 마음이 차분해지니 생각이 커져서 미움이 없어지고 이해와 용서를 하게 되어 사랑을 지킬 수 있는 자신감이 생겼습니다.'

 사람은 물질이 많아질수록, 직위가 높아갈수록, 나이가 들어갈수록, 실력이 깊어질수록 정신을 맑게 하고 마음을 차분하게 갈고 닦아 생각을 크게 해야 한다. 아무리 큰 성공을 하여도 마음이 급해지면 생각이 작아져 남을 무시하게 된다. 그래서 많은 사람이 원수가 되고 적이 되어 개인, 가정, 사회, 조직, 국가가 무너지는 것은 한순간이라는 것을 알아야 한다.


■따라간다

 기운이 있어 정신이 맑고 마음이 차분하여 생각이 깊고 넓고 큰사람은 미래에 꿈이 있고 희망이 있어 열심히 자신의 일을 창조해나간다.

이러한 사람은 신뢰와 존경이 따르게 되어 행복, 평화, 돈, 명예, 이성 등 무엇이든지 저절로 따라온다. 그러나 기운이 약한 사람은 생각이 짧거나 좁아서 무엇이든지 따라가려고 한다. 대개 이러한 사람들은 머리는 좋아 순발력이 있어 약삭빠르지만 깊이가 없어서 미래는 불신과 미움, 실패와 불행이 기다리고 있다. 남이 잘 되면 따라하려고 하여 같이 나누어 먹으려 하는데 이러한 사람들이 많으면 결국에는 함께 공멸하게 된다.

생각이 짧은 사람들은 '돈'을 따라간다. 그래서 결국에는 범죄와 연결이 되기도 한다. 생각이 큰 사람은 모든 일을 차분하고 정확하게 한다. 돈에 신경을 안 써도 돈이 저절로 따라온다. 돈이란 따라와야 벌 수 있지, 돈을 따라다녀 봤자 큰 부자가 되기는 힘들다.

생각이 짧은 사람들은 '이성異性'을 따라간다. 모든 법칙은 따라가면 도망가게끔 되어 있다. 무시당하면서도 이를 참고 성공한다 해도, 이를 관리 유지하기 위해서는 자신의 희생이 따르게 된다. 처음은 참고 이겨내고 희생하지만, 무시하는 말과 행동이 누적되면 미움과 불신이 폭발하여 서로가 다치게 된다. 그러나 생각이 큰 사람은 말과 행동이 신뢰와 존경이 있어 저절로 이성이 따라오게 된다. 신뢰와 존경이 있는 만남은 세월이 깊어갈수록 우정이, 사랑이 쌓이기만 한다.

생각이 짧은 사람들은 '명예'를 따라간다. 자기가 잘났다고 자기가 지도자가 되어야 한다고 욕심을 내어 주장하지만, 많은 사람들은 교만과 방자함을 바라보고 있다. 이러한 사람들은 지도자가 되어도 관리 유지하기가 힘들다. 지도자 생활을 하면서 실수나 사고가 생기면 많은 사람들은 기다렸다는 듯이 비난을 하고 용서를 안 한다. 그러나 생각이 큰 사람은 과거의 말과 행동에 신뢰가 있어 지도자를 욕심 내지 않아도 많은 사람들이 지도자가 되어 줄 것을 바라게 된다. 생각이 큰 사람은 지도자 생활에 있어서도 사고와 실수가 잘 일어나지 않는다. 생각이 깊고 넓고 커서 모든 일을 정확하고 바르게 하며, 준비할 줄 알기 때문이다. 혹시 생각이 미치지 못하여 실수와 사고가 생겨도 많은 사람들은 이해와 용서, 격려와 사랑을 한다.

■ 이기적이다

기운이 있어 정신이 맑고 마음이 차분하여 생각그릇이 큰 사람은 성장하고 살아가면서 배운 지식과 경험, 정보 등의 수많은 생각들을 기억하는 생각의 영역이 큰 사람이 된다. 또한 저절로 남을 배려하고 더불어 사는 삶, 즉 인간다운 삶의 뿌리가 된다.

하지만 기운이 없어 정신이 없고 마음이 급해지면 기억력이 점점 없어지며 생각이 점점 작아지게 되어 자기밖에 모르는 이기적인 삶이 된다. 자기밖에 모르면 미움과 불신을 만들고 악한 삶의 뿌리가 되며, 욕심이 생겨 거짓말, 사기, 도적, 비리, 뇌물 등의 범죄로 얼룩진 짐승보다 못한 삶이 되고 만다. 욕심을 통제 못하고 내버려두면 죽는 날까지 끝없이 습관이 된다.

그래서 생각의 크기가 작은 사람은 자기밖에 모르기에 '이기주의'가 되고, 생각의 크기가 작은 사람이 모이면 '집단 이기주의'가 되며, 생각의 크기가 작은 사람이 모여 사는 지역은 '지역 이기주의'가 되는 것이다. 그리고 생각의 크기가 작은 사람이 모여 사는 나라는 매일 싸움이 일어나는 '소국小國'이 된다.

자기밖에 모르기에 남을 무시하며 잘난 척 하고, 자기 동네밖에 모르고 남을 무시하기에 텃세나 지역주의가 생긴다. 또 자기 나라, 자기 민족, 자기 인종밖에 모르기에 남의 나라, 남의 민족, 남의 인종을 무시하고 자기 종교, 자기 사상, 자기 철학밖에 모르기에 남의 종교, 남의 사상, 남의 철학을 무시한다. 결국 무시당하는 쪽과 주변에서는 저절로 미움과 불신, 갈등과 폭력, 살인과 전쟁으로 원한이 맺히게 된다.

**부정적이다**

'좋은 생각, 바른 생각, 긍정적인 생각은 건강에 좋으며 걱정, 근심, 불안 등의 부정적인 생각은 건강에 좋지 않으므로 버려야 한다' 라고 사람들은 말한다. 실제로 내가 100세 이상 장수노인을 조사해 보니 생각이 긍정적이고 바른 생각을 갖고 있어서 '착한 사람이어서 오래 산다', '법 없이도 살 사람이다' 라는 칭송을 받는 분이 많았다. 반면에 건강하지 못한 사람은 부정적인 생각을 갖고 있음을 주위에서 흔히 찾아 볼 수 있다.

여기서 자연의 이치를 찾아보자. 몸이 따뜻하고 머리가 차가운 사람은 건강하고 기운이 있어 정신이 맑고 마음이 차분하여 생각이 깊고 넓어서 바르고 긍정적인 생각을 할 수 있다. 반대로 몸이 차갑고 머리가 뜨거운 사람은 건강하지 못하고 정신이 맑지 못하여 마음이 항상 조급해 생각이 짧거나 좁아져서 부정적인 생각을 할 수밖에 없는 것이다.

성인들은 사랑과 자비 그리고 덕과 인을 강조했다. 생각이 깊고 넓고 큰 사람은 성인들이 이런 말씀을 하지 않아도 저절로 모든 것을 이해하고 용서하고 사랑할 줄 알며, 행동으로 직접 실천하고 살기에 '법 없이도 살 사람' 이라고 칭송을 받는다. 그러나 생각이 작은 사람은 성인들의 말씀을 들을 때만 고개를 끄덕이고 인정하지만 뒤돌아서면 모두가 실천이 안 되고 헛소리, 헛말씀, 죽은 지식이 되어버린다.

사소한 일에 대한 짜증과 신경질, 걱정과 근심, 불안과 초조, 미움과 불신, 원망과 분열, 파벌, 폭력과 살인, 테러와 전쟁 등 이러한 것들은 모두가 부정적인 생각이 만드는 결과인 것이다. 부정적인 사람은 참으로 무섭다. 어떤 일이든지 생각하는 시각이 삐딱하고 부정적이다. 이런 사람과 이야기를 하다보면 저절로 짜증이 나게 된다. 이런 사람은 부정적으로 말을 하고, 글을 쓰고, 그림을 그리고, 행동을 한다. 언론, 방송, 정치 등이 부정적인 생각으로 글을 쓰고, 말을 하고, 행동을 한다면 얼마나 무서운 일인가? 나는 이런 부정적인 사고가 습관이 된 사람에게 이렇게 말한다. '몸을 따뜻하게 하고 머리를 차갑게 하라. 그러면 정신이 맑아지고 마음이 차분해져 생각그릇이 커지면서 좁고 짧은 생각의 세계에서 벗어날 수가 있게 된다. 두한족열의 생활문화로 바꾸게 되면 모든 것이 해결된다.'

부정적인 사람과 긍정적인 사람은 생각의 방향이 다르다. 긍정적인 사람은 이해와 용서, 사랑이 있으며 참을 줄도 알기에 신뢰와 존경사회를 만든다. 그러나 부정적인 사람은 항상 따지기 좋아하고 고집이 세며 자기만 잘나서 똑똑하고 인내심이 없다. 게다가 항상 세상을 삐딱하게 바라보며 미움과 불신사회를 만든다.

### ■약해진다

기운이 있고 정신이 맑으며 마음이 차분한 사람은 생각이 깊고 넓기에 무슨 일을 해도 생각이 멀리 미치어 자신감이 있고 정확하게 성공한다. 또한 어려운 일이 있어도 좌절하지 않고 뚫고 나갈 수 있는 생각의 여유가 있다. 그러나 생각이 작은 사람은 쉽고 편하게만 살려고 하며 무슨 일을 해도 자신이 없고 불안해하며 남에게 의지하려 한다. 또한 어려운 일이 생기면 불안, 초조, 공포 등이 심하여 흥분을 잘하고 좌절과 실패가 많아진다.

어릴 때는 부모님이 보호해주기 때문에 약해도 살아갈 수 있지만, 성인이 되어도 약한 사람은 주위 사람들에게 의지하려 하고 혼자서 세상을 헤쳐 나갈 힘(독립심)이 없기 때문에 '인간 기생충'이 되어 결국에는 쓰러지는 약한 영혼이 된다. 몸을 차갑게 하는 생활문화로 인해 '죽은 세포'가 쌓여서 생각이 약한 사람이 너무 많다. 요즘 아이들은 '체격은 크지만 체력은 없다'고 하는데, 이는 {체격은 커졌지만 몸은 생각을 따라가기에 체력이 약하다)고 해석할 수 있다. 다시 말하면 요즘 사람들이 생각이 강하지 못하고 약하다는 뜻이다.

**폭력이 생긴다**

싸운다는 것은 생각그릇이 작은 소인이나 소인배들이 하는 짓이다. 어린 아이가 싸우는 것을 생각해 보자. 어린 아이는 생각그릇이 작기 때문에 사소한 일을 가지고 싸운다. 그러나 생각이 큰 아이는 생각이 깊고 넓어서 이해를 하고 용서하기 때문에 싸우지 않고 사이좋게 지낸다.

성인이 싸우는 경우를 보자. 술을 과하게 먹으면 머리가 뜨거워져 정신이 맑지 못하다. 정신이 약해지면 생각이 좁아지게 되며 사소한 일에도 화를 내고 폭력이 생기게 된다. 평소에 폭력이 많은 사람은 몸이 차가워 죽은 세포가 쌓여 있고 머리는 뜨거워 굳어있기 때문에 항상 정신이 맑지 않고 마음이 급하며 생각이 작다.

아동폭력, 정치폭력, 권력폭력, 청소년폭력, 가정폭력, 성폭력, 언론폭력, 노사폭력 등등 모든 폭력이 마찬가지다. 식자들은 폭력 유전인자가 있다며 유전인자를 찾아내어 제거하면 된다는 식의 이상한 발상을 내놓기도 한다. 몸이 차가워지면 머리가 뜨거워지고 생각이 작아져 신경질적이며 화를 잘 내고 폭력과 파괴가 생기는 것은 자연의 이치이다.

지금 우리의 현실은 어떠한가? 학교에서는 학생이 싸우고, 가정에서는 부부 또는 부모와 자식이 싸우고, 국회에서는 정치인이 싸우고, 언론이 싸우고, 종교인이 싸우고, 노사가 싸우고 각 분야에서 싸우고 있다. 폭력의 형태도 각종 폭력, 직·간접 폭력, 살인, 테러, 전쟁 등 다양하게 나타난다.

어떠한 이해관계에 있어서도 생각이 작은 사람은 상대방을 이기고 죽이려고 하여 미움과 원한, 불신을 만든다. 하지만 생각이 큰 사람은 모든 것을 이해하고 져주고도 이길 줄 아는 관용과 먼 앞날을 생각하는 지혜로써 문제를 해결한다. 앞으로 이 나라에 생각이 큰 사람들이 많아져서 이해와 사랑, 신뢰와 존경이 따르는 세상, 살고 싶은 나라가 되기를 희망한다.

### ■방황을 한다

마음이 안정되고 정신이 맑으면 무슨 일이든지 자신 있고 어려움 없이 적응하며 성공할 수 있다. 그래서 기운이 강한 사람들이 각 분야에서 성공하고 지도자가 되는 것이다. 반면에 기운이 약하여 정신이 맑지 못하고 마음이 급한 사람은 생각이 짧거나 좁아져 각종 사고와 실수, 실패가 이어진다. 이러한 정신과 마음 그리고 생각으로는 무슨 일을 하든지 실수와 실패로 연결이 된다. 이러한 일이 반복, 누적되면 점점 의욕과 자신감이 없어진다. 저절로 미움과 불신, 불화가 주위에 생겨 눈총이 따가워 가만히 있을 수가 없다. 그래서 주변을 탈출하게 되는 것이 '방황'이다.

'내가 왜 사나?', '이렇게 살아야 되나?' 등 생각만으로는 해결이 되지 않는 문제를 고민하다가 '막가파'가 되기도 하고, 종교에 귀의하기도 하며, 혹은 운명론에 빠지게 되어 '방황하는 영혼', '불쌍한 영혼'이 되기도 한다. 방황은 나이와 직위, 남녀노소에 상관없이 기운이 떨어지면 생각이 작아져서 생기는 현상이다. 일상생활 속에서 항상 맑은 정신과 차분한 마음을 쌓는 '두한족열'의 생활습관을 가지면 방황이 없다는 사실을 기억하기 바란다.

### ■공짜를 좋아한다

생각이 큰 사람은 생각이 깊고 넓어서 앞날을 생각할 줄 알기에 '공짜'를 탐내지 않는다. 일을 하고 성취를 하고 보람을 느끼고 마음을 편안하게 살아가야 몸과 마음, 정신과 영혼이 건강하고 가정과 사회가 건강해진다는 것을 알기 때문이다. 그러나 생각이 짧은 사람은 눈앞의 이익에 탐을 내며 공짜를 좋아하고 '대박'과 '한탕'을 꿈꾸며 비리와 부정에 빠지기 쉽다. 비리와 부정은 언젠가는 밝혀지게 되어 있다. 당사자가 알고 하늘과 땅이 알고 있기 때문이다.

또 비리와 부정을 제공한 사람들이 항상 잘 나가는 것이 아니다. 곤궁에 처하고 어려우면 자신이 살기 위해 과거의 비리와 부정을 밝히게끔 되어 있다. 이 세상의 모든 비리와 부정은 생각이 짧고 어리석으며 영력이 약한 사람이 하는 짓이다. 공짜를 좋아하는 사람들이 매우 많다. 이것은 생각이 짧은 사람이 많다는 뜻이다. 사람은 기운이 약하여 정신이 맑지 못하고 마음이 급해질수록 생각이 좁고 짧아진다.

여우같이 교활한 잔머리꾼들은 자신의 이익을 위해 이러한 사람들을 내버려두지 않고 사기를 치고, 비리와 부정을 저지르도록 유혹을 한다.

대체적으로 노인들은 정신이 맑지 못하여 생각이 단순한데, 이러한 약점을 여우같은 잔머리꾼들이 내버려두지 않는다. 그래서 노인들이 사기를 많이 당하게 된다. 작은 상품(휴지, 설탕 등등)을 공짜로 주어 유혹을 하고 고가의 비싼 상품을 판매한다. 노인들은 생활능력이 없어 자녀들이 어렵게 주는 용돈으로 생활하면서도 생각이 짧아 유혹에 넘어가기 쉬워서 잦은 불화가 집안에 생기게 된다. 생각이 깊어야 일어나는 생각들을 통제할 수 있는 힘(통제력)이 있는데, 나이가 들어 기운이 떨어지니 통제를 못하고 그들의 생각따라 끌려가는 것이다.

길거리의 걸인이나 노숙자들은 생각이 좁고 짧다. 과거의 충격이나 고통, 스트레스 등의 몸을 차갑게 하는 생활이 머리를 뜨겁게 하여 정신이 없고, 마음이 없는(방심) 상태가 되어 생각이 작아진 것이다. 이것은 남의 일이 아니다. 누구나 충격을 받고 정신이 없으면 나타나는 자연현상이다. 이러한 사람에게 '우리 집에 가서 일하면 월급을 줄 테니 함께 가자'고 해도 이들은 응하지 않는다. 이러한 사람들은 생각이란 것이 없고 본능만 있기 때문에 그냥 얻어먹는 것이 편하다. 또 다른 것에는 생각이 미치지 않아서 강요하거나 권유하면 귀찮아하고 편안하게 공짜를 바라게 된다. 처음에는 미안한 마음도, 고마워하는 마음도, 부끄러워하는 마음도 있지만 나중에는 기운이 떨어져 본능만 남게 되어 이마저도 모르게 된다. 따라서 공짜를 좋아하면 점점 생각이라는 것이 없어지게 되는 것이다.

정신이 맑고 마음이 차분한 사람은 생각이 깊고 넓고 커서 남에게 베푸는 것을 좋아한다. 남에게 베풀며 살 수 있다는 것은 참으로 행복한 삶이다. 기쁨과 희망 그리고 보람이 있으며 정신과 영혼을 맑게 하는 일이다. 주고 나서 없으면 또 일을 해야 한다. 물질이 풍요로우면 일할 필요를 못 느끼며 쉽고 편하게 살려고 하여 기운이 약해져 생각이 점점 작아지고 교만해지기 쉽다. 주는 것을 좋아하는 사람은 일을 해야 하므로 기운이 키워지게 되어 점점 생각이 넓고 깊고 커질 수밖에 없다.

■성격이 예민해진다

정신이 맑고 마음이 차분하여 생각그릇이 넓고 깊고 큰 사람은 어떠한 일이 생겨도 여유가 있고, 올바른 판단력과 대처능력이 있으며, 이해와 용서가 있어 신뢰와 존경이 넘치는 공존공생의 인간관계가 성립된다.

그러나 충격과 스트레스, 피로 등의 몸을 차갑게 하고 머리를 뜨겁게 하는 생활습관은 생각을 작고 예민하게 하여 따지기를 좋아하며 스스로 똑똑하다고 생각하고 여유가 없게 만든다. 조금만 좋은 일이 생겨도 크게 좋아하고, 조금만 나쁜 일이 생겨도 매우 신경질적이며, 분노하고 슬퍼하는 희로애락의 감정변화가 심하다. 또한 자기 고집이 강하여 작은 생각에 매달려서 큰일을 망치기가 쉽다. 저절로 미움과 불신이 생기는 원인이 되어 불편한 인간관계를 만들고 갈등과 고통이 따르게 된다. 그래서 이러한 사람이 있는 곳은 항상 갈등과 고통 그리고 불행이 생기게 된다.

이와 같이 각종 병든 생각들을 정리하여 보았다. 이러한 병든 생각들은 모두가 몸이 차가워지고 머리가 뜨거워져 기운이 없는 상태에서 생기는 자연의 이치이다. 어린 아이들이나 젊은 사람들은 이러한 병든 생각이 일어나면 몸에 쌓인 죽은 세포를 풀어내고 따뜻하게 해주어야 한다. 그래야만 머리가 맑아지고 생각이 건강해진다.

하지만 노인들처럼 몸이 차가워 굳어 있는 사람은 생각이 바뀌지가 않는다. 앞에서 말했듯이 병든 생각은 가정과 사회, 민족과 국가, 지구환경까지 파괴시키고 병들게 하는 주범이기 때문에 생각을 건강의 영역에 포함시키고 병든 생각을 정리하게 되었다.

병든 생각으로 미래를 살아간다는 것은 민족과 인류와 지구의 엄청난 불행이요, 재앙이다. 인간이 인간다워지고 자연과 지구가 건강하기 위해서는 사람들의 생각이 병든 생각에서 건강한 생각으로 바뀌져야만 한다.

# 6. 몸이 차가워지면 '영혼'에 나타나는 현상

사람의 몸이 차가워지면 영혼도 병이 생기게 된다. 그런데 의외로 많은 사람들이 영혼에 대한 기본적인 지식을 가지고 있지 않다. 영혼에 대한 지식이 없으면 편견과 오해와 불안감이 생기기 쉽고, 영혼에 질병이 생겨도 속수무책이 된다. 그러므로 여기서는 영혼에 대한 기본적인 지식과 배경을 알아보자! 이것은 어떠한 지식이나 자료에 의해서 정리한 것이 아니고 내가 있는 그대로를 바라보고 느껴보고 살펴보면서 정리한 것이다.

### 영혼! 들여다보고 살펴보기

영혼은 인간을 구성하는 몸, 마음, 정신, 생각, 영혼 중에서 몸을 제외한 '정신·마음·생각'으로 구성되어 있다. 영혼은 정자와 난자가 만날 때 들어와서 몸과 함께 생명을 이루고, 몸이 차가워져 생명이 다하여 죽으면 빠져나간다. 몸은 눈으로 보이기에 '현실세계'라고 하며, 영혼은 눈으로 보이지 않기에 '마음세계', '정신세계', '생각세계', '영혼세계'라고 하는데 모두 하나를 두고 표현만 다를 뿐이다.

그러면 '나'라는 것은 무엇인가? '나'라는 것은 내 자신의 몸과 마음, 정신과 영혼, 그리고 생각으로 구성이 되어 있다. 몸은 겉의 '나'를 말하기 때문에 '겉나'라고 하며, 영혼은 속의 '나'를 말하기 때문에 '속나' 또는 '참나'라고 한다. 또한 영혼은 몸의 주인 역할을 하기에 '몸주'라고도 한다.

■ 영혼이 약해지면 어떻게 되는가

영혼은 정신, 마음, 생각의 상태에 따라서 영혼의 크기, 영혼의 힘, 영혼의 건강이 결정된다. 이것은 자연의 이치이다. 영혼의 힘을 '영력'이라 하는데, 정신력과 인내심이 강하면 영력이 강하여 영혼이 건강해지고, 정신력과 인내심이 약하면 영력이 약하여 영혼이 약해진다.

정신이 맑고 마음이 차분하면 생각이 깊고 넓고 크다. 이때는 영혼이 맑고 영력이 강하여 건강한 영혼이 된다. 반대로 정신이 흐리거나 마음이 급하면 생각이 좁고 얕아 작아진다. 이때는 영력이 약한 영혼이 된다.

영력이 약해지면, 처음에는 영력이 강한 영혼의 침범을 받게 되어 '가위눌리는 현상'이 생기기도 하는데, 이런 현상이 반복, 누적되며 기운이 약해지면 강한 영혼의 침범에 의해 빙의憑依, 접신接神이 되기도 한다. 그러다가 정신이 맑아지고 마음이 차분해지면 자신의 영혼이 강해져 빙의, 접신에서 풀려나기도 한다.

■ 정신과 마음, 생각과 영혼은 어떤 관계인가

정신이 없고 마음이 없는 상태는 생각이 없고 멍청한 상태이다. 이런 때는 영력이 아주 미약한 영혼이 되어 다른 약한 영혼에게도 쉽게 침범을 받아 '헛것'이나 '환상'이 생기기도 하고, 혹은 빙의가 되어 지배당하는 불쌍한 영혼이 되기도 한다.

정신없이 바쁘게 살다보면 피곤하고 지쳐서 머리가 뜨거워지고 몸이 차가워지면서 기운이 없어지고 영력이 약해져 약한 영혼이 된다.

이러한 생활이 계속되는 동안 피로와 스트레스, 충격 등이 누적되면 정신이 없는 상태가 되어 영력이 아주 약한, 빙의된 병든 영혼, 불쌍한 영혼, 한 맺힌 영혼이 되기도 한다.

그러나 맑은 정신으로 살아가면 기운은 쓰는 곳으로 몰리기 때문에 정신력이 강해진다. 정신이 맑은 시간이 오랫동안 누적이 되어야만 정신력이 강해지며, 정신 없이 살아가는 시간이 오래 누적되면 정신력이 약해진다. 마음도 마찬가지다. 차분한 마음이 쌓이면 인내심이 강하여 생각이 깊은 영혼, 영력이 강한 영혼이 되고, 기운이 약하여 마음이 급해져 생각이 짧아지면 생각이 짧은 영혼, 영력이 약한 영혼이 된다.

### 신의 존재와 영혼은 어떤 관계인가

여기서 신의 존재를 한번 생각해 보자. 신이란 어떤 존재인가? 종교에서는 신의 존재를 '전지전능全知全能하신……'이라고 표현한다. 전지전능이란 생각의 영역이 넓고 깊어서 무엇이나 모르는 것이 없으며, 세상의 어느 곳이나 두루 미치지 않는 곳이 없고, 무엇이나 어려움 없이 행할 수 있는 능력을 갖춘 것을 말한다.

우리는 일상생활에서도 신이라는 표현을 자주 쓴다. 몇 해 전에 열린 시드니올림픽에서 김수녕 선수를 비롯한 여자 양궁선수들이 단체전 금메달을 획득했을 때, 다음날 신문에 '신궁神弓삼총사'라는 표현으로 기사가 났었다. 그리고 바둑을 둘 때 '한 수가 깊다'는 것은 상대방보다 한 생각을 더 깊게 한다는 뜻이다. 이창호 기사처럼 바둑을 잘 두는 사람을 바둑 9단이라고 하는데, 9단이란 '입신경지入神境地'를 말한다. 또 사람이 살다가 실수를 했을 때 많은 사람들이 비난을 하면 '내가 신이냐!'라고 변명을 한다. 여기서 쓰는 신이란 생각이 차분하고 깊고 정확하고 실수가 없는 존재를 말한다.

이상을 정리해 보면 신이란 정신이 아주 맑아 정신력이 강하며 생각의 영역이 넓어 모르는 것이 없고, 마음이 매우 차분하고 인내심이 강하여 생각의 깊이가 매우 깊은 영력이 강한 영혼이다.

인간의 몸으로 태어나 영력이 강하여 생각이 넓고 깊고 큰 상태에 이른 영혼이 되면 누구나 신의 경지 가까이 이를 수가 있다. 우리는 이런 사람을 성인이라고 부르는데 석가, 예수, 공자, 마호메트, 소크라테스 등을 예로 들 수 있다. 한 분야에서 전문적으로 생각이 깊고 완벽하게 뜻을 이룬 사람을 신의 경지에 이르렀다고 말하기도 한다. 이 때 그 사람의 몸이 신의 경지에 이른 것이 아니라 그 사람의 영혼과 생각이 신의 경지에 이른 것이다. 그러나 기운이 떨어져 정신이 없고 영력이 약해지면 생각이 작아져 신의 경지에서 내려오게 되는 것도 자연의 이치이다.

또한 인간의 몸으로 태어나 영력이 약하여 다른 영혼의 침범을 받아 빙의가 되고, 생각이 좁고 짧고 작은 영혼이 되면 누구나 자기밖에 모르고 본능밖에 모르는 짐승 같은 사람이 된다. 똑같은 사람의 몸으로 살아가면서도 몸속에 들어 있는 영혼에 따라서 성인도 되고 짐승도 되는 것이다. 이상을 다시 한 번 정리하면 다음과 같다.

'영력이 강하여 생각이 깊고 넓고 큰 상태에 이르러 모든 것을 이해하고 용서하고 사랑할 수 있으며 앞날을 준비할 줄 아는 지혜가 있는 영혼을 신이라고 부른다. 그러나 영력이 미약하여 생각이 좁고 짧아서 자기밖에 몰라 욕심이 많고 본능밖에 없는 영혼을 저급령, 하급령인 귀신, 잡귀, 마귀, 색마 등으로 부른다.'

| 영력에 따른 구분 |

| | | |
|---|---|---|
| 신 | 영력이 강하다 | 생각이 넓고 깊고 크다 |
| 영혼 | 영력이 중간이다 | 생각이 신계(神界)보다 작고, 마계 귀계보다 크다 |
| 잡귀(마) | 영력이 미약하다 | 생각이 아주 좁거나 짧거나 작다 |

## 왜 빙의가 되는가

내 몸에 맑은 내 영혼이 주인노릇을 하고 내 인생을 멋지게 살아가야 하는데, 왜 내 몸에 다른 영혼이 들어와 주인노릇을 하고, 내 인생이 끌려 다녀야 하는가?

많은 사람들이 각종 신이 들어와 신의 몸종이 되고, 각종 영혼이 들어와 다른 영혼의 몸종이 되고, 하급령下級靈인 마魔와 귀鬼에 침범을 당해 질병에 시달리고 있다. 그래서 '병마에 시달린다'라는 표현을 하게 된다.

이와 같이 빙의가 되면, 내 몸은 빙의된 영혼에 의해서 말과 행동을 하게 되고 정작 내 몸의 주인인 내 영혼인 '참나'는 빙의된 영혼보다 영력이 약해서 꼼짝 못한다. 이 때 말과 행동을 내가 한 것으로 생각할 수 있으나 이는 착각이다. '참나'가 아니라 빙의된 영혼이 들어와서 주인 행세를 하는 '거짓 나'인 것이다.

걸신乞神이란 못 먹고 굶주려 죽은 귀신을 말하는데 걸신이 내 몸에 들어오면 오직 먹는 일만 생각하게 된다. 맛있는 음식, 좋은 음식에 대하여 욕심이 많고 자기밖에 모른다. 결국에는 과식하게 되어 몸이 차가워지며 순환이 안 되어 각종 질병이 생기게 된다.

이 세상에는 지금도 배고파 굶어 죽는 사람이 많이 있다. 얼마나 먹고 싶은 생각이 간절하고 강할 것인가. 몸은 죽어 없어졌지만 먹고 싶은 생각이 간절한 영혼(걸신)은 영력이 약한 살아 있는 사람에게 들어가 대신 먹게 만든다. 사람들은 욕심내어 먹는 음식을 내가 먹는 것으로 착각을 하지만 이는 빙의된 '거짓 나'가 하는 짓이다.

주신酒神이란 술을 먹고 싶어하는 술귀신을 말한다. 주신이 내 몸에 들어오면 다른 생각은 없고 잔머리를 굴려 술 먹을 궁리만 한다. 결국에는 알코올중독이 되어 내 영혼은 술귀신들에게 항상 빙의되어 있는 상태가 되고 만다. 낮에는 조용하지만, 날이 어두워지면 차가운 기운은 발작을 하게 된다. 결국 빙의된 '거짓 나(酒神)' 때문에 몸은 점점 식어가면서 병고에 시달리게 된다.

도박신은 도박을 하고 싶어하는 생각을 가진 귀신이다. 도박귀신이 내 몸에 들어오면 다른 것들은 생각이 없고 재미도 없다. 도박귀신에게 포로가 되어 결국에는 있는 재산을 모두 잃고도 정신을 못 차리고 사기, 강도 등의 죄를 짓게 되며 내 영혼도 죽어서 도박판을 떠도는 도박귀신이 되고 만다.

빙의된 '거짓 나(賭博神)'로 인하여 '참나'는 약해지고 병고만 남게 된다.

악령이란 부정적이며 자기밖에 모르고 급하며 욕심이 많은 영혼이다. 이러한 영혼이 내 몸에 들어오면 남의 생각은 안하고 이기적이고 부정적인 생각만 골라서 하게 된다. 다른 생각으로 생각이 가지 않고 고집이 왕고집이다. 결국에는 미움과 불신이 생겨 폭력, 테러, 살인, 전쟁이 생기게 된다. 빙의된 '거짓나(惡靈)'가 폭력과 테러, 살인, 전쟁을 하다 죽은 수많은 불쌍한 영혼들을 만들고 있다.

자기 몸을 잘 지키지 못하면 이렇게 무서운 일이 생기게 되는 것이다. 이외에도 다양한 인간이 있듯이 다양한 잡령, 잡귀, 잡마들이 호시탐탐 인간의 몸에 들어가려고 기회만 노리고 있다.


## 어떤 사람이 빙의가 되는가

아무나 빙의가 되고 접신이 되는 것은 아니다.
다음과 같은 경우에 빙의가 되는데, 이러한 것을 좀더 구체적으로 설명해 보겠다.

- 영력이 약하여 영혼이 약한 사람이 침범을 받는다
- 생각이 그에 맞는 다른 영혼을 부른다
- 한 맺힌 영혼은 죽어서도 원한을 풀기 위해 저승에 가지 못하고 이승에서 기회를 엿보고 있다

■영력이 약하여 영혼이 약한 사람이 침범을 받는다

영력이 강한 사람(정신이 맑고 마음이 차분하여 생각이 큰 사람)앞에서는 영력이 약한 하급령들은 나타나지도 못할 뿐 아니라, 주위에 있어도 맥을 못 추고 괴로워 피하게 된다. 마치 따뜻한 기운인 태양이 떠오르면 모든 음귀陰鬼가 숨어버리는 것처럼 말이다.

영력이 약한 영혼을 가진 사람들은 기운이 약하여 다양한 마魔와 귀鬼의 침범을 받아 빙의되기가 쉽다. 내가 원한다고 혹은 내가 싫다고 되는 것이 아니다. 내 의지와 상관없이 기운이 떨어져 영력이 약한 영혼이 되면, 다양한 신과 영, 마와 귀가 기회만 노리고 있다는 사실을 명심해야 한다.

이 세상에 무당이 되고 싶어 무당이 된 사람이 어디에 있고, 정신병자가 되고 싶어 정신병자가 된 사람이 어디에 있겠는가.

■생각이 영혼을 부른다

신神, 영혼, 악령, 잡귀 등은 몸이 없다. 그래서 이러한 세계를 보이지 않는 세계, 즉 정신세계라고 부른다.

사람의 몸은 다니는 길이 있지만, 영혼은 몸이 없기 때문에 다니는 길이 없다. 그럼 어떻게 다른 사람에게 빙의가 되는 것일까?

영혼이 왕래하는 길(영혼의 통로)은 바로 '생각' 이다. 정신이 맑고 마음이 차분할 때의 생각은 긍정적이고 바르기 때문에 바르지 못한 생각이 일어나면 생각을 바라보고 판단하고 버릴 수 있는 관찰력, 통

제력, 판단력이 있다. 그러나 정신이 흐려지거나 마음이 급해지면 생각이 짧고 좁고 작아져 각종 신, 영혼, 악령, 잡귀 등을 부를 수 있는 생각들을 분별할 수 있는 관찰력, 판단력, 통제력이 없어 생각을 따라 들어오는 것이다.

억울한 일을 당하면 분노가 생긴다. 분노를 참지 못하고 폭발하게 될 때, 이 때 '거짓 나'인 악령이 들어와 내 몸을 빌려 폭력, 살인, 전쟁이 생기게 된다. 내 영혼인 '참나'가 이러한 생각을 허락했기 때문이다. 이 때 정신을 차리면 '참나'는 반성을 하고 후회를 하여 내 몸의 말과 행동이 억제되지만, 정신을 못 차리면 '거짓 나(악령)'에게 빙의되어 폭력배, 살인마, 전쟁광이 되어버린다.

이성에 대한 관심이 깊어질 때, 나의 맑은 정신과 영혼으로 즉, '참나'와 사랑을 나누면 곱고 순수한 사랑이 될 수 있지만 정신이 맑지 못하면 모든 생각이 섹스에만 관심이 있고 다른 생각은 없게 된다. 이 때 색마가 들어와 호색광이 되고 결국에는 몸까지 망치게 되어 죽게 된다. 죽어서는 내 영혼인 '참나'까지 색을 찾아 헤매는 색마가 되고 만다.

음악에 대한 관심이 높아질 때, 나의 맑은 정신과 영혼으로 노래를 하게 되면 맑은 영혼의 음악이 되지만, 음악에 빠져버리면 음악귀신(樂神)이 빙의되어 신들린 듯 노래(음악)를 한다. 이런 사람은 노래가 끝난 후 내가 무엇을 했는지 모르기도 한다.

사랑한 사람이나 아주 가까운 사람이 죽은 경우 그 사람만 생각하면 생각을 따라서 그 영혼이 접신이 되기도 한다.

몸이 죽으면 영혼은 그 주위에 있게 된다. 갑자기 죽은 영혼일수록 죽음을 인정하려 하지 않으며, 가까운 사람 중에 영력이 떨어진 사람이 장례식을 치르면서 자기를 불러주고 죽음을 애처로워해 주면 그 사람에게 빙의가 되고 만다.

가령 어린 아이가 죽으면 대개 어머니가 슬퍼해주고 지쳐서 영력이 떨어지기 때문에 어머니에게 빙의가 되어 동자보살이 되기도 한다. 인간의 몸은 늘 현재에만 존재하기 때문에 시공간의 제약 속에 있지만 영혼은 몸이 없기 때문에 자유자재인 것이다.

따라서 영력이 약한 사람은 상갓집에 가서 문상을 하다가도 빙의가 될 수 있다. 돌아가신 분을 부르며 울고 애처로워하다가 지쳐서 정신이 없어지면 영력이 약해져 빙의가 되기 쉽다.

이렇게 상갓집에 갔다가 빙의가 되는 질병을 '상문병喪門病' 또는 '문상병問喪病'이라 하는데 죽은 사람과 비슷한 증세로 며칠 못 가서 죽는 경우도 생기게 된다.

이러한 현상을 많은 사람들이 미신으로 생각할 수 있으나, 생각이 깊은 사람들은 그 이치를 이해하고 지혜롭게 살아간다.

우리의 옛 풍습 중에 상갓집에 갔다온 사람을 문 앞에 세워 놓고 소금을 뿌리며 "잡귀야 물러가라!"고 하는 것이 있었다. 나는 이러한 풍습을 대단한 지혜라고 생각한다.

사람은 태어나면 언젠가는 죽는 법이다. 그러니 수많은 상갓집에 가서 문상을 해야 한다. 문상을 할 때는 죽은 영혼을 부르고 잡으려 하지 말고 '살아 생전에 고생 많이 하셨습니다. 원한도, 사랑도 모두 버리고 가십시오. 다 소용 없는 일입니다. 다음에 태어나실 때에 좋은 곳으로 가십시오'라고 명복을 빌어주어야 한다.

죽은 영혼을 부르면 가고 싶어도 못 가고 잡귀가 된다. 몸이 없는 영혼이라 말은 못하지만 말은 다 알아듣는다는 것을 알아야 한다. 이외에도 자살만 생각하는 사람은 한이 맺혀 자살하여 떠도는 수많은 영혼들에게 빙의되어 다양한 자살 방법을 찾게 되고, 살인만 생각하는 사람은 살인만 하다 죽은 영혼인 살인마에게 빙의되기 쉽다.

이와 같이 생각이란 참으로 무섭다. 이밖에도 수많은 생각이 잡귀를 부르기도 하고, 보내기도 하는 영혼이 다닐 수 있는 통로라는 사실을 깨닫고 바른 생각, 좋은 생각이 자신의 영혼(참나)을 건강하게 만든다는 점을 명심해야 할 것이다.

■ 한 맺힌 영혼은 죽어서도 원한을 풀기 위해 저승에 가지 못하고 이승에서 기회를 엿보고 있다

억울하게 죽거나 한 맺혀 죽은 사람은 몸이 차가워져서 할 수 없이 영혼이 빠져나오지만 한이 맺힌 좁은 생각에 저승에 갈 생각을 안 하고 이승에서 한을 풀려고 한다. 그래서 주변에 자신을 생각해주는 가까운 사람이나 영력이 약한 사람에게 빙의되어 대신 원한을 풀려고 한다. 각종 사고의 뒤편에는 원한이 맺혀 있는 영혼들이 빙의되어 있는 경우가 많다는 사실을 알아야 한다.

그러므로 남의 가슴을 아프게 하지 말고 살아야 한다. 특히 가까운 사람들을 무시하고 욕심을 내고 배신을 하여 아프게 하면, 살아서도 원수지간이 되지만 죽어서는 원한 맺힌 영혼이 되어 참으로 무서운 일이 미래에 기다리고 있다는 점을 명심해야 할 것이다.

지금까지 몸과 마음, 정신과 영혼, 그리고 생각까지의 건강 유무가 기氣에 의해서 변화되고, 기는 따뜻한 기운과 찬 기운에 의해서 변화된다는 것을 설명하였다.

많은 사람들이 몸의 질병, 마음병, 정신병, 병든 생각, 병든 영혼으로 고통을 받고 살아 있는 지옥처럼 살고 있다.

이는 모두가 기운이 없어(몸이 차가워져서) 동시에 병이 생기는 자연의 이치이다. 그런데 오늘날 사람들의 생각이 좁아져서 몸·마음·정신·영혼을 따로따로 치료하려고 한다.

현대 의학은 몸의 병을 치료하여 평균 수명이 늘어났다고 자랑하지만 정신과 마음, 영혼과 생각은 병이 들어 지옥처럼 죽을 때까지 고생

을 하게 한다. '죽고 싶다!'는 사람이 왜 많은지를 생각해 보라!

하지만 몸을 따뜻하게 해주고 '죽은 세포'를 빼주면 이 모든 게 해결된다. 병들고 늙고 죽어가는 근본 원인은 몸이 차가워지기 때문에 생기는 자연현상이라고 앞에서 설명했다.

두한족열의 건강한 생활문화는 이러한 생로병사의 고통을 풀어줄 수 있는 유일한 해결법이라고 생각한다. 다음 장에서는 '왜 몸이 차가워졌는가'에 대해 중점적으로 설명하겠다.

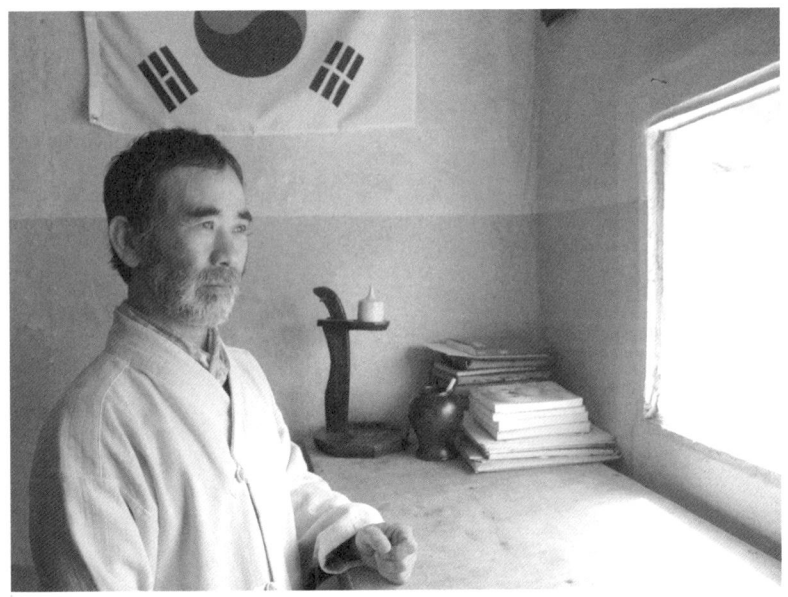

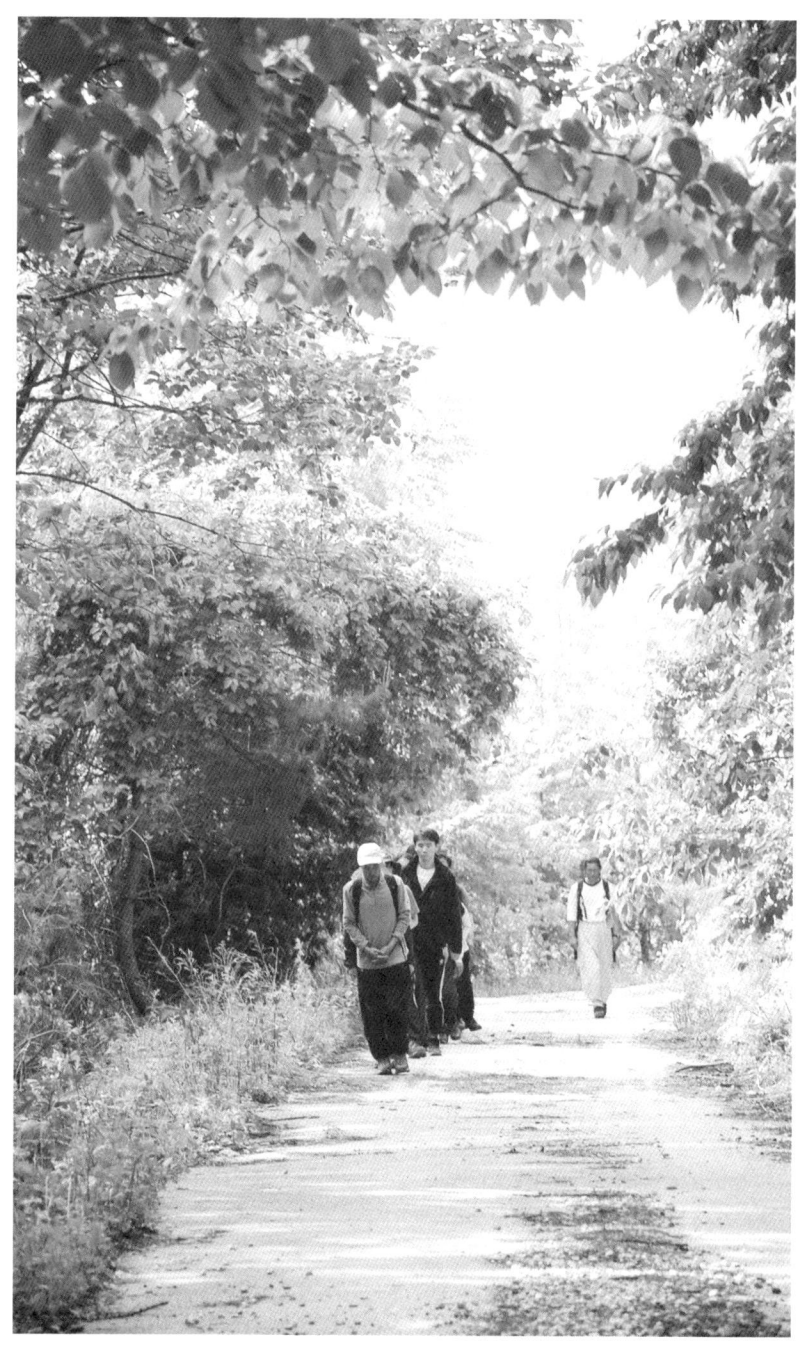

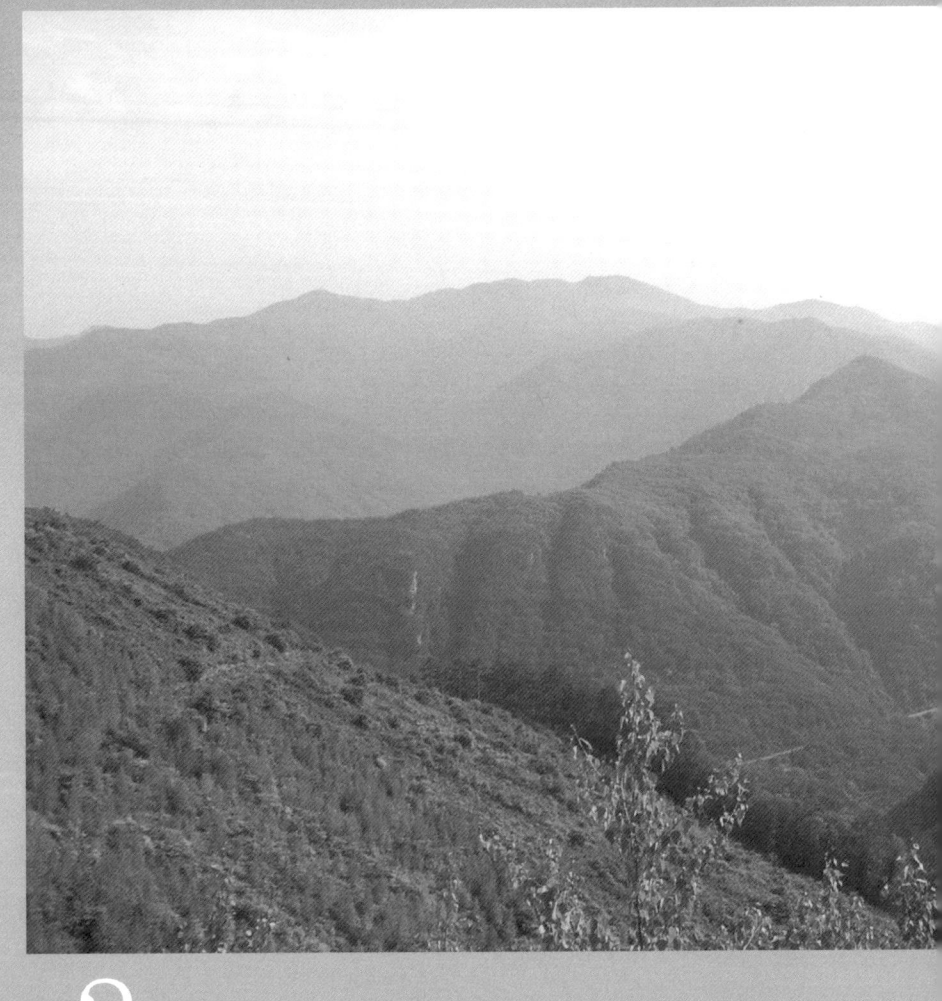

## 제3장
## 사람을 병들게 하는 차가운 생활문화

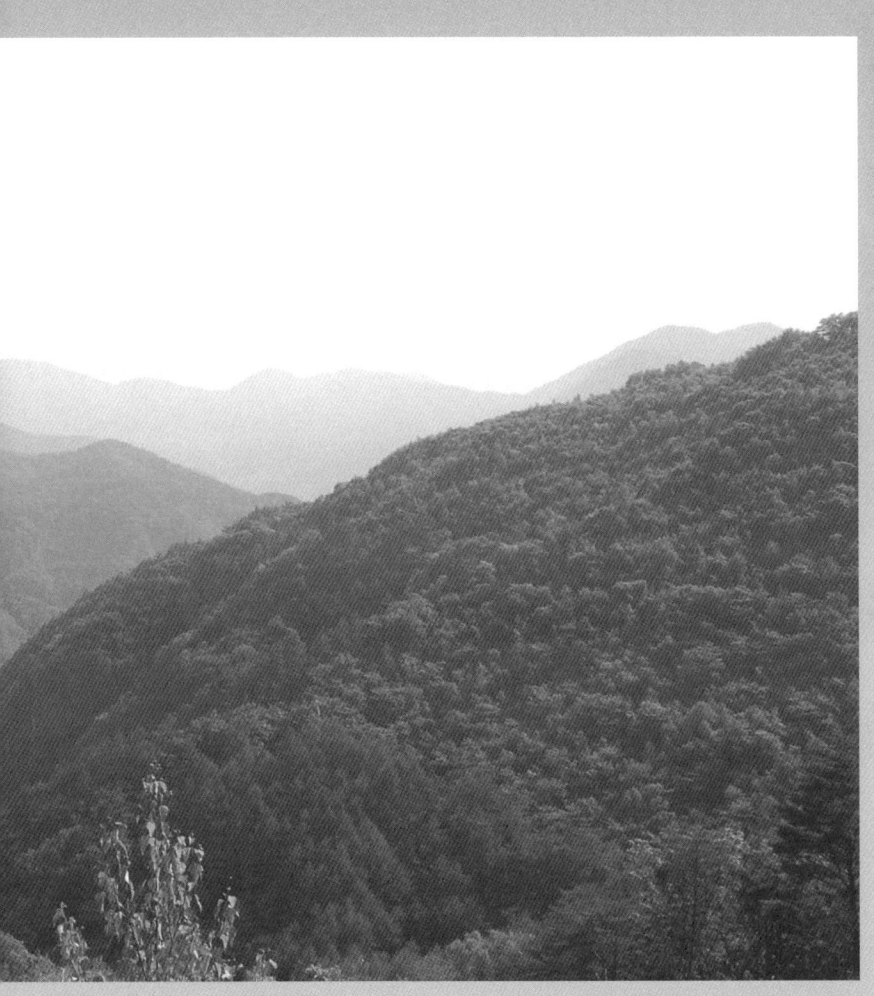

왜 몸이 생명온도를 잃고 식어 가는가? 몸을 따뜻하게 하는 방법도 중요하지만 더욱 중요한 것은 왜 내 몸이 차가워졌는지 원인을 찾아내어 더 이상 몸이 차가워지지 않도록 하는 것이다.

# 1. 냉장고가 문제다

배가 차가워지면 각종 질병에 걸리게 된다. 무엇이 많은 사람들의 뱃속을 차갑게 만들었을까? 몸을 차갑게 만든 원인은 우리 생활 속에 무수히 많이 있는데, 제일 먼저 주목해야 할 것은 바로 '냉장고'이다.

산업사회가 발달되면서 20세기에 탄생한 냉장고는 오늘날까지 엄청난 수요와 공급에 의해 지금은 집집마다 자리를 차지하고 있다. 그런데 냉장고란 음식을 보관하기 위한 도구이지, 음료수와 음식을 차갑게 먹기 위한 도구가 아니다.

'냉장고의 음식은 상하지 않는다'는 인식이 '먹어도 안전하다'라는 생각과 연결되어 많은 사람들이 냉장고의 차가운 음식과 음료수를 그대로 먹고 마신다. 이러한 결과 많은 사람들의 뱃속의 생명온도를 소모시키게 하였다. 냉장고에 보관된 음식은 세균이 없을 수 있지만 위와 장, 신장과 방광이 열손실이 되면서 붓고 아프면서 세균이 살 수 있는 조건을 만들어 염증과 암을 만들고, 부종과 피부병, 비만과 각종 난치병을 만들었다. 따라서 냉장고는 순환이 안 되어 마비가 되고 기형이 생기는 등 각종 질병의 근본 원인이 되고 있다.

내가 왜 이렇게 단언하느냐 하면, 냉장고가 탄생하기 전에는 오늘날과 같은 난치병, 기형아, 비만, 각종 암이 이렇게 극성을 부리지 않았기 때문이다. 산업사회가 발전이 되고 냉장고가 탄생한 이후로 이러한 질병들이 늘기 시작하더니 오늘날에는 급속도로 급증하여 감당할 수 없는 고통을 받고 있는 것이다. 그렇다고 냉장고를 없애버릴 것인가? 내가 말하고 싶은 것은 '냉장고를 없애자'는 것이 아니라 '냉장고를 바르게 쓰자'라는 것이다. 그리고 본래의 목적대로 음식을 보관할 때만 사용하며 음식을 먹을 때는 냉장고에서 꺼내서 반드시 상온으로 높인 다음 먹거나 따뜻하게 데워서 먹자는 것이다.

위와 장은 차가운 것이 들어오면 열손실이 되어 움츠러들면서 마비가 되어 소화가 잘 안 된다. 젊었을 때, 기운이 있을 때는 차가운 것이 들어와도 이겨낼 수 있는 힘이 있지만, 이러한 것이 반복되고 누적되면 오장육부가 차가워질 수밖에 없다.

나이 들고 기운이 약해졌을 때, 냉장고의 차가운 음식이 들어오면 오장육부는 치명적인 냉독冷毒에 손상당하게 된다. 그래서 노인이나 환자들은 저절로 차가운 음식을 싫어하게 된다. 따뜻한 음식이 들어오면 위와 장은 저절로 따뜻해지며 기운이 있어 순환이 잘 되고 소화액도 분비가 잘 되어 제 기능을 발휘하게 된다.

냉장고는 바르게 사용하면 건강의 동반자가 되지만, 잘못 사용하면 몸을 저체온으로 만드는 도구가 되어 무서운 암, 비만, 기형아 등의 난치병을 만드는 주범이 됨을 명심하기 바란다.

## 2. 차가운 음식은 몸을 차갑게 만든다

옛날에 남의 집에 가서 찬 음식을 먹게 되면 '찬밥 얻어먹었다'고 하여 좋지 않게 생각했다. 이는 대접을 소홀히 받았다는 뜻이며 '찬밥 신세'라는 표현도 이러한 맥락에서 생각했다. 그런데 사람이 찬 음식을 계속 먹으면 어떻게 될까?

'그까짓 음식이 차가우면 어떻고 따뜻하면 어떠냐? 배부르면 그만이지.' 이렇게 말하는 사람들도 있을 것이다. 그러나 그렇지 않다. 우리가 찬물벼락을 맞으면 몸이 움츠러든다. 찬 기운은 위축시키고 굳어가게 하는 성질이 있기 때문이다. 이와 같은 이치로 차가운 음식을 먹게 되면 위와 장이 위축되고 굳어간다. 그래서 '급체'가 생기게 된다.

급체가 생기면 팔다리가 싸늘하게 굳어가며 배가 아프고 머리에 열이 생긴다. 급체로 목숨까지 잃는 사람이 있다. 많은 사람들이 이러한 이치를 모르기 때문에 급체로 고생을 한다.

만약 주위 사람이 급체를 했을 때는 당황하지 말고, 환자의 몸(배)을 따뜻하게 해준다. 그러면 머리가 차가워지며 순환이 되어 급체가 풀리게 된다. 그리고 뜨거운 차를 천천히 서너 잔을 마셔 열보충을 해주고 다리를 주물러 주거나 평탕을 하여 다리와 발을 따뜻하게 해주면 10~20분 정도 지나 회복이 된다.

한글학자 주시경 선생도 나이 39세에 급하게 먹은 찬밥이 얹혀 체증으로 숨을 거두었다는 기록이 있다. 자연의 이치를 몰라 아까운 목숨을 잃었으니 안타까운 일이다. 젊었을 때는 생명온도가 강하다. 그래서 찬 음식을 먹어도 이겨낼 힘이 있다. 그러나 아무리 용광로처럼 뜨거운 생명온도를 지녔다 하더라도 반복이 되면 결국 열손실이 되어 저체온이 될 수밖에 없다. 저체온이 되니 순환이 안되어 급체, 통증, 염증, 부종이 생기게 되는 것이다.

## 음료수를 상온에서 마시거나 따뜻하게 마셔라

더운 여름철에는 차가운 음료수를 많이 마신다. 차가운 음료수를 마시면, 처음엔 목과 가슴이 시원하지만 잠시 후에는 배가 차가워지면서 배탈이 나며 뱃속의 열이 위로 올라와 머리와 가슴이 답답해지고 정신이 없으며 산만해지고 갈증이 나게 된다. 갈증이 나면 또 차가운 음료수를 찾게 된다. 이러한 현상은 반복해서 나타나는데, 이를 '다갈증多渴症' 또는 '소갈병消渴病'이라고 하며 오늘날 당뇨병에 해당한다.

차갑게 먹으면 찬 느낌으로 먹는 것이지 제 맛과 향을 느낄 수가 없다. 어느 제품에 '차게 해서 드시면 더 좋습니다!'라는 광고문구가 쓰여 있는 것을 본 적이 있다.

앞에서 설명했지만 남의 몸을 차갑게 만드는 일이 살인이라는 사실을 아는지 묻고 싶다. 몸이 생명온도를 잃으면 죽는다는 사실을 알지 못하고, 혹은 알아도 '설마' 하며 무시해버리는 현실이 안타깝다. 광고문구가 '따뜻하게 드시면 더 좋습니다!'로 모두 바뀌는 날이 오기를 기대한다.

## 따뜻한 물은 기운이 있다

물을 마신다는 것은 크게 두 가지 의미가 있다. 첫째는 우리 몸에 필요한 수분을 마시는 것이고, 둘째는 물을 통해서 기운을 마시는 것이다. 기운이란 차가운 기운과 따뜻한 기운을 말하는데 물을 통해서 생명온도를 가장 빨리 보충을 할 수가 있다.

물을 가열하면 열에너지가 들어가게 되므로, 따뜻한 물을 마시면 열에너지(생명온도)가 전달되어 몸이 따뜻해지며 순환이 잘 되어 기운이 생기는 것이다. 차가운 기운은 성질이 수축을 하여 기운을 잃게 하지만, 따뜻한 기운은 성질이 팽창을 하기에 따뜻한 물은 기운이 있는 것이다. 그런데 건강 학자들이 글과 방송을 통해 '끓인 물은 죽은 물'이라고 하며 생수를 마시는 것이 좋다고 역설하고 있다.

아침에 일어나 생수를 한 잔 마시는 것은 보약보다 낫다 등의 논리를 펼친 것이다. 수많은 사람들이 그 말대로 생수를 벌컥벌컥 마셨다. 아침에 일어나서 공복에 생수를 마시고, 일상생활 중에서도 '물' 하면 생수를 열심히 마셔야 좋은 것인 줄 알게 되었다.

결과는 어떻게 되었을까? 과연 국민들의 건강이 좋아졌을까? 안타깝게도 결과는 그 반대이다. 건강 학자들의 논리에 따라 생수를 마신 사람들은 모두 뱃속의 오장육부가 생명온도를 잃게 되어 저체온이 되면서 기능이 떨어지며 소화기 계통에 통증과 질환, 대·소변 장애 등을 가지게 되었으며 고혈압, 당뇨, 비만, 암 등의 성인병 등에 쉽게 무너지는 상태가 되었다. 차가운 생수야말로 몸을 저체온으로 만들어 각종 질병을 일으키고, 고통을 받게 하는 주범인 것이다.

건강 학자들의 견해를 모르는 것은 아니다. 그러나 그 이론은 영양학적, 생물학적, 화학적 등으로 치우친 면에서 보았기 때문에 문제라는 것이다. 생명온도에 대한 지식이 없었기 때문에 나타난 현상이다.

물을 끓이면 그 속에 포함된 각종 미네랄이 파괴되고 산소가 없어지기 때문에 '죽은 물'이라 했던 것 같다. 틀린 말은 아니다.

하지만 생명온도에 측면에서 본다면 얘기는 달라진다. 차가운 물 때문에 기운(열)을 뺏겨 우리 몸이 저체온이 되고 식어가고 죽어가고 있는데, 소량의 미네랄과 영양분을 섭취한들 무슨 소용이 있겠는가 말이다. 따뜻하면 살고 차가워지면 죽는 것인데…….

이는 눈에 보이지 않는 것은 무시하고 눈앞에 보이는 작은 것에만 집착하는 과학문명의 폐단이라고 생각한다.

■ 세계적인 장수촌 훈자마을의 훈자워터

여기에 잠깐 산악인 박인식 씨가 세계적인 장수촌으로 유명한 히말라야의 훈자마을을 방문해서 있었던 일을 소개해 보겠다.

이 내용은 그의 책 『방랑보다 황홀한 인생은 없다』에서 읽은 것이다. 박인식 씨가 등산 가이드 청년에게 훈자마을 사람들의 장수비결을 물었다. 그러자 청년은 "모두가 훈자워터 덕분이지요"라고 명쾌하게 대답했다. 훈자워터라 함은 하세가와(일본산악인)가 추락하여 유명해진 울트라 피크에서 흘러내리는 빙하가 녹은 물을 말한다.

그는 그 이야기를 듣고 그 자리에서 일어나 울트라 피크의 베이스캠프로 달려갔다.

그곳에는 울트라 피크에서 흘러내리는 소위 훈자워터가 흐르고 있었다. 위스키를 마시다가 갈증이 났을 때 하세가와도 훈자워터를 마셨을 것이다. 그런 상상을 하며 그는 앉은 자리에서 배가 터지도록 훈자워터를 들이켰다.

그러나 아뿔싸! 그는 그날 저녁부터 지독한 설사를 만나고 말았다. 눈을 잠시도 붙일 수 없을 정도로 한밤중까지 설사가 계속되어 하루에 수십 번 변소를 향해 뛰어가야 했다.

그 후 삼사일이 지나도 설사는 멈추지 않았다. 며칠 사이에 그의 체중은 7kg이나 빠져 결국 병원이 있는 길기트로 후송되었다.

이 내용을 통해 얻을 수 있는 교훈은 간단하다. 아무리 몸에 좋은 물이라도 차가우면 오히려 몸에 해가 된다는 것이다. 더구나 차가운 계곡에서 흘러내린 물이니 얼마나 차가웠을지 짐작이 가고도 남는다.

이렇게 차가운 물은 신장과 방광을 굳게 만들기 때문에 제 기능이 마비되어 불필요한 수분이 소변으로 나가야 되는데 빼주지 못하니 대변 쪽으로 나오게 되어 복통과 설사가 된 것이다.

훈자마을에서는 70~80세 된 노인들이 별로 피곤한 기색 없이 3,000m 고산지대를 오르내리면서 하루 종일 밭일을 한다.

일을 하는 사람들은 몸에 기운이 있어 따뜻하다. 그래서 훈자마을의 장수노인들은 젊은이들처럼 차가운 물을 마셔도 이겨낼 수 있는 힘이 있는 것이다. 그러나 몸의 오장육부가 약한 사람은 찬 기운을 이겨내지 못하고 병과 고통이 생기게 되는 것이다.

■ 전염병에 걸리지 않으려면 따뜻한 물을 마셔라

여름철에 콜레라 등 수인성 전염병의 발생을 예방하기 위해 물을 끓여 먹으라고 한다. 그런데 물을 끓여먹으라고 하면 세균을 죽여서 먹으라는 뜻으로 알고, 끓인 물을 식혀서 냉장고에 보관하여 마시는 사람이 있다. 이처럼 어리석은 일이 있을까.

전염병에 걸리지 않기 위해서는 뱃속을 차갑게 해서는 안 된다. 즉, 끓인 물을 차갑게 식혀 마시면 안 된다는 뜻이다.

세균이나 바이러스는 몸이 차가워진 사람, 차가워진 세포에서만 살 수 있는 조건이 되는 것이지 생명온도가 있는 따뜻한 사람은 순환이 잘 되어 건강하고 저항력이 있기 때문에 살 수 있는 조건이 안 된다.

■ 식후의 따뜻한 숭늉은 위장 기능과 소화를 돕는다

우리의 음식문화 중에 '숭늉'이 있다. 예전에는 식사를 끝내고 구수하고 따뜻한 숭늉을 마셨다. 그런데 어떤 건강학자는 {식사 후에 마시는 물은 소화액을 씻어 내려가기 때문에 건강에 안 좋다}고 말한다. 그래서 식사 중에 국물을 안 먹고, 식후에 물을 마시지 않는 사람이 많이 있다.

이는 잘못된 생각이다. 식사 후에 따뜻한 숭늉을 마시면 위 속에 있는 음식물 중에 차가웠던 음식을 따뜻하게 하고 위나 장도 따뜻하게 한다. 먼저 내려간 물이 소화액을 씻어 내려갈 수 있지만 따뜻한 위와 장은 제 기능을 발휘하고 소화액 분비가 원활해지기 때문에 문제가 되지 않는다. 그래서 식후에 마시는 따뜻한 숭늉은 위장의 기능과 소화액을 분비시키는 촉진제라는 사실을 말하고 싶다.

그러나 만약 식후에 차가운 물을 마신다면 얘기는 달라진다. 찬물을 마시면 물은 내려가고 차가운 기운만 위에 남게 되기 때문이다. 차가운 기운은 위나 장의 운동기능을 약화시키고 소화액 분비를 저하시키기 때문에 소화기 계통의 질병이 생기게 된다.

■ 물은 뜨거울수록 좋다

또 어느 건강학자는 뜨거운 물과 차가운 물을 섞어서 '음양탕'을 만들어 먹으라고 한다. 그러나 나는 물은 뜨거울수록 좋다고 말한다.

아무리 뜨거운 물이라도 혀와 목구멍이 데이지 않을 정도의 호로로 불어 넘기는 따끈따끈한 정도면 괜찮다고 권한다. 왜냐하면 요즘 사람들은 신경을 많이 쓰고, 스트레스를 많이 받아 머리에 열이 차있고 뱃속이 차가워져 있는데다가 냉장고에 있는 차가운 것들을 너무 많이 먹어 죽은 세포들이 몸속에 많이 쌓여 있으므로 아무리 뜨거운 물을 마셔도 아랫배까지 따뜻한 기운이 전달되지 않고 중간에 다 식어버리기 때문이다. 이외에도 일상생활에서 몸을 차갑게 하는 일이 너무 많기 때문에 차가운 물을 가능한 먹지 말도록 권한다. 그래도 찬물을 고집하는 사람에게는 다음과 같은 말을 해주고 싶다.

'자연은 냉정하다. 생명온도를 잃어 몸이 저체온이 된 만큼 질병과 노화 그리고 죽음의 기운이 자신의 몸속에 함께와 있다는 것을 알아야 한다. 직위고하 남녀노소 누구라도 봐주는 일이 없다. 남에게 의지해 봐야 소용이 없다. 피할수 없는 대자연의 법칙이다. 암, 중풍, 치매, 비만, 정신병 등에 걸리고 싶은 사람이 어디에 있겠는가? 늙어도 곱게 늙고, 죽어도 곱게 죽고 싶으면 생명온도를 지켜라!'

## 밤늦게 먹는 음식은 몸을 차게 한다

음식을 먹는 것은 기운을 먹는 일이요, 일을 하는 것은 기운을 소모시키는 일이다. 식사를 하고 일을 하지 않으면 기운이 소모가 안 되어 체내에 기운(영양분)을 비축하게 된다. 기운 소모란 순환을 의미하며, 비축이란 순환이 마비가 되어 몸이 차가워지는 것을 의미한다.

아침·점심·저녁과 같은 일상의 식사는 기운을 먹고 소비하고 순환이 되어 건강을 유지할 수 있지만, 밤늦게 음식을 먹고 잠을 자게 되면 기운은 체내에 비축이 되어 몸이 차가워지는 원인이 된다. 그래서 밤늦게 음식을 먹고 자면 아침에 소화(발효)과정에서 생기는 가스를 빼주지 못하여 뱃속이 더부룩해지고, 뱃속이 차가워져 지방(영양분)이 굳게 되어 비만과 부기가 생기게 되는 것이다.

밤늦게 느끼는 '배고프다'는 증세는 뱃속이 차가워져서 생기는 통증이지 영양분이 부족해서 생기는 배고픔증이 아니라는 사실을 알아야 한다.

밤늦게 배고픔을 느낄 때 따뜻한 차를 마시며 호흡을 길게 하면 '배고픔증'이 사라지게 된다. 밤늦은 식사는 몸을 더욱 차갑게 만드는 '건강의 적'이라는 사실을 직시해야 한다.

또 밤늦게 음식을 먹고 잠을 자게 되면 늦게 일어나야 몸이 순환이 되고 가벼운데, 출근을 하기 위해 아침에 일찍 일어나는 경우에는 저절로 속이 더부룩해서 밥맛이 없게 된다.

밥맛이 없다는 뜻은 몸에 영양분이 비축되어 있으니 음식을 먹지 말라는 신호이다. 그래서 아침식사를 건너뛰게 된다. 이러한 생활을 반복하다 보면 저절로 뱃속이 차가워지며 서서히 각종 질병이 찾아와 망가지게 되는 것이다.

'아침식사가 건강에 좋다'는 발표가 신문과 방송에서 보도된 적이 있다. 이는 저녁을 일찍 먹는 사람들에게 해당되는 말이다. 음식을 소화시키고 뱃속이 편한 상태에서 잠을 잘 자고 나니 아침 식사도 잘 먹고 맛있을 수밖에 없다.

밤늦게 음식을 먹는 사람이 '아침식사가 건강에 좋다'는 말을 그냥 믿고 밥맛이 없는데도 불구하고 억지로 먹는 것은 몸을 더욱 차갑게 만들어 기운을 잃게 하고 건강을 잃게 하는 어리석은 일이라는 사실을 명심해야 한다.

# 3. 잠이 부족하면 몸이 차가워진다

　자연계의 법칙은 낮에는 일하고, 밤에는 잠을 자는 것이다. 낮에 일을 하면 저절로 밤에는 잠이 오게 되며 그래야 건강을 유지할 수 있는 조건이 된다.
　낮에 일을 하지 않으면 밤에 잠을 못 자고, 밤에 잠을 못 자면 몸이 무기력하고 차가워진다. 또 밤에 잠을 안자고 일을 하거나 도박, 오락, 음주 등으로 밤을 새우는 일이 많은 사람들은 모두가 몸이 차갑고 머리가 뜨거워져 피로가 쌓여 몸이 무거우며 기력이 약해져 건강을 잃는다.
　정신도 맑지가 못해 '제 정신'이 아니며, 영혼의 힘(영력)이 혼미해져 영적 건강까지 잃게 된다. 젊은 시절에는 기운이 있어 며칠 밤을 세워도 이겨낼 수 있지만, 기운이 없는 사람은 하룻밤만 새워도 몸이 피곤하여 뻣뻣하게 굳어가며 차가워지게 된다.

### 잠이 보약이다

　사람은 왜 잠을 제대로 자야 건강한 것일까?
　낮에는 기운을 소모하고 밤에는 기운을 보충하는 것, 이것이 바로 기운의 사이클이다. 사람이 아침에 일어나서 밤에 잠이 들 때까지의 모든 말과 행동, 모든 생각과 움직임은 기운을 소모시키는 일이다. 그래서 저녁이 되면 기운이 부족하여 피곤해지는 것이며 몸이 차가워져 있다. 잠을 잔다는 것은 기운을 보충하여 피로를 풀고 차가워진 몸을 따뜻하게 하는 것이다.

모든 동·식물들은 낮과 밤의 법칙에 순응을 하며 생명온도를 지키며 살아가는데, 사람들은 과학문명의 발달로 전기를 만들어서 밤늦게까지 일을 한다. 어디 그뿐인가.

늦은 시간까지 TV를 보고 컴퓨터, 인터넷, 비디오, 오락, 도박, 음주 등을 하면서 피로를 회복할 시간을 스스로 뺏을 뿐만 아니라 피로를 더욱 가중시켜 생명온도를 잃어가는 생활을 하고 있다.

이러한 생활이 누적되면 과피로過疲勞상태가 되어 불면증이 생기게 된다. 주변을 둘러보면 피로가 누적되어 긴 밤을 잠 한숨 못 자고 뜬눈으로 고생하는 사람이 많이 있다. 불면증은 과피로 상태에서 생기기 때문에 땀을 흘리고 몸을 뜨겁게 하여 생명온도를 살려내어 피로한 상태로 만들면 잠을 잘 수가 있다.

잠을 잘 자면 성장·발육이 잘 된다. 가로등 아래 있는 식물이 결실이 약한 것처럼 어린 아이들이 잠을 잘 자야 성장·발육이 잘 된다. 그러나 밤늦게까지 TV를 보거나 컴퓨터를 하는 등 잠을 안자는 어린이들은 수면시간이 단축되어 몸이 차가워지며 성장·발육에 장애가 생기게 된다.

어린 아기의 일상생활을 가만히 생각해 보라!

어린 아기는 젖을 먹고, 잠을 자고, 대·소변 보고를 하루 종일 반복하며 성장과 발육을 계속하는 것이다. 내가 아는 한 학생이 알려주기를, 아침에 학교에 가면 대부분의 반 친구들이 책상에 엎드려 잠을 잔다고 한다. 선생님도 깨우지 않고 내버려둔다고 한다. 이러한 학생이 한두 명이 아니고, 절반 이상이라고 한다. 심지어는 밤새도록 잠을 안자서 눈이 벌겋게 되어 학교에 오는 학생도 있다고 한다. 이것은 산업사회의 발달로 인하여 TV, 컴퓨터, 오락, 게임, 채팅 등의 이유로 밤늦게까지 잠을 안자기 때문이다.

## 늦게 자는 습관은 질병을 부른다

젊었을 때는 기운이 있어 하루, 이틀 밤을 새도 이겨낼 수 있지만, 연속적으로 밤을 새면 피로가 쌓이고 몸이 차가워지며 병이 생기고, 머리는 뜨거워져 순환이 안 되어 멍청해지며 본능만 남게 된다.

머리가 무거워져 멍청해 있는데 무슨 공부가 될 수 있을까. 또한 머리카락의 변색과 탈모, 피부의 노화와 주름이 생기며 점점 무기력해지는 조로무老현상이 일찍 나타나게 되어 엄청난 국가 손실이 된다.

늦게 자면 늦게 일어나게 된다. 이런 생활이 습관이 되면, 햇빛이 비치는 낮에는 눈이 부시고 기운이 없고, 태양이 지나고 나서 어두워지면 눈이 가볍게 떠지고 힘이 나게 된다. 그래서 이러한 사람들을 '올빼미족'이라고 한다. 이러한 생활은 얼마 못 가서 몸에 생명온도를 잃은 죽은 세포들이 쌓이여 '큰 병'이 미래에 기다리고 있다는 사실을 알아야 한다.

기운이 없는 사람이 억지로 밤을 새우면, 낮에 기운을 소모하여 피곤해진 몸을 회복하지 못한 채로 또 다시 기운을 소모하기 때문에 피로가 쌓여 저체온이 되며 죽은 세포들을 한겹 또 만들며 뻣뻣하게 굳어간다.

몸이 따뜻해야 균에 대한 내성, 저항력이 있는데 차가워진 몸은 세균의 공격을 받아 치명적일 수도 있게 된다. 한 마디로 잠을 잘 시간에 잠을 자지 않는 것은 스스로를 모든 병에 노출시키는 행위이다. 세상의 값진 보약이 무슨 소용이겠는가. 그저 자연의 이치에 따라 밤에 잘 자는 것이 최고의 보약이다.

 몇 해 전 의료공단에서 공무원 중에 제일 질병이 높은 직종이 경찰공무원이라고 발표한 적이 있다. 이는 경찰공무원들이 잠 못 자고 밤을 지켜야 하는 업무로 인해 몸이 다른 직종의 사람들 보다 빨리 생명온도를 소모시키어 식어가기 때문이다. 이 글을 통해서 잠을 편히 잘 수 있게 해주는 경찰공무원들의 노고에 감사를 드린다.

 내가 아는 한 유명인사는 성공을 하기 위해 열심히 일했다고 한다. 잠을 자는 것이 아까워 하루에 2~3시간밖에 안 잤다고 한다. 그렇게 열심히 일을 하여 그는 돈도 벌고 명예도 얻었다. 그러나 남은 것은 무엇인가?

 몸은 점점 생명온도를 잃게 되어 죽은 세포들이 쌓여 겉은 비만과 부기로 병들어 보이고 속은 저체온이 되어 굳고 썩어서 세균이 덤벼 염증과 암이 생겼고, 머리는 뜨거워져 짜증이 잘 나고 신경질적이 되어 있으며, 정신이 맑지 못하여 생각의 영역이 좁아져 고집과 욕심이 많으며 돈밖에 모르고, 영력이 약해져 불쌍한 영혼이 되어 있었다. 기운이 떨어지니 시력 청력이 감퇴되고 머리카락은 변색의 단계를 넘어서 탈모 대머리가 되어 지옥 같은 병마와 죽음이 기다리고 있다는 것을 모르고 있다.

 잠자는 시간을 아까워하지 말자! 충분히 잠을 잘 자고 나면 몸이 따뜻하여 순환이 잘 되어 건강하고, 머리는 차가워 정신이 맑아서 기억력, 이해력, 순발력, 판단력이 바르다. 또 마음이 차분하여 생각이 깊어져 집중력, 창조력이 있으며 미래를 준비할 줄 아는 인간이 된다. 더욱 중요한 것은 충분한 잠은 자신의 영혼이 맑아지는 방법 중의 하나이다.

# 4. 충격은 몸을 차갑게 만든다

　사람이 갑작스런 충격을 받으면 뱃속의 생명온도가 급하게 머리로 열이 되어 올라가 뱃속은 급격하게 열손실이 되어 저체온이 되어 내상을 입게 된다. 이는 자연의 이치이고 섭리이며 우리 몸이 갖고 있는 자동장치이다.
　일상생활에서 일어나는 크고 작은 충격 모두가 사람의 건강에 치명적인 영향을 미친다. 그래서 갑자기 심한 충격을 받은 사람은 몸이 급격히 싸늘하게 식어가며 굳어져 그 자리에서 죽게 되는 경우도 있다.
　옛말에 '기절초풍氣絶招風하면 혼비백산魂飛魄散한다' 라는 말이 있다. 이는 사람이 '기절하면 몸에 바람이 들어와 정신과 영혼이 흐트러진다' 는 뜻이다. 여기서 '풍風' 이란 찬 기운을 말한다. 즉, 기절하면 몸에 찬바람이 들어와 차갑게 굳어가며 머리는 뜨거워져 굳어가며 정신이 없고, 영혼이 놀라 흩어져버린다는 뜻이다.
　기절했다가 깨어나도 후유증으로 죽은 세포들이 쌓여있어 몸이 차가워지며 머리가 뜨거워져 불안, 초조, 공포, 우울증이 생기고 심하면 정신질환으로 고생을 하게 된다. 일상생활 속에서 생기는 크고 작은 충격들이 어떻게 해서 우리 몸을 차갑게 하여 병을 만드는지 구체적인 예와 함께 알아보자.

## 어린 아이는 충격에 약하다

　어린 아이가 놀라면 '경기驚氣한다'고 한다. 놀라는 것은 곧 충격을 의미한다. 충격은 몸을 차갑고 머리를 뜨겁게 만든다. 경기한 아이는 열이 나고 병약해진다.

　경기는 다른 말로 '경풍驚風'이라고도 하는데, 어린 아이가 큰 충격으로 놀라서 몸이 급격히 차갑게 되어 파랗게 굳어가는 것을 '급경풍'이라 하고, 어린 아이가 조그만 충격에 놀라 몸이 서서히 차갑게 되어 열이 올랐다, 내렸다 하는 것을 '만경풍'이라 한다. 어떠한 경우든지 충격은 어린 아이의 몸을 저체온이 되게 하여 각종 질병의 원인이 된다. 따라서 우리 어른들은 어린 아이들을 교통사고, 낙상, 폭력 등의 각종 사고와 충격으로부터 보호해야 하는 것이다.

　나에게는 아들이 하나에다 딸이 셋이 있다. 아들 이야기를 해보자. 아들 경태가 어릴 때 충격을 받아 병이 생긴 일이 있었다. 경태가 아직 초등학교에 다니지 않던 때의 일이다. 내가 서울에서 강연이 있어 이웃집에 경태를 맡겨놓고 집을 비운 일이 있었다. 그런데 그 때 산에서 놀던 경태가 5m절벽 아래로 떨어진 사고가 발생한 것이다. 경태는 절벽에서 떨어진 후 의식을 잃고 한참 만에 깨어났는데 외상은 전혀 없었다.

　다음날 집에 돌아와서 경태의 상태를 살펴보았다. 내가 '아픈 곳은 없니?'라고 물으니 경태는 '허리가 조금 아픈데 괜찮아요'라고 대답하였다. 외상도 없고, 아이가 괜찮다고 하니 나도 그만 대수롭지 않게 여기고 넘겨버렸다.

　경태의 당시 별명은 '차돌이'였다. 함께 데리고 산책이라도 나가면, 그 어린것이 산을 걷는 것이 아니라 날아다녔을 정도였다. 어찌나 기운이 넘치고 씩씩했던지 〈기림산방〉에 찾아오는 사람들마다 "참 건강하구나!"라며 칭찬을 하였다. 또, 서울에 계신 할아버지, 할머니 댁에 놀러 가면 자기보다 나이도 많고 덩치도 큰 아이들에게까지 장난을 치고 때려서 울리곤 하여 나를 곤혹스럽게 한 일도 종종 있었다. 그런데 그렇게 기운이 철철 넘치던 경태가 절벽에서 떨어진 후부터는 점점 무기력해지는 것이었다.

초등학교에 들어간 후에는 '애들이 때려요', '학교에 가기 싫어요' 하며 아무것도 아닌 일에도 툭하면 눈물을 흘리는 일이 많아졌다. 그래서 아이들이 '울보'라고 놀린다는 것이다. 몸이 차가운 아이들의 특징 중의 하나가 바로 잘 운다는 것이다. 몸이 차가워지면 머리가 뜨거워지며 눈물샘을 자극한다. 눈물을 흘리고 나면 머리가 맑아지기 때문이다.

그러더니 급기야 학교에서 건강검사를 받았는데 간염이라는 결과가 나왔다. 병원에 찾아가 상담을 하는데 의사가 '부모 중에서 간염환자가 있습니까?'라고 물었다. 우리 부부는 두 달 전에 건강진단을 받은 일이 있었기 때문에 확실히 '간염이 없습니다'라고 말했다. 그렇다면 누구에게 옮은 것도 아닌데, 경태는 왜 이런 병에 걸렸을까? 원인을 곰곰이 생각해 보았다. 그리고 마침내 그 이유가 '기절초풍'이라는 것을 알게 되었다. 경태가 절벽에서 떨어져 기절을 했을 때 몸이 차가워졌으며, 차가운 기운이 체내의 약한 장부에 몰리어 균이 생기고 간염이라는 병을 얻게 된 것이었다. 아니나 다를까 내가 경태의 손과 발 그리고 배를 만져보니 기운이 없고 차가웠다.

산을 날아다니는 것처럼 기운이 넘치고 씩씩하며 건강했던 따뜻한 몸이 그 때 충격으로 생명온도를 잃어 기운을 뺏기고 차가워진 것이었다. 진작 거기까지 생각이 미치지 못했던 내 자신이 한심스러웠고 늦게나마 아들을 통해서 이러한 이치를 터득하게 된 것은 한편 고마운 일이었다.

## 사고를 당하면 몸이 차가워진다

　우리의 일상생활에는 몸을 차갑게 만드는 원인이 되는 크고 작은 사고들이 빈번하게 일어나고 있다. 각종 교통사고와 안전사고들이 그것이다. 떨어지고, 넘어지고, 빠지고, 부딪쳐서 다치는 일들이 모두 몸을 차갑고 머리를 뜨겁게 만들어 사람을 약골로 만드는 원인이 된다.

　예를 들어 보자. 김모 씨는 건널목을 건너다가 승용차와 부딪혀서 넘어졌다. 승용차는 곧 멈추었고, 김씨가 일어나서 보니 외상은 전혀 없고 몸을 움직여보아도 아픈 것이 없었다. 그래서 사고 승용차를 보내고 집으로 돌아왔다. 그런데 집에서 저녁식사를 하고 나니 갑자기 머리가 무거워졌다. 일어날 때도 어지러움을 느꼈다. 그래도 김씨는 '잠을 자고나면 괜찮겠지'라고 생각하며 그대로 잠자리에 들었다. 다음날 잠에서 깨어보니 머리에 열이 나고 두통이 심하였다. 그리고 부딪힌 허벅지 부위가 시퍼렇게 멍이 들고 부어 있었으며 몹시 쑤시고 아팠다.

　김씨는 자동차와 부딪히고 넘어지면서 충격을 받은 것이다. 충격을 받는 순간 머리로 열이 올라가면서 뱃속은 차가워지면서 굳어 버린다. 즉, 내상을 입는 것이다. 충격 당시에는 근육이 긴장을 하여 잘 느끼지 못하지만 시간이 지나면 서서히 긴장이 풀리며 찬 기운이 몸에 퍼지면서 앞에 설명한 여러 가지 증세가 나타나게 되는 것이다.

　김씨의 경우에는 차라리 사고 당시에 부딪힌 곳에 상처가 나서 피를 흘렸더라면 더 좋았을 것이다. 왜냐하면 사고가 나서 충격을 받은 부위에는 찬 기운이 생겨 피, 세포, 호르몬, 신경 등이 순환이 안 되어 죽은 피(어혈), 죽은 세포, 죽은 신경 등이 '죽은 세포'나 '담痰'을 만들기 때문이다. 이렇게 차가워져 죽은 세포와 피 등에는 세균이 생겨 염증이 된다.

이러한 염증은 우리 몸에 각종 통증과 후유증을 남긴다. 즉, 충격 받은 부위에 찬 기운이 남아 있어 비 오는 날이나 추운 날씨에는 더욱 냉기를 느껴 통증이 있다. 그래서 사고가 나면 상처가 나서 피를 흘리는 것이 어혈과 죽은 세포 등이 생기지 않게 되어 회복을 빨리 시켜주고 후유증이 없는 것이다.

이와 비슷한 예는 수없이 많이 있다. 계단에서 넘어져 굴러 떨어진다든지, 겨울철 얼음에 미끄러진다든지, 한눈 팔다 전봇대에 부딪히는 등의 각종 사고가 모두 이에 포함된다. 문제는 이러한 각종 사고로 인하여 몸이 차가워지고 머리가 뜨거워진다는 것이다.

근본적인 해결책은 충격으로 인하여 급격하게 저체온이 된 몸을 빨리 생명 온도를 보충하여 따뜻하게 하여 차가운 기운을 땀으로 빼주는 것이다. 몸을 뜨겁게 해주면 각종 순환계가 순환이 잘 되어 몸속의 차가운 기운을 땀으로 빼준다. 이렇게 땀을 흘리고 나면 머리가 맑아지며 동시에 두통과 상처부위의 통증이 사라지게 된다.

땀을 흘리는 방법에는 여러 가지가 있으나 빠르고 쉽게 처리할 수 있으며 또 기운이 순환이 잘 되고 몸과 마음을 편안하게 해주는 평탕을 하면 좋다. 이와 같이 모든 각종 사고는 반드시 몸을 차갑게 만들고, 머리를 뜨겁게 만들기 때문에 사고 즉시 빠른 시간 내에 몸을 뜨겁게 해주어 차가운 기운을 땀으로 빼주어야 한다. 그래야 회복이 빠르다. 만약 사고 후 찬 기운을 빼주지 않고 오랜 시간 동안 저체온이 되면 죽은 세포들이 쌓이게 되어 각종 만성 질환과 노화현상이 생기게 된다는 점을 잊지 말아야 할 것이다.

특히 우리나라에 교통사고가 많이 생기는데, 교통사고가 생기면 빨리 몸을 뜨겁게 하여 땀을 흘려주어 머리를 맑게 하고 순환을 시켜주자. 자신을 위하고, 자신의 정신과 영혼을 살리는 길이다. 몸을 따뜻하게 해줄 생각은 안하고 병원에 누워 치료비와 보상금을 챙기려는

'잔머리꾼'들이 많이 있다는 신문 보도를 보고 너무나 안타까워 다시 한 번 당부한다. 돈 몇 푼을 더 받을 수는 있지만, 몸이 차가워지는 시간이 오래될수록 죽은 세포들이 많이 쌓여 앞에 설명한 몸이 저체온이 되면 나타나는 현상으로 이어진다는 사실을 기억하기 바란다.

## 폭력의 충격은 잠재의식 속에 오래도록 각인된다

폭력도 충격이다. 그래서 폭력은 몸을 차갑게 만든다. 폭력을 당한 신체부위는 피·근육·신경이 차갑게 되어서 멍이 들고, 통증이 생기고, 부기가 생긴다. 기운이 강한 사람은 폭력을 당해도 잘 이겨낼 수 있지만, 기운이 약한 사람이 폭력을 당하면, 머리가 확 뜨거워지며 차가운 기운이 몸에 퍼져서 오장육부에 냉독이 들어 육체적·정신적인 질병을 앓게 된다.

내가 강원도 평창군 미탄면의 어떤 기도터를 지나가다가 잠시 들렀을 때의 일이다. 그곳에 어떤 모녀가 와서 기도를 하고 있었다. 그런데 내가 옆에서 가만히 지켜보니 딸아이의 모습이 예사롭지가 않았다. 17세 정도의 나이로 보이는데 체구가 왜소하고 몸을 움츠리고 있으며, 눈동자가 흔들리고 눈빛이 정상이 아니었다. 한눈에 보기에도 정신질환자의 모습이었다.

내가 그 어머니에게 '아이가 크게 충격을 받은 적이 있군요? 언제 그랬습니까?'라고 조심스럽게 물으니 어머니가 나의 모습을 다시 한 번 쳐다보며 한참을 생각에 잠겼다. 그러더니 체념하듯 한숨을 내쉬며 말하기를 '2년 전에 누군가에게 성폭행을 당한 후부터 이상해졌어요. 증상이 점점 심해져서 정신병원을 다녀봐도 차도가 없어 기도를 하려고 같이 왔어요'라고 하는 것이다. 그 이야기를 들으니 안타까운 마음이 들어서 딸아이의 손을 잡아보니 아니나 다를까 얼음처럼 차가웠다. 몸도 아프고, 마음도 아프고, 영혼까지 아픈 사람이 되어 있었던 것이다.

정신질환은 왜 생기는 것일까? 정신질환의 가장 큰 원인은 충격이다. 충격은 머리가 뜨거워져 정신이 없고, 영력이 약해져 빙의가 되어 '거짓 나'가 들어오고, 몸은 차가워져서 저체온이 되어 싸늘하여 순환이 안 되어 질병이 생긴다. 오늘날 각종 크고 작은 충격들이 수많은 정신질환자들을 만들어 내고 있다.

폭력을 사용하는 사람들은 몸이 차가운 사람들, 생명온도가 식어가는 사람들이다. 그들은 항상 아랫배가 차갑고 고집과 욕심으로 꽉 차서 머리가 무겁다. 영력이 어두워 지혜가 없으며, 매사에 어리석고 미련하다.

폭력을 당하는 사람도 몸이 차가운 사람이다. 기운이 약하며 표정이 밝지 못하고 건강이 약한 사람이다. 즉, 폭력이란 생명온도를 잃어가면서 약한 인간들이 되면서 자기들끼리 치고받고 싸우는 현상이다. 생명온도가 있는 제 정신인 사람들이 판단력이 바른데 싸울 수가 있겠는가.

실제로 진짜 건강하고 기운이 넘치며 실력 있는 사람다운 사람은 '폭력'을 쓰지 않는다. 강한 사람은 마음에 여유가 있고 생각이 깊어 지혜가 있기 때문이다. 그래서 싸울 필요를 느끼지 않는다.

폭력이란 한마디로 약한 사람들의 짓거리이다. 오늘날 몸을 차갑게 하는 생활문화로 인하여 우리의 생활 주위에는 이렇게 몸과 마음에 피해를 주는 가정폭력, 학교폭력, 사회폭력, 정치폭력 등 각종폭력이 지뢰밭처럼 널려 있다.

## 수술의 충격은 죽음을 부르기도 한다

수술도 당사자에게는 충격으로 작용하며 몸을 차갑게 만든다. 칼로 우리 몸의 근육, 세포, 신경 등을 가르는 것은 앞에 설명한 '기절초풍'과 마찬가지로 몸을 차갑게 한다. 성공적으로 수술을 끝마쳤다고 하더라도 수술부위에는 항상 차가운 기운이 남아 있어 문제가 되는 것이다.

암 환자를 예로 들어보자. 암 환자의 몸은 생명온도를 잃어 저체온이 되어 차갑다. 암 환자의 손, 발, 몸 등을 만져보면 차가운 기운을 누구든지 쉽게 느낄 수가 있다. 차가운 기운이 몰려 있는 부위에 염증과 암이 생기고, 더불어 통증이 심하며 생명이 위태롭다.

암 환자가 수술을 받는 목적은 차가운 기운이 몰려 있는 암 덩어리를 제거하는 것이다. 그런데 암 제거 수술이 끝났다 해도 수술을 하기 위해 배를 가른 상처와 암이 있던 부위에 도려낸 상처가 남는다. 즉 체내, 체외 모두에 상처가 생기게 된다. 문제는 수술 상처에 저체온이 되어, 그것으로 인해 후유증이 생기게 된다는 것이다.

그런데 앞에서도 살펴보았듯이 몸이 따뜻하면 상처 회복이 빨라진다. 몸이 따뜻하면 순환이 잘 되어 호르몬 분비와 신진대사가 잘 이루어지기 때문이다. 상처가 아물어 딱지가 생겼을 때, 목욕을 하면 몸이 따뜻해지고 순환이 잘 되어 어느 틈에 상처 딱지가 떨어져 나가고 새살이 돋아나는 것도 바로 이러한 이치와 같다.

수술을 하여 생긴 상처도 마찬가지로 몸을 따뜻하게 하여 생명온도를 살려주고 도와주어야 한다. 더불어 약물 치료를 병행하면 빠른 효과를 보게 되고 그만큼 회복도 빨라진다. 또한 통증도 없고 후유증도 없게 된다.

오늘날 많은 사람들이 수술 후유증으로 고통을 받고 생명을 잃어 가고 있다. 그만큼 의료사고가 많다는 것이다. 왜 이런 일이 벌어지는 것일까? 걸어서 병원에 왔는데, 걸어 들어와 죽어서 나가는 경우가 생기는 이유는 뭘까?

앞에서 '남의 몸을 차갑게 만드는 것은 살인 행위이다' 라고 말한바 있다. 오늘날의 의학이 생명온도의 중요성을 모르니 남의 몸을 차갑게 만들고도, 한 생명을 뺏어 놓고도, 이에 대한 원인을 모르고 있다.

누구를 위한 의학인지 모르겠다. 각종 의료사고는 수술이 몸을 차갑게 만들고 수술 후 생명온도를 보충하지 않았기 때문에 생기는 현상으로 봐야 한다는 것이 나의 생각이다. 수술은 충격이나 마찬가지이기 때문에 기절초풍이다. 몸이 급격히 차가워진다. 그래서 반드시 보온을 해주어야 하는 것이다. 이러한 이치를 모르고 침대에다 환자를 그냥 방치해두다니……

허정 박사의 『세계민속의학기행』을 보면 옛 몽고에는 중국의 신의 神醫 화타와 견줄 만한 의사가 있었다고 한다. 그의 이름은 '탁리제묵리근' 인데 전쟁터에서 화살을 맞고 의식을 잃은 환자를 살려낸 이야기가 인상 깊다. 그는 환자의 상처를 수술한 후 의식을 잃은 환자를 낙타나 소의 뱃속에 넣어 몸을 따뜻하게 하여 의식을 회복시켰다고 한다. 의식을 잃은 환자는 몸이 차갑고 머리가 뜨거워져서 의식이 없는 것이다. 살아 있는 낙타의 배를 갈라서 차가운 환자를 넣으니 환자의 몸은 따뜻해지며 생명온도가 보충이 되어 순환이 되고, 머리는 차가워져 정신이 맑아지며 의식이 회복될 수밖에……

이러한 방법은 현대의학자들이 만들어 놓은 생각으로 보면 비과학적이고 세균이 득실거리는 비위생적인 행위로 보일지 모르겠지만 '생명온도를 잃어 차가워지면 죽고 따뜻하면 산다' 는 자연의 이치로 생각해 보면 너무나 당연한, 매우 지혜로운 치료방법이라고 생각된다.

# 5. 피로는 몸을 차갑게 만든다

## 피로를 가볍게 여기면 안 된다

 사람은 일상생활에서 '먹고 자고 일하고 쉬고'를 반복하며 살아간다. 이 과정을 부족하지도 과하지도 않게 해주어야 기가 순환이 잘 되어 건강을 유지할 수 있다.
 이 과정이 부족하거나 과하면 기운이 순환이 안 되어 몸이 차가워지며 '피로'가 생기는 것이며, 누적되었을 때 '과로'가 되고, 살아있는 세포들은 점점 적어지고, 죽은 세포들이 쌓여 '만성피로증후군'이 되는 것이다. 특히 휴식은 피로를 회복시켜 주는 과정인데 올바른 휴식에 대한 인식이 부족하여 더욱 피로하게 만드는 원인이 되고 있다.
 참고로 한 조사에 따르면 우리 나라 인구의 0.27%가 만성피로증후군에 시달리고 있다고 한다. 이 같은 비율은 호주의 약 3배, 미국과 영국의 약 두배라고 한다. 그런데 문제는 이 만성피로증후군을 그대로 방치하면 그 자체로 끝나는 것이 아니라 머지않아 앞에서 설명한 차가워지면 나타나는 현상이 기다리고 있다는 점이다.

## 피로는 원인에 따라 풀어주는 방법이 다르다

많은 사람들이 피로는 그 원인에 따라 풀어주는 방법이 달라야 한다는 점을 모르고 있는 것 같다. 수면이 부족하면 수면을 취하여주면 되고, 육체노동자는 육체를 쉬어주면 되고, 정신노동자는 정신을 쉬어주면 된다. 여기서는 정신노동자의 피로 원인과 피로회복의 방법에 대해서 좀더 자세히 살펴보자.

■피로의 원인은

하는 일과 직업에 따라서 생각이 단순하고 육체를 많이 쓰는 육체노동자와 몸을 별로 안 쓰고 생각을 다양하고 복잡하고 치밀하게 해야 하는 정신노동자가 있다. 육체노동자와 정신노동자는 피로의 원인이 다르기 때문에 풀어주는 방법도 달라야 한다.

육체노동자는 몸을 많이 쓰기 때문에 잠을 잘 자고 몸을 편히 쉬어주면 피로가 회복된다. 문제는 정신노동자이다. 정신노동자는 젊었을 때, 기운이 있을 때는 육체노동자와 같이 잠을 잘 자고 몸을 쉬어주면 피로가 회복되지만, 누적되면 피로가 회복이 안 된다.

생각을 많이 하면 뱃속의 생명온도를 머리로 소모시키기 때문에 뱃속이 저체온이 되면서 몸과 마음, 정신과 영혼이 피곤해진다. 다양한 생각을 많이 한다는 것은 두뇌 속에 축적된 지식, 경험, 정보 등의 기억력을 쓰는 것이다.

기억력, 판단력, 순발력, 창조력, 기획력 등을 많이 쓴다는 것은 정신이 주관을 하기 때문에 정신이 피곤해지는 것이다. 그리고 깊은 생각, 오랜 생각을 많이 한다는 것은 이해력과 집중력 등을 쓰는 것이다.

이해력과 집중력 등은 마음이 주관을 하기 때문에 마음이 피곤하면 차분한 마음이 없어지고 급한 마음이 생긴다. 이렇게 정신과 마음이 피곤해지면 영혼이 지치는 것이다. 따라서 정신없이 마음 급하게 사는 것은 '지친 영혼, 불쌍한 영혼'이 되는 지름길이라는 것을 알아야 한다.

■ 피로 회복 방법은

정신노동자의 피로는 어떻게 해야 풀 수 있을까? 우선 무엇보다도 잠을 잘 자야 한다. 잠은 저체온이 된 몸을 열소모를 중단하고 다시 생명온도를 보충해주는 자동장치이다. 그 다음으로는 생각을 쉬어야 한다.

오늘날 많은 사람들이 휴식을 취한다면서 몸은 쉬고 있지만 TV, 컴퓨터, 각종 신경 써야 할 일 등등으로 잠시도 '생각'을 쉬지 못하게 하고 있다. 그래서 '생각 과부하過負荷상태'가 되어 생각이 마비되고 중독증세가 있으며 습관적으로 살아 '정신건강은 지쳐 있는 상태'다.

정신세계의 피로 회복은 일체의 모든 생각을 중지하는 것이다. 이것이 진정한 피로 회복 방법이다.

생각은 기운을 쓰는 것이기 때문에 정신력과 인내력 그리고 영력을 소모시키지만, 생각을 안 하면 정신에 힘이 생겨 정신이 맑아지고, 마음에 힘이 생겨 차분해지며, 영혼에 힘이 생겨 맑은 영혼이 되는 것이다. 그래서 명상, 요가, 단전호흡 등의 수련이 필요하게 되어 있다.

또한 정신노동자는 몸을 안 쓰다 보니 몸에 탄력이 빠지고 윤기가 없어져 운동 부족이 되고 순환이 안 되어 몸이 망가지기 쉽다. 특히 머리만 쓰고 몸은 별로 안 쓰다 보니 하체와 오장육부 저체온이 되며 기능이 저하되는 원인이 된다. 그래서 오늘날 현대인들은 운동 부족과 정신피로가 쌓여 누적되면서 몸을 점점 차갑게 만들어 육체적·정신적 질병이 많다.

이와 같이 정신노동자는 잠으로 풀어야 할 피로, 생각을 쉬어 정신을 맑게 하고 마음을 차분하게 닦아야 풀리는 피로, 운동으로 풀어야 하는 피로라는 세 가지 피로가 있는데 모두가 균형과 조화를 이루어야 진정한 피로 회복, 즉, 생명온도를 보충하여 피로를 푸는 것이다. 이중 어느 하나라도 부족할 것 같으면 서서히 몸은 차가워져서 저체온이 되며 건강을 잃게 되는 것이다.

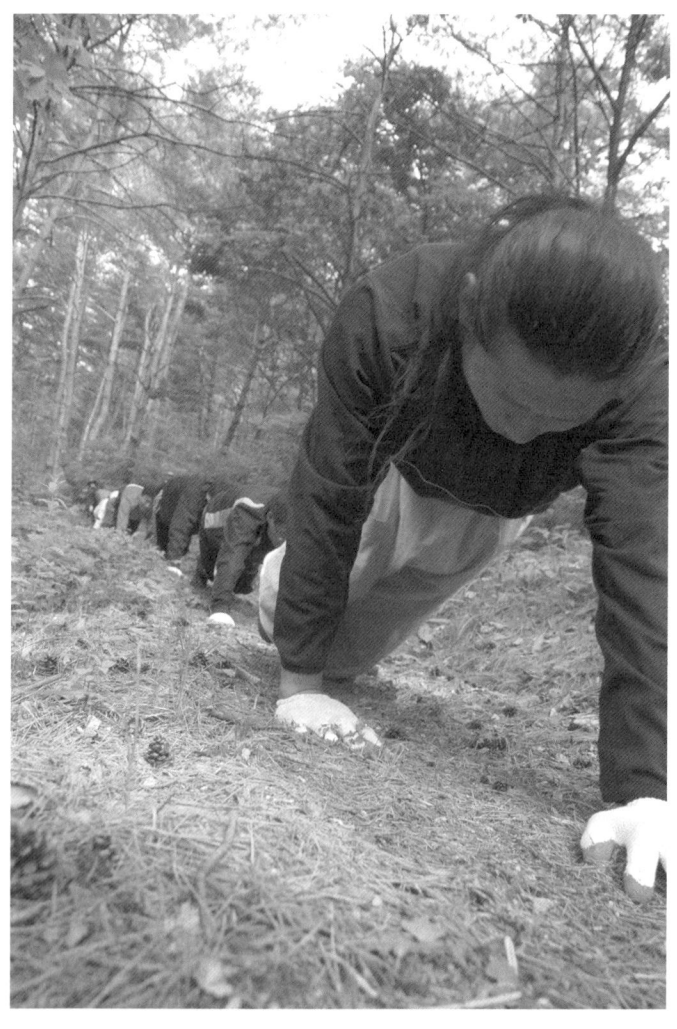

# 6. 과식은 몸을 차갑게 한다

 과식 또한 몸을 차갑게 한다. 사람이 식사를 한다는 것은 음식을 통해서 영양분과 기운을 섭취하여 살아가는 데 필요한 에너지를 보충하는 것을 말한다. 그런데 음식을 욕심내어 과하게 먹다가 체하게 되면 자신이 소화시킬 수 있는 기운보다 과하게 먹었기 때문에 기운이 부족하여 저체온이 된다. 영양분과 기운을 공급받지 못할 뿐만 아니라 소화불량 상태가 되어 체내의 순환을 마비시킨다.
 이런 상태가 되면 손과 발, 배등이 저체온이 되면서 감각이 떨어지며 벗벗해 지면서 굳어간다. 이러한 차가운 증세를 '체냉'이라고 한다. 이때 빨리 열보충을 해주면 기운이 생기면서 해결이 되는데 생명온도에 대한 지식이 없으니 안타까운 일들이 일어난다.
 안동민 선생이 지은 『성도학』을 보면, 152세까지 장수하면서 왕성한 성생활을 하여 120세에 아들을 득남한 것으로 유명한 '올드 파아'라는 영국인 이야기가 나온다.
 그는 140세가 넘을 때까지도 성생활을 즐길 만큼 무척 건강한 사람이었다. 그런 그의 사망 원인은 어이없게도 과식이었다. 보기 드물게 오래 장수한 그는 152번째의 생일날 왕궁의 초대를 받았다. 그런데 국왕이 거하게 차려준 잔칫상의 맛있는 음식들을 그만 과식하고 말았다. 갑작스러운 과식 때문에 장이 뒤틀려서 죽게 된 것이다. 장이 뒤틀려 죽었다는 것은 장세포와 근육들이 생명온도를 잃어 움추러 들면서 생긴 현상인 것이다.

당시의 영국 왕립의학협회에서 올드 파아의 유체를 해부했는데, 노환의 증후는 거의 없었다고 밝힘으로써 그의 사망 원인은 갑작스러운 과식 때문이었음을 증명하였다. 과식이 몸을 차갑게 하여 순환이 안되고 마비가 되어 죽은 것이다.

많은 사람들이 일상생활에서 과식을 하여 몸을 차갑게 만들고 있다. 특히 생일잔치, 환갑잔치 등의 각종 행사는 평상시의 음식생활을 하던 평상심을 깨뜨리게 해서 과식을 하기가 쉽다. 그래서 더욱 조심해야 한다.

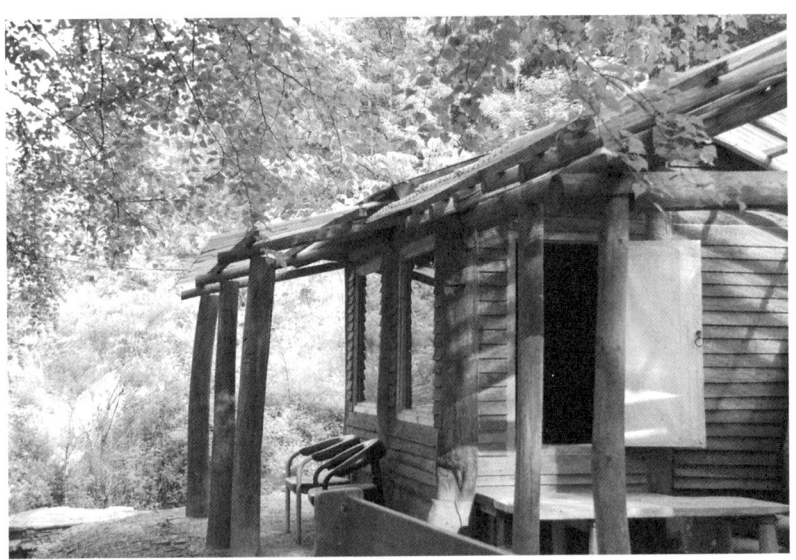

# 7. 과음은 몸을 차갑게 만든다

과음過飮은 몸을 차갑게 만드는 원인이 된다. 사실 이 세상에 많은 약이 있지만 술처럼 빨리 몸을 따뜻하게 해주는 약이 없다. 술은 발효식품이고, 발효식품은 몸을 따뜻하게 해주는 성질이 있다. 그래서 선인들은 술을 '백약지장百藥之長'이라고 했다. 특히 따뜻하게 해서 마시는 술은 뱃속을 순환이 잘 되게 하여 건강에 도움이 된다. 다만, 약으로 마시는 양은 한두 잔 정도라는 사실을 간과해서는 안 된다.

## 술이 과하면 나타나는 현상들

몸에 필요한 음식도 많이 먹으면 과식이 되어 '체냉'이 되듯이, 술도 과하게 먹으면 오히려 몸이 차가워지고 머리가 뜨거워져 두뇌 순환이 안 되어 제 정신이 아닌 상태가 되며, 심하면 인사불성이 되어 기억력이 없어진다. 이를 '필름이 끊겼다'고도 표현한다. 이렇게 기억이 없는 상태는 치매의 상태와 다를 바 없다.

치매 환자도 몸이 차갑고 머리가 뜨겁다. 그리고 정신이 없고 멍청하며 과거의 지식, 경험 등의 기억력이 없다. 즉, 술을 과하게 마심으로써 나타나는 현상은 일시적으로 정신적 노화현상인 치매, 망령, 노망이라는 증세와 똑같이 나타난다는 것을 알아야 한다.

 술에 취해 정신이 없어지면 현실 판단, 대처능력이 없고 잠재의식만 남게 된다. 잠재의식이란 과거의 생활 속에서 만들어진 습관, 본능, 강하게 입력된 기억(충격)등만이 남게 된다. 다음과 같은 현상이 나타난다.

 첫째, 잠재된 생각만 남게 되고 그 생각에 빠지게 되어, 했던 말을 계속해서 또 하거나 큰소리, 쌍소리, 고집, 폭력 등으로 문제를 일으킨다. 현실 판단능력이 없어지고 잠재의식밖에 없다.

 잠재의식은 자기밖에 모르기에 대화가 통하질 않는다. 이때 잠재의식은 건드리면 더욱 발광을 한다. 더욱 큰소리 쌍소리 폭력이 강해지기 때문에 잠재의식은 달래주거나 피해야한다.

 오늘날 수많은 사람들이 과음으로 문제을 일으키고 있는 현실이다. 대화가 통하질 않는다는 점을 명심하여 지혜롭게 대처하길 바란다. 나중에 술을 깨고 나면 정신이 맑아지며 잠재의식이 사라져서 '내가 언제 그랬나!' 라고 한다.

 둘째, 본능만 남는다. 과음을 하게 되면 정신이 없어지고 정신이 없어지면 잠재의식이 나온다. 잠재의식중의 하나가 본능이다.

 본능이란 먹고 마시고 자고 싸고 이성異性을 찾는 것이다. 그래서 주색酒色을 같이 하게 된다. 남녀노소 상관없이 술에 취하게 되면 본능을 따라가게 되어 맑은 정신으로는 도저히 할수 없는 일들이 벌어진다. 또 과음이 누적되어 알코올 중독이 되면 정신이 맑지 못하고 몸에는 차가운 기운이 많기 때문에 위암, 간암, 성기능 장애, 근육 마비로 인한 떨림증(수전증)등이 생기기도 한다.

 '술이 깼다'는 것은 차가워진 뱃속이 따뜻해지고 뜨거워진 머리가 차가워졌다는 뜻이고, '술이 덜 깼다'는 것은 아직 뱃속이 차갑고 머리에 뜨거운 기운이 남아 있다는 뜻이다.

술을 빨리 깨기 위해서는 몸(뱃속)을 빨리 뜨겁게 해주어야 땀이 나며 머리가 차가워지고 정신이 맑아진다. 해장국, 매운탕, 북어국, 목욕, 수면 등은 모두가 몸을 따뜻하게 하고 머리를 차갑게 하여 술을 깨게 만드는 방법들이다. 장부의 차가운 기운을 몰아내고 생명온도를 보충해주는 것이 해장解腸인데, 모든 해장 음식들이 맵고 뜨거운 것으로 되어 있는 것은 이 때문이다.

앞에서 말한 것처럼 술이란 것은 발효식품으로 몸을 따뜻하게 하는 성질이 있기 때문에 몸이 차가운 노인들과 환자에게 한 잔의 술은 몸이 따뜻해지도록 도와주는 보약이 된다. 노인들의 경우 반주로 한 잔씩 마시는 것이 도움이 되기도 한다.

그런데 많은 사람들이 술이 가진 본래의 효능을 무시하고 과하게 마셔서 술을 욕되게 만들고 있다. 아무리 좋은 약이라도 한 번에 일 년치씩을 마셔버리니 독이 될 수밖에 없다. 술의 맛과 향과 기운을 느끼면서 욕심내지 말고 마시면 얼마나 좋겠는가!

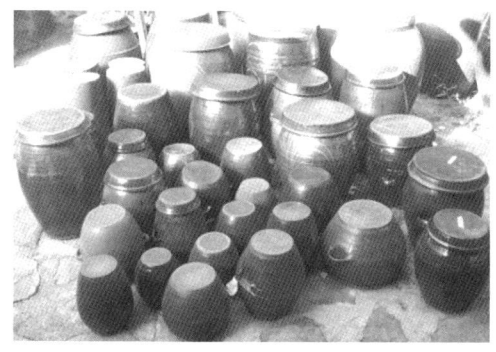

# 8. 갑작스런 날씨의 변화를 조심하라

하늘의 기운을 '천기天氣'라고 한다. 천기의 변화에는 해와 달, 계절, 낮과 밤, 눈과 비, 바람과 구름 등의 변화가 있다. 이러한 천기의 변화는 따뜻한 기운과 차가운 기운의 변화, 즉, 온도변화는 인간에게 영향을 미치게 된다. 그러므로 환절기 등 낮과 밤의 일교차가 심할 때는 생명온도가 약한 사람은 차가운 기운을 막아내지 못하고 몸에 들어와 질병을 일으키거나 죽음에 이르게 되기 때문에 조심을 해야 한다.

추풍낙엽이라는 말이 있다. 날씨가 따뜻했다가 계절이 바뀌면 식물은 활동이 중지되어 낙엽이 떨어진다. 사람도 마찬가지이다. 찬바람이 불면 건강한 사람은 몸이 따뜻하기 때문에 기온의 변화를 이겨낼 수 있지만, 약한 사람은 생명온도가 약하기 때문에 찬바람을 이겨내지 못하고 호흡기질환, 신경통, 뇌졸증 등의 몸이 차가워지면 생기는 현상이 나타나게 된다.

심할 경우에는 차가운 기운이 생명온도를 뺏어가 싸늘하게 식게 되어 동사凍死, 혹은 앓고 있는 질병의 악화로 병사病死를 하게 되는 것이다. 근래에는 기상이변이 심하여 차가운 기운이 사람들에게 범접하기 쉽기 때문에 건강에 유의하여 몸을 보온하는 데 신경을 써야 한다. 특히 약한 노인들에게는 치명적인 결과를 가져오기 쉬우므로 유의하여야 한다.

## 몸이 차고 약한 사람에게 뇌졸증이 찾아온다

갑작스런 날씨 변화에 많은 영향을 받는 뇌 건강에 대해서 알아보자. 뇌가 건강하려면 몸이 따뜻하고 머리가 차가워야 한다. 생명온도가 있어야 기운이 있는 것이다. 그래야 뇌 호르몬 분비가 원활하고 뇌혈관, 뇌신경, 뇌세포 등이 제 기능을 발휘하며 정신이 맑고 기억력, 순발력, 판단력, 창조력이 있으며 건강한 생활이 되는 것이다.

몸의 생명온도가 약한 사람들은 갑작스러운 기온의 변화로 차가운 기운이 몸속으로 들어오고 몸속에 남아있던 따뜻한 기운은 머리로 올라가면서 뜨거워져 뇌졸중으로 쓰러지기 쉽다.

뇌졸증이 발병했을 때는 즉시 몸을 따뜻하게 생명온도를 보충해주면 머리가 차가워지며 순환이 되고 신진대사와 호르몬 분비가 원활해지면서 죽어가던 신경, 세포 등이 살아나며 빠르게 회복이 된다. 그런데 오늘날의 병원에서는 뇌졸증 환자의 보온에 신경을 쓰지 않는다. 뇌혈관 수술을 하고 약물치료를 하는 정도에 그친다. 빨리 몸을 따뜻하게 해주는 시기를 놓치면 몸이 점점 차갑게 굳어가게 되는 데도 말이다.

왜 뇌졸증 환자가 생기는지 생각해 보자. 평소의 생활 속에서 피로가 없고 몸이 따뜻하고 신체의 좌우 균형이 바른 사람은 걱정할 필요가 없다. 그러나 평소 생활에서 바쁘다는 핑계로 피로가 쌓여 있고 여러 가지 이유로 몸이 생명온도를 잃어 저체온이 되어 있는 사람, 그리고 성격이 급하고, 몸의 좌우 균형이 바르지 못한 사람은 뇌졸증이 남의 이야기가 아니라는 점을 명심해야 할 것이다.

이렇게 저체온인 사람이 갑자기 화를 내거나, 충격을 받거나, 신경을 많이 쓰거나, 날씨가 갑자기 변하게 되면 머리가 급격히 뜨거워지고 순환이 안 되어 마비가 일어나 장애가 생긴다. 그리고 머리는 무겁고 통증이 생겨 의식이 없으며 몸이 싸늘하게 차가워지고 마비가 되어 쓰러지게 되는 것이다. 이것이 바로 뇌졸중이다.

흔히 뇌졸중은 나이가 많은 사람에게만 오는 것이라고 생각하지만 평소의 생활 속에 생명온도를 모르고 몸을 차갑게 하는 생활을 하는 사람은 나이, 성별에 상관없이 누구에게나 찾아올 수 있다는 점을 명심하길 바란다.

## 몸이 차서 순환이 안 되면 중풍을 불러온다

중풍에 걸린 환자를 '풍 맞았다'고 하는데 중풍에 걸린 팔과 다리는 얼음처럼 저체온이 되어 차갑다.

중풍에 걸리면 대부분 반신불수가 되는데, 이는 평소에 좌우 균형이 흩어진 생활 자세를 갖고 있는 사람들에게 생기는 현상이다. 뱃속의 오장육부에서 기운이 팔다리에 보내주는 곳인데 마비된 쪽의 뱃속을 만져보면 차갑게 굳어있다 한쪽 뱃속의 장부들이 생명온도를 잃어서 굳어있어 반신불수가 되는 것이다.

한쪽으로 벌어진 다리는 힘이 없고 차갑기 때문이고, 처진 어깨 쪽의 팔도 기운이 없고 평소에도 마비증세가 있었기 때문이다. 비뚤어진 머리 쪽의 두뇌가 순환이 안 되어 마비가 생기며 처진 눈매와 웃을 때 올라가는 쪽의 얼굴에 마비가 와서 구안와사가 생긴다. 이렇게 반신불수가 된 쪽의 신체는 더욱 싸늘하게 차갑다는 점을 인식해야 할 것이다.

이를 해결하기 위해서는 마비된 쪽의 뇌를 수술을 하고 마비된 쪽의 팔다리를 운동을 하고, 침으로 약으로 해결하려 하는데 이는 모두 단방 요법에 불과하다. 근본적인 문제는 생명온도를 잃고 차가워져 굳어버린 한쪽 뱃속을 살려내어 기운이 살아나야 말단인 머리, 팔다리가 살아나는 것이다.

　구안와사 얘기가 나왔으니까 말인데, 사람이 차가운 곳에서 잠을 자면 몸이 급격히 차가워지면서 얼굴이 한쪽으로 돌아가는 마비현상인 구안와사가 생긴다. 옛말에 '다듬이돌'을 베고 자면 얼굴이 돌아간다고 했다. 다듬이돌이란 차가운 바닥을 의미한다. 한여름에도 낮잠을 자면서 얼굴을 차가운 바닥에 대고 자면 안면근육이 차가워져 굳어지는 마비증상이 온다.

　그런데 얼굴이 돌아가는 이유는 한쪽 뺨은 차가워지면서 세포, 신경, 혈관 등이 굳어가서 뻣뻣하게 마비가 되어 내 마음대로 움직이지 않는 반면 한쪽 뺨은 따뜻하게 순환이 되는 상태 그대로 있기 때문이다. 즉, 두 개의 서로 다른 기운이 좌우로 나누어져서 얼굴이 틀어지게 되는 것이다. 또한 차가운 바닥에 뒷머리를 대고 잠을 자면 뒷머리와 목 뒤가 차가워지며 굳어가서 순환이 안 되어 통증과 마비가 생기게 된다.

# 9. 피부 노출은 몸을 차갑게 만든다

옷은 외부로부터 우리의 몸을 보호하는 최소한의 단위이다. 외부로 노출된 몸은 차가워지게 마련이다. 그래서 사람들은 몸이 차가워지는 것을 막기 위해 옷을 입고 양말을 신는 것이다.

날씨가 추우면 두꺼운 옷으로 몸을 감싸서 보온을 하고, 날씨가 더우면 얇은 천으로 옷을 만들어 냉기가 들어오는 것을 방지한다. 옷은 이처럼 날씨의 변화에 따른 외부의 자극으로부터 우리의 몸을 보호하는 최소한의 단위라고 할 수 있다.

날씨가 추운 날 혹은 추운 지역에서 노출된 피부는 차가운 기운이 범접하게 된다. 그래서 차가운 기운이 오래 머무르게 되면, 차가운 곳은 마비가 생기고 가렵고 통증이 생기며 부기가 있으며 염증이 있기에 신경통, 동상 등이 생기게 되는 것이다.

반면에 날씨가 더운 날 혹은 더운 지역에서 장시간 노출된 피부는 피부 손상을 입거나 배탈, 설사, 이질, 장티푸스, 일사병, 열사병이 생기기 쉽다. 날씨가 더우면 공기가 뜨겁고 심장과 폐가 뜨거워지며 머리가 뜨겁고 배가 차갑게 되기 때문에 그러한 질병이 생기는 것이다.

스스로 자기 몸을 지키기 위해 계절 변화에 따라 알맞게 옷 입는 것이 중요한데, 최근 들어 옷의 패션적인 측면이 강조되면서 옷의 본래의 기능을 망각하는 경우가 많아졌다. 건강을 잃으면서 멋을 부리는 것이 무슨 소용이 있단 말인가.

## 배꼽티는 여성의 건강을 해친다

요즘 젊은 여성들의 옷차림을 보면 참으로 걱정스럽다. 젊은 여성들 사이에서 유행하는 배꼽티와 찢어진 청바지, 골반바지를 보라! 그런 옷차림을 하고서 배와 무릎 등을 드러내놓고 다니는 여성들이 있다. 대단히 위험한 일이다. 미풍양속을 해친다고 말리는 것이 아니다.

이는 스스로 자신의 몸을 차갑게 만드는 '자해 행위'이다. 특히 배가 차가워지면 생리통, 생리불순, 냉대하, 불임, 자연 유산, 기형아 출산 등 각종 여성질환이 생겨 죽을 때까지 고생을 하게 된다.

"처제가 처녀 시절에 배꼽티를 입고 다니길래 그렇게 입지 말라고 볼 때마다 말려도 안 듣더니, 결혼한 지 3년이 지났는데 임신이 안 되어 고민하고 있어요." 나를 찾아온 어느 사람이 한 말이다.

이외에도 배꼽티를 입은 많은 여성들이 배가 차가워져 고생을 하는 경우를 많이 보고 듣게 된다. 또 무릎부위에 구멍을 뚫고 찢어진 청바지를 입고 다니는 여성들이 많다. 무릎이 차가워지면 통증과 염증이 생기고 결국은 무릎관절에 이상이 생겨 신경통, 류머티즘 등의 고질병으로 걷지도 못하고 퉁퉁 붓게 된다.

특히 여름철에 젊은 사람들은 피부 노출을 좋아한다.

젊고 기운있다고 자랑하는 것인지는 몰라도, 그것은 대단히 위험한 일이다. 짧은 바지와 치마는 태양이 있는 낮에는 괜찮다. 그러나 바람이 많이 부는 날, 아침과 저녁, 어두운 밤, 비 오는 날에는 다리를 냉하게 만들고 점점 탄력을 잃게 하고 가늘게 만든다.

## 옛 어른들의 옷 입는 지혜를 배워라

　옛날 우리 할머니들은 시집올 때 혼수 감으로 복대(배를 감싸는 천)를 해왔다고 한다. 또 굳이 복대를 하지 않더라도 속곳을 입어 항상 아랫도리를 따뜻하게 감싸는 의복 생활을 했다. 이러한 것은 평소에 배를 따뜻하게 하여 각종 여성질환을 예방하고, 건강한 자손을 생산하기 위한 나름대로의 지혜였던 것이다. 요즘 여성들의 철없음과 옛 여성들의 지혜로움이 더욱 대조가 되는 부분이다.
　여름철에는 모시, 삼베 등의 얇은 옷으로 보온을 했다. 모시, 삼베는 시원하면서도 보온을 동시에 하는 옷감이다. 날씨가 덥다고 다 벗어버리면 시원할 것 같지만 그렇지가 않다. 오히려 적당한 소재의 옷감으로 보온을 해주어야 몸은 따뜻하고 머리는 차가우며, 가슴은 뜨겁지도 차갑지도 않은 중간 상태의 평형이 유지되어 더위를 덜 타게 된다. 모시, 삼베로 지은 옷을 입어 본 사람이면 내 말에 공감을 할 것이다.
　우리 할머니, 할아버지는 아무리 더운 한여름이라도 잠을 잘 때는 꼭 이불을 덮고 주무셨는데, 이럴 때도 까실까실한 모시, 삼베가 제격이었다. 간혹 어린 아이들이 잠을 자다가 이불을 차내면 지혜로운 어머니들은 이불을 끌어다 배를 따뜻하게 덮어주었.
　배를 보온해주지 않으면 배가 차가워지고 머리가 뜨거워져 잠을 자고 나서 아이들은 징징 짜고 짜증을 잘 내며 신경질적으로 변하기 쉬울 뿐 아니라 각종 질환이 생기기 때문이다.

# 10. 각종 공해가 우리의 건강을 노린다

각종 공해는 몸을 차갑게 한다. 공해의 종류에는 소음 공해, 공기 공해, 중금속 공해, 농약 공해, 폐수 공해 등이 있다. 이러한 각종 공해가 우리에게 어떠한 악영향을 주는지 알아보자.

**소음 공해**

소음 공해는 각종 소리에 의해 생기는 것이다. 각종 기계음, 전자음, 자동차 경적 소리 등 모든 인공적인 소리는 신경을 건드려 머리로 열(생명온도)이 올라가고, 열이 올라갔으니 뱃속은 저체온이 되게 한다.

그러나 매미소리, 어린 아기 소리 등의 자연의 소리에는 기운이 있어 머리를 맑게 해주고 기분이 좋아져서 몸을 따뜻하게 하여 생명온도를 지켜준다. 그래서 도시의 온갖 소음 속에 있다가 자연 속에 들어가면 머리가 맑아지고 상쾌해지는 것이다.

기운이 넘치고 건강한 사람은 소음 공해를 이겨낼 힘이 있으나 소음 속에 사는 생활이 계속되면 감각이 마비가 되어 서서히 기운을 잃어 버리게 된다.

기운이 약하고 신경질적인 사람은 소음 공해로 인하여 더욱 신경을 써서 불안 예민해져 까탈스럽게 되고 두통, 불면증 등이 생기고 몸은 저체온이 되어 무기력증 등의 각종 질환이 생기게 된다.

■공기 공해

　공기 공해에는 매연, 가스, 먼지 등이 있다. 이러한 공기 공해를 코로 들이마시게 되면 공해의 독 자체도 문제이지만, 머리로 열이 올라가면서 뱃속은 저체온이 되게한다. 저절로 머리는 뜨겁게 만들어 인상을 쓰게 되고 두통이 생긴다.

　이러한 공해가 점점 심해지면 중독이 되어 머리가 뜨거워지며 의식을 잃게 되고 몸은 차가워지면서 마비가 되어 근육경련이 생기기도 한다. 특히 호흡기질환을 포함한 각종 질병이 생기게 된다.

　도시에는 자동차 매연, 각종 악취와 각종 가스 그리고 먼지로 인한 공기 공해가 심하다. 그래서 도시 사람들은 더욱 머리가 뜨거워져 인상을 쓰는 일이 많이 생긴다. 공기에도 기운이 있다. 산이나 바닷가에 가서 기운 넘치는 공기를 들이마시면 머리가 맑아지고 가슴이 편하며 움츠러들었던 몸이 퍼지면서 기운이 넘치게 된다.

　공기 공해에는 악취도 포함된다. 악취 역시 사람의 머리를 뜨겁게 하고 몸을 차갑게 만든다. 그러나 향기(좋은 냄새)는 기운이 있어 머리를 맑게 하고 몸을 따뜻하게 해준다.

　식물은 하늘의 기운과 땅의 기운을 받아서 왕성하게 기운이 넘칠 때 꽃을 피운다. 꽃에는 향기가 있고, 향기에는 기운이 있어서 사람에게 무거운 머리를 맑게 해준다. 그래서 향기의 기운을 이용하여 병을 치료하는 방법이 바로 '아로마 요법' 인 것이다. 무거운 머리를 맑게 해준다는 것은 뜨거운 머리를 차갑게 한다는 것이고, 차가운 몸을 뜨겁게 한다는 것이다. 그래서 각종 질병이 치료되는 것이다.

■중금속 공해

　각종 중금속에 의한 공해 역시 심각하다. 수은, 납 등의 중금속 공해가 공기나 물 혹은 농수산물에 의해 사람에게 흡수된다. 수은이나 납도 따뜻하면 분해가 되고 차가워지면 굳는다. 중금속이 우리 몸에 쌓이면 몸이 점점 차가워지고 머리가 뜨거워져 무겁고 기운이 없으며 쉬 피로를 느끼게 된다. 이러한 상태가 누적되면 결국 차가운 기운이 약한 부위에 몰리게 되어 염증과 암 혹은 마비 등의 각종 질병이 생기는 것이다.

특히 임산부의 경우에는 차가운 기운이 태아에게 영향을 미치어 기형아 출산을 유발시키기도 하고, 차가운 곳은 균이 생기고 염증과 암이 생기기 때문에 태아의 피부세포, 근육, 뼈가 헐고 녹아내리는 현상도 생기게 된다. 이러한 위험에 노출되어 있을 때에 생명온도가 강한 사람은 스스로 해독능력이 있다. 쇠를 먹어도 소화를 시키는 사람도 있다. 그러나 생명온도가 약한 사람들은 생명온도를 보충해주는 생활을 하여 몸을 뜨겁게 해주면 순환이 되어 오염된 중금속 공해를 배출시킬 수 있게 된다.

■ 농약 공해

농약 공해에는 제초제와 살충제 피해가 있다. 농약의 성질은 생명들에게 빨리 생명온도를 뺏어가 차갑게 만들어 활동을 마비시키고 파괴시키는 것이다. 그래서 제초제는 식물의 활동을 마비시켜 누렇게 말라죽게 만들고, 살충제는 곤충의 생명온도를 뺏어가 활동을 마비시켜 죽게 만드는, 생명온도를 뺏는 약이라는 것이다.

이와 같이 농약은 빠른 시간 내에 잡초의 활동과 해충의 활동을 마비시켜 죽이는 효과가 있어, 많은 사람들을 먹여 살려야 하는 대량생산 농사법에 없어서는 안될 중요한 부분이 되어버렸다. 그런데 농사 과정에서 사용한 농약 성분이 묻어 있는 농산물을 섭취한 사람의 몸이 차가워진다는 점이 문제다.

농약 잔류가 있는 농산물을 계속해서 먹을 때 몸은 서서히 차가워지며 기운을 잃게 되어 조금씩 건강을 잃어가게 된다.

일상생활 속에서 생명온도를 보충하는 생활을 철저히 실천하는 것이 역시 여기에 대한 근본적인 대책이다.

**폐수 공해**

폐수 공해에는 공장 폐수, 축산물 폐수, 세제 등이 섞인 생활하수 등이 있다. 이러한 폐수들도 사람의 몸속에 들어가면 몸을 차갑게 만들고, 머리는 뜨겁게 만들어 질병이 생기게 한다.

10여 년 전에 있었던 낙동강 페놀 오염 사건을 기억하는가? 사람들이 공장에서 몰래 버린 폐수가 강물을 오염시킨 것이다. 물고기들은 폐수에 오염되어 생명온도를 잃어서 죽은 물고기들이 즐비하고, 하류의 사람들이 오염된 물을 먹음으로써 몸이 차가워졌다.

# 11. 말이 많으면 몸이 차가워진다

약 30여 년 전에 18년 동안 말을 안 하고 벙어리 생활을 하신 분을 우연히 만난 적이 있다. 그 때에 내가 느낀 점은 '참으로 영력이 높고 영혼이 맑으신 분이다' 라는 것이다. 눈이 크고 눈빛이 맑고 그윽하며 피부가 탄력이 있고 윤기가 있으며 표정이 선하고 인자하며 편안한 얼굴이었다. 마치 그림 속의 예수님 형상을 만난 듯이 더듬대는 말로 대화를 나누고 헤어졌는데 지금도 그 모습이 잊혀지지 않는다.

내가 이 만남을 소개하는 이유는, 많은 사람들이 입을 통해서 기운을 소모시킴으로써 몸을 차갑게 만들어 건강(몸, 마음, 정신, 생각, 영혼의 건강)을 잃게 만드는 원인이 되는데, 이 사람은 말을 하지 않음으로써 기운을 지키고 쌓아서 정신과 영혼을 맑게 만들었기 때문에 실제 예를 보여주기 위함이다.

우리는 일상생활에서 불필요한 말, 쓸모없는 말, 부정적인 말, 생각이 없거나 짧은 말 등등으로 인하여 현실 판단력이 떨어지는 말의 공해 속에서 상처를 주고받고 아프게 살아가며 기운을 엉뚱한 데 낭비하고 살아가고 있다.

그래서 나는 〈기림산방〉에서 건강 수행교육을 할 때에는 '벙어리 훈련'을 실시한다. 교육대상에 따라 달라지지만, 만약 말을 하게 되면 다음과 같은 벌칙을 내세운다.

'말 한 마디에 장천공을 한 시간 해야 하고, 말 두 마디에 하루 종일 뒷간의 똥을 퍼야 하고, 말 세 마디에 일주일을 굶어야 하고, 말 네 마디에 고된 수련을 해야 하고, 말 다섯 마디에 스스로 짐을 싸고 하산을 한다.' 이 과정을 끝나고 나면 정신이 맑아져 기억력이 좋아지고 생각의 영역이 넓어지며 참는 마음이 쌓여서 생각이 깊어지고 집중력이 생긴다.

또한 자신이 과거에 쓸모없는 말, 불필요한 말을 너무 많이 했었다는 것을 느끼게 되고, 일상생활에서 다른 사람들과 말을 나누면서 그들의 생각과 마음 그리고 정신까지 들여다볼 줄 알게 된다. 스스로 말이 많으면 기운을 잃게 된다는 것을 절실히 느껴 말수가 적어지고 생각이 커지는 교육이다.

# 12. 화를 지혜롭게 다스려라

'화'를 내지 않고 살기에는 참으로 힘든 세상이 되었다. 물질은 풍요로워졌으나 정신문화가 빈약해져서 생각이 없거나 생각이 작은 사람들이 많기 때문이다. 남을 배려하고 살아가면 서로가 공생할 수 있는데 자기밖에 모르고 남을 무시하고 이기적이며 본능밖에 모르는 시대이기 때문에 '화'가 날 상황이 너무나 많다.

화를 내면 어떻게 될까? 화를 내면 머리가 뜨거워지고 뱃속이 저체온이 된다. 반복해서 자주 화를 내면 머리는 항상 무거워져 정신이 맑지 못하고, 몸은 차가워져 순환이 안 되어 각종 질병이 발생하는 원인이 된다. 큰 화가 치밀어 오르면 '분노'가 된다. 분노가 '폭발'하면 뜨거운 기운이 머리로 올라가 두뇌 속의 혈관, 세포, 신경 등이 마비가 되거나 터져서 뇌출혈, 뇌경색 등이 갑자기 발생하는 불행을 당하게 되기도 하고, 분노가 폭발하면 생각이 좁아지고 고집이 세고 악하고 독해져서 폭력, 살인, 자살, 방화 등 어떠한 일을 저지를지 모르는 상황이 된다.

사람이 살다보면 화를 안낼 수가 없다. 화를 조절하는 지혜를 장수노인에게서 찾아보자! 내가 100세 이상 장수노인들을 찾아가서 그 가족과 주변 사람들에게 장수노인의 성격을 물어보면 모두가 '호랑이 할아버지' 또는 '호랑이 할머니'라는 표현을 한다. 그런데 이 분들은 화가 나서 큰 소리를 내지만 뒤돌아서면, 생각을 다른 데로 돌려 화가 났던 일을 지워버린다. 생각을 조절할 수 있는 능력이 있는 것이다.

사람이 화를 낼 때 내야지 아무 때나, 사소한 일로 화를 내면 미움과 불신이 생기는 법이다. 또 한번 화를 냈으면 됐지 반복해서 똑같은 일로 화를 내는 것도 마찬가지다. 장수노인들은 인생을 대단히 지혜롭게 살고 계셨다!

그러면 사람이 화를 안내면 어떻게 될까? 기운이 약하고 생각그릇이 작은 사람이 화를 안내면 건강을 유지하는 데 도움이 될 것 같지만 그렇지 않다. 속을 썩이고 열을 받게 하는데 억지로 참고 있으면 따뜻한 기운이 머리로 올라와 정신이 없고 멍청해지며, 가슴(심장과 폐)에 열이 차서 순환이 안 되고(이를 흔히 '화병'이라고 한다)답답해진다. 그리고 뱃속은 저체온이 되면서 순환이 안 되어 소화장애 등 각종 질병이 생긴다

세상을 착하고 깨끗하게 화를 안 내고 살고 싶지만, 영악한 잔머리꾼,지능범들이 착한 사람을 가만 내버려두지 않는다. 무시하거나 지능적인 거짓말과 거짓행동으로 사기를 치고 억울하게 곤궁에 빠뜨리기 때문에 착한 사람들은 자신을 지킬 수가 없게 된다. 그래서 장수노인들처럼 잘못된 일을 보면 한번쯤 '호랑이'처럼 큰소리로 야단을 치며 화를 내는 것도 자신을 지킬 수 있는 방법이라고 생각된다. 영악한 잔머리꾼들은 '강자에게는 약하고 약자에게는 강한 생리'를 갖고 있기 때문이다.

지금까지 왜 몸이 생명온도를 잃게 되었는지를 일상생활 속에서 찾아보았다. 오늘날 의학이 감당할 수 없을 만큼 빠른 속도로, 많은 사람들이 몸과 마음, 정신과 영혼 그리고 생각까지 이름도 모르는 수많은 질병에 걸려서 고통을 받고 있다.

이제는 인간에게 밀려오는 지옥 같은 질병과 갈등과 괴로움을 스스

로 막아야 한다. 그 근본적인 원인이 생명온도를 잃고 저체온을 만드는 생활에 있는데도 많은 사람들이 이것을 깨닫지 못하고 엉뚱한 곳에서 답을 찾아 헤매고 있었다고 본다. 이제 생명온도의 중요성에 대해서 올바로 인식한 사람들부터 따뜻한 생활을 실천하면서 주변 사람들에게도 적극적으로 '따뜻하면 살고 차가워지면 죽는다'는 진리를 전해주기를 바란다.

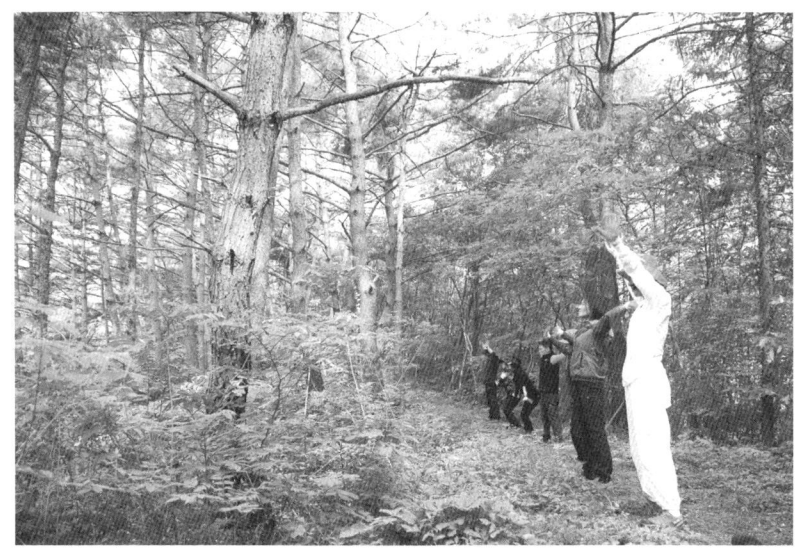

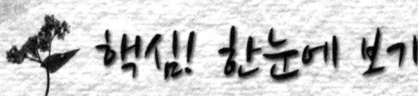 핵심! 한눈에 보기

- 냉장고는 바르게 사용하면 건강의 동반자가 되지만, 잘못 사용하면 몸이 생명온도를 잃게 되어 무서운 암, 비만, 기형아 등의 난치병을 만드는 주범이 된다.

- 우리가 찬물 벼락을 맞으면 몸이 움츠러든다. 찬 기운은 위축시키고 굳게 하는 성질이 있기 때문이다. 이와 같은 이치로 차가운 음식을 먹게 되면 위와 장이 위축되고 굳어간다. 그래서 '급체'가 생기게 된다.

- 잠이란 피곤하고 차가워진 몸의 피로를 풀어주고 몸을 따뜻하게 회복시켜 주는 것이다. 그래서 그날의 잠은 그날의 피로를 풀어주고, 그날의 차가워진 몸을 따뜻하게 해주는 보약인 것이다.

- 사람이 갑작스런 충격을 받으면 몸의 따뜻한 기운은 머리로 올라가고 뱃속은 저체온이 된다. 이는 자연의 이치고 섭리이며 우리 몸이 갖고 있는 자동장치이다.

- 선인들은 술을 '백약지장'이라고 했다. 특히 따뜻하게 해서 마시는 술은 뱃속을 순환이 잘 되게 하여 건강에 도움이 된다. 다만, 약으로 마시는 양은 한두 잔 정도라는 사실을 간과해서는 안 된다.

- 몸이 약한 사람들은 갑작스러운 기온의 변화를 막아내지 못하여 갑자기 몸이 차가워지며 머리가 뜨거워져 뇌졸증으로 쓰러지기 쉽다. 뇌졸증이 발병했을 경우 즉시 몸을 따뜻하게 해주면 머리가 차가워지며 순환이 되고 신진대사와 호르몬 분비가 원활해지면서 죽었던 신경, 세포 등이 살아나며 빠르게 회복이 된다.

- 무릎부위에 구멍을 뚫고 찢어진 청바지를 입고 다니는 여성들이 많다. 무릎이 차가워지면 통증과 염증이 생기고 결국은 무릎관절에 이상이 생겨 신경통, 류머티즘 등의 고질병으로 걷지도 못하고 퉁퉁 붓게 된다.

- 하루 종일 앉아서 머리만 쓰고 다리를 쓰지 않으면 다리의 기운이 약해진다. 기운이 약해지면 오장육부의 기능이 떨어지고, 머리는 무거워진다. 아무리 장시간 공부를 하여도 집중력과 기억력이 떨어져 실력이 향상되지 못하며, 창의력 넘치는 생활을 기대하기도 힘들어진다.

- 화를 내면 머리가 뜨거워지고 몸이 저체온이 된다. 반복해서 자주 화를 내면 머리는 항상 무거워져 정신이 맑지 못하고, 몸은 생명온도 손실이 심하여 순환이 안 되어 각종 질병이 발생하는 원인이 된다.

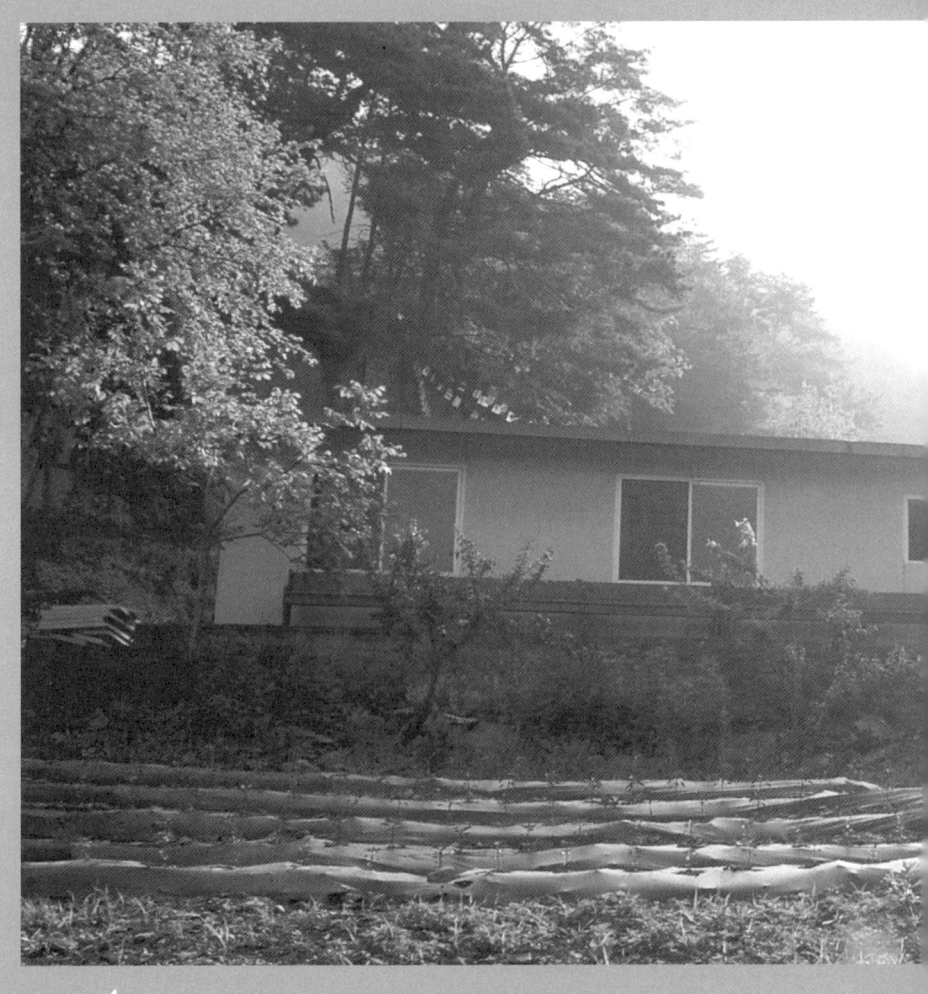

제4장
사람을 건강하게 하는
따뜻한 생활문화

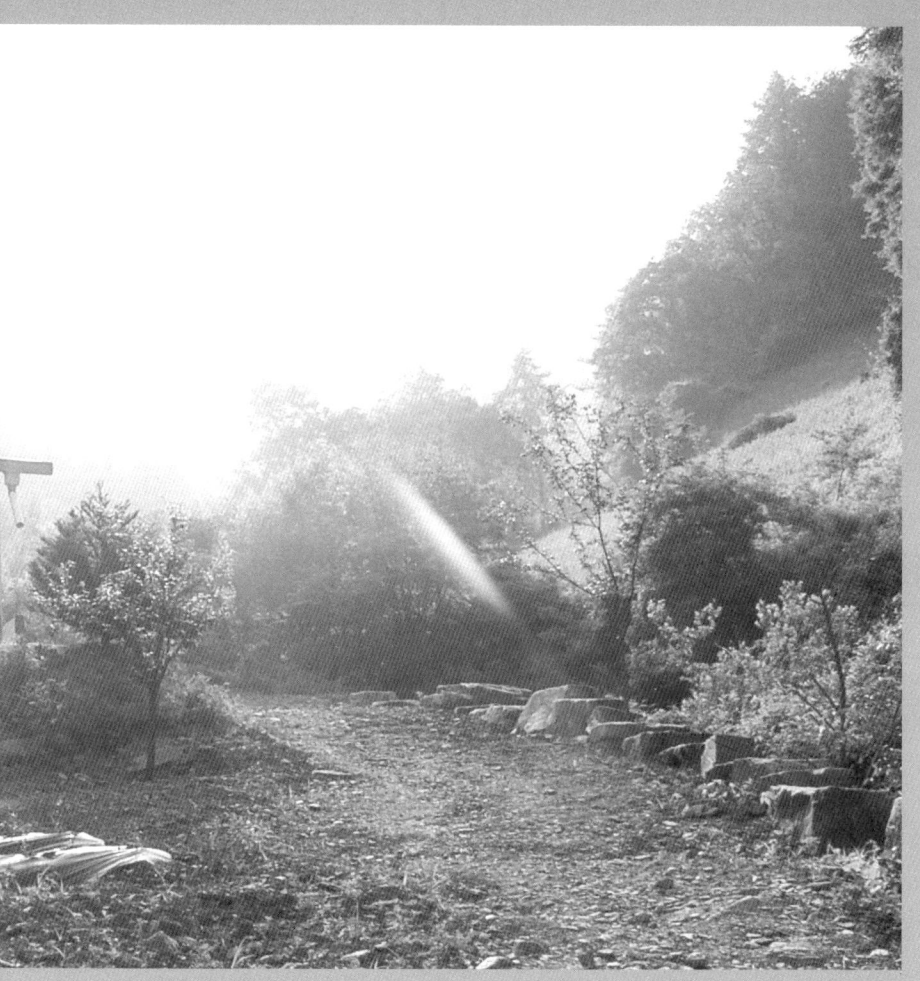

어떻게 하면 몸이 따뜻해질까. 몸을 따뜻하게 하는 생활문화는 생명온도를 보충해주어 몸과 마음, 정신과 영혼 그리고 생각까지 건강하게 만들어 주는 지혜로운 생활문화이다.

# 1. 따뜻한 음식은 몸을 따뜻하게 한다

몸속에 들어오는 모든 것들을 생명온도에 대한 관점을 가지고 생각해보자. 차가운 음식을 먹게 되면, 내 몸은 음식을 소화시키기 위해서 제일 먼저 해야 할일이 소화기관들과 음식의 온도를 같게 만드는 일이다. 그래서 내 몸에 있는 열들은 차가운 음식들을 따뜻하게 데우면서 소화를 시키게 된다.

그만큼 뱃속에 있는 생명온도를 소모시키는 일인 것이다. 젊었을 때는 생명온도가 강하여 차가운 음료수, 얼음 등을 마시고 먹어도 이겨낼 수 있는 생명온도가 있었지만, 피로와 스트레스가 쌓여서 뱃속의 생명온도가 차가운 사람이나 노인이 차가운 음식을 먹게 되면 뱃속의 세포들은 저체온이 되면서 질병에 노출이 된다고 앞에서 설명을 하였다.

그래서 일상생활 속에서 따뜻한 음식을 먹는 것은 생명온도 손실이 적기 때문에 건강에 도움이 되는 것이다. 그래서 노인이나 약한 사람들은 따뜻한 음식이 절대적이라는 점을 명심을 해야 한다.

내가 만난 장수노인 가운데 제주도의 고이기 옹(102세, 1994년 당시)은 여름에도 항상 따뜻한 음식만 드셨다. 제주도엔 냉국 같은 음식이 많은데도 그 집 며느리는 항상 따뜻한 음식을 차려드렸다. 그것이 그분이 장수할 수 있는 비결 중의 하나였다고 생각된다.

우리 식습관 중에서 가장 좋지않은 것은 음식을 냉장고에 보관했다가 데우지 않고 차가운 상태로 그냥 먹는 것이다. 밥도 반드시 따뜻한 상태로 먹어야지 찬밥을 먹어서는 안 된다.

우유나 음료수도 차가운 상태로 그냥 먹는것은 아주 좋지 않다. 가능하면 전자레인지 등을 이용하여 데워 먹거나 실온 상태에 두었다가 먹어야 한다. 음식을 먹는 것은 기운을 먹는 것이라고 앞에서 소개하였다. 우리가 먹은 음식이 어떻게 살아가는 에너지로 변하는지 그 과정을 살펴보자.

딱딱하고 질긴 음식일수록 따뜻한 기운이 필요하게 된다. 기운이 강한 사람일수록 위장이 따뜻하기 때문에 음식이 소화액과 더불어 분해, 발효되는 속도가 빠르며(소화가 잘 되며) 정精의 형태로 변한다.

위와 장이 차가운 사람일수록 음식을 분해, 발효시키는 속도가 느리기 때문에 소화가 안 되어 소식을 하게 되며, 딱딱하고 질긴 음식일수록 소화가 안 되기 때문에 채식, 생식 등을 하게 된다.

음식이 정精의 형태로 소장과 대장을 거치면서 불필요한 수분과 찌꺼기는 소변과 대변으로 배출되고 흡수된 영양분과 기운은 모든 세포에 전달되어 움직이는 에너지로 사용되거나 비축하여 탄력과 윤기, 그리고 건강을 유지하는 것이다.

이때 따뜻한 음식은 위장에서 분해, 발효(소화)시키기가 좋아 건강을 유지하는 데 도움이 되지만, 차가운 음식이 위장에 들어오면 위장은 차가운 음식을 위장의 따뜻한 기운으로 데워서 소화를 시켜야 하므로 많은 기운이 소모된다.

처음에는 기운이 있어 들어온 차가운 음식을 녹일 수 있는 힘이 있지만, 반복되면 차가운 기운에 지게 되어 움츠러들며 소화장애가 생기고 반복되면 위장은 기운을 잃게되어 늘어지게 된다. 또 차가워진 위는 붓거나 통증이 생기며 세균의 침범을 받아 염증과 암으로 발전하게 되는 것이다. 그래서 따뜻한 음식은 건강한 사람, 건강하지 못한 사람 가릴 것 없이 건강을 유지하는 데 절대적으로 중요한 일이다.

몸이 차가워진, 소화력이 약한 사람이 채식을 하면 건강에 도움이 된다고 생각을 하는데 오히려 몸을 더 차갑게 하는 원인이 될 수도 있다. 모든 생것, 날것에는 독이 들어있기 때문이다.

여기서 독이란 찬 기운을 말한다. 기운이 강한 사람들은 이러한 것을 이겨낼 힘이 있지만, 소화력이 약한 사람들은 점점 몸이 차가워져 기운이 없어지고 '시름시름' 약해지는 원인이 되기도 한다. 그래서 식품에 들어 있는 독 즉, 찬 기운을 없애는 방법으로 인류는 오랜 옛날부터 음식을 조리해 먹는 풍습을 지니게 된 것이다. 독을 제거하기 위해 불을 사용하여 화식火食을 하였고, 또 발효시켜 음식을 먹었던 것이다.

장수노인들의 식습관을 살펴보면, 야채를 생으로 먹는 것보다 살짝 데쳐서 바로 '따뜻한 나물' 반찬으로 먹는 경우가 더 많았다. 야채를 데치는 과정에서 차고 나쁜 기운이 빠져나가고 따뜻한 에너지가 보충되어 먹기 좋은 상태가 되기 때문이다.

## 2. 뜨거운 차를 마시는 것은 생명온도를 보충하는 것이다

뜨거운 차에는 물을 따뜻하게 데우는 '열'이 있으므로 평소에 뜨거운 차를 상복하면 자연히 몸이 따뜻해진다.

〈기림산방〉에서 건강교육을 할 때에 차가운 물은 절대 먹지 않게 한다. 이렇게 3일쯤 하게 되면 "항상 손발이 차가웠는데 이렇게 따뜻해진 것은 처음이에요." 혹은 "평소에 배가 더부룩하고 소화도 안되고 많이 아팠는데 뱃속이 편해 졌어요." 하며 좋아하는 사람이 많다.

평소에 차가운 물을 상복을 했으니……. 아무리 용광로처럼 뜨거운 사람이라도 항상 차가운 물을 마시면 언젠가는 식어버릴 것이 아닌가.

**뜨거운 차를 매일 마시면 건강해진다**

아침 일찍 일어나면 뜨거운 차를 마셔 뱃속을 편안하게 해주고, 매 식사하기 전과 후에, 잠을 자기 전에, 그 외에도 틈틈이 기회 있을 때마다 뜨거운 차를 마셔 보라! 저절로 몸이 따뜻해지며 순환이 되는 것은 자연의 이치가 아닌가.

매일 맑은 정신과 차분한 마음(참나)을 맑게 만드는 시간을 갖자! 아침에 일찍 일어나서 뜨거운 차를 마시고 호흡을 차분하게 하며 정신과 영혼을 맑게 하는 시간을 가져 보라! 정신이 맑아지고 마음이 차분해져 '참나'가 매우 기뻐할 것이다.

기운은 쓰는 대로 몰린다고 했다. 죽는 날까지 정신과 영혼을 맑게 하는 시간을 반복하게 되면 정신과 영혼에 힘이 생겨 정신력과 영력이 강해지는 것을 느낄 수가 있다.

이 시간이 바로 자기를 찾는 시간이요, 자신의 영혼을 살찌우는 시간이다. 특히 인생을 수행이라고 생각하는 사람들은 반드시 지켜야 할 사항이라고 강조하고 싶다.

또 사람들은 '어떠한 차가 좋으냐?'라는 질문을 하기도 한다. 모든 차에는 기운이 있다. 단지 오행五行의 성질에 따라 맛과 향이 다를 뿐이다. 오행은 상생相生과 상극相剋이 있지만 이보다는 음양陰陽이 중요하다.

다시 말해 '생명온도'에 중점을 두라는 이야기다. 아무리 오행으로 보면 상생을 한다 해도 차갑게 해서 먹으면 문제가 생긴다. 차가우면 성질이 굳어가고 마비가 되며 제 기능을 하지 못하기 때문이다. 그러나 오행으로 보면 상극이라고 해도 따뜻하게 해서 먹으면 문제가 없다. 왜냐하면 따뜻하면 순환이 잘 되어 오장육부가 제 기능을 발휘하여 필요한 것은 섭취하고, 불필요한 것은 배설해버리기 때문이다.

그래서 '음양오행'이라고 하지 '오행음양'이라고 하지 않는다. 자기가 태어나고 자란 곳에서 나온 농산물이라야 체질에 잘 맞는다는 뜻인 신토불이身土不二라는 말이 있다. 차도 마찬가지다.

같은 하늘과 땅의 기운을 받고 자란 사람과 차는 기운의 뿌리가 서로 같기 때문에 몸에 무리함이 없이 건강을 유지하는 데 도움을 준다.

## 기운을 더욱 북돋워주는 차 마시는 법

다음은 기운을 더욱 북돋워주는 차 마시는 법을 소개해 보겠다.

나는 차를 마시면서 호흡을 같이 병행하는데, 이렇게 차를 마시면 단전에 더욱 기운이 생기고 마음이 차분해져 안정이 되고 정신과 영혼이 매우 맑아지는 것을 느낄 수 있다.

먼저 뜨겁게 우려낸 차를 찻잔에 담는다. 숨을 토하면서 두 손으로 찻잔을 잡는데, 이때 두 손으로 찻잔을 잡는 것은 단전에 힘을 모으기 위해서다. 한 손으로 잔을 잡으면 단전에 힘이 없다. 이어서 숨을 들이쉬면서 찻잔을 든다. 이때 등은 반드시 펴야 한다.

다시 숨을 토하면서 찻잔을 입에 대기만 한다. 그리고 숨을 들이쉬면서 향기를 맡는다. 차 한 모금을 삼키지 말고 입에 가만히 물고 있다가 숨을 토하면서 찻잔을 내린다. 이때 혀로 차의 맛을 느끼고 숨을 다 토한 후 차를 삼킨다.

이렇게 단전에 힘이 들어간 상태에서 차를 삼키면 위장으로 따뜻한 기운이 내려가는 것을 느낄 수 있다.

다시 숨을 들이쉬면서 코끝에 남아 있는 차의 향기를 느끼고 숨을 천천히 토하면서 혀에 남은 차의 맛을 생각한다. 이러한 과정을 반복하면서 천천히 차 한 잔을 다 마신다.

차를 마실 때 급하게 입으로 숨을 들이쉬면서 마시면 진정한 차의 향과 맛을 느낄 수가 없다. 향은 코로 느껴야 하는데 향이 입으로 들어가면 향이 반감되고, 입으로 차가 들어와야 하는데 공기까지 같이 들어오면 맛이 반감되는 것이다. 차를 마신다는 것은 색깔과 맛과 향과 기운을 마시는 것이다.

이와 같이 호흡과 연결하여 차를 마시다 보면 정신이 아주 맑아져서 마음이 차분해지며 차가 가지고 있는 맛과 향, 빛깔과 기운을 정확하게 기억을 하게 된다.

모든 마실 수 있는 것들을 이와 같은 방법으로 해 보라! 맹물은 비록 향과 빛깔은 없지만 맛과 기운이 다르다는 것을 느낄 수 있을 것이다.

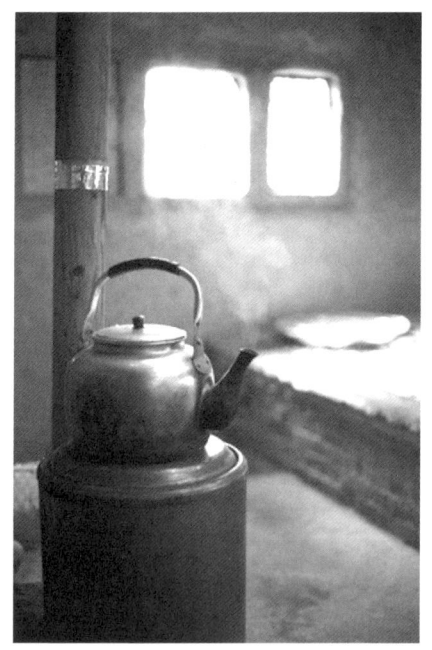

# 3. 맵고 짠 음식, 발효음식은 몸을 따뜻하게 한다

　뱃속의 세포들이 저체온이 된 사람들은 순환이 안 되어 위와 장에 병이 있는 경우가 많다. 위와 장에 병이 있는 사람은 매운 고추를 매운 고추장에 찍어먹는다. 왜냐하면 매운맛이 열을 내어 뱃속의 세포들을 따뜻하게 하게 하여 순환을 시켜주고 저절로 정신이 맑아지기 때문에 몸이 매운 음식을 요구하는 것이다.
　위장병은 위장의 세포들이 생명온도를 잃어서 저체온이 되어 생긴 병이기 때문에 매운 것이 들어가면 뱃속에 열이 나서 기운이 생기어 순환이 되고 따뜻해지며 머리는 맑아져서 개운함을 느끼게 된다.
　매운맛은 몸에 들어가 열을 내게 하고 따뜻하게 하여 생명온도를 보충해준다. 매운맛은 열이 필요한 사람 즉, 차가운 사람들에게 필요한 음식인 것이다.
　그런데 서양 의사들은 매운 음식을 못 먹게 한다. 모든 병의 원인이 매운 음식에 있다는 생각이 굳어져 있다. 왜 서양 의사들은 매운 음식을 권장하지 않는 것일까? 그들이 위장병 있는 사람들을 조사해 보니 한결 같이 매운 것을 많이 먹고 있었다. 그래서 의사들은 환자들이 음식을 맵게 먹어서 위장병이 걸렸다고 생각하게 된 것 같다. 하지만 이것은 순서가 바뀐 것이다. 이미 뱃속이 차가워서 병이 생겼기 때문에 더 식어가면 고통과 죽음이 있기에 살기 위해서 매운 것을 먹게 되었다는 사실을 알아야 한다.

## 몸이 차면 매운맛을 필요로 한다

건강한 사람들은 생명온도가 있어 기운이 있기 때문에 매운 것을 못 먹는다. 예를 들면 건강한 아이들은 매운 고추를 못 먹는다. 몸이 따뜻한데 매운 고추가 들어가 열을 내면 같은 플러스(+)극이 충돌을 하면 머리에 열이 '확' 올라 어지럽고 뱃속은 충격을 받아 차가워지며 '쓰린' 통증을 느끼게 되기 때문이다.

잠을 잘 자고 아침에 일어나면 머리가 차갑고 몸이 따뜻한 상태이므로 매운 것이 당기지 않는다. 그래서 된장찌개 등 담백한 음식을 찾게 된다. 그러나 오후가 되어 피곤해지면 몸이 저체온이 되면서 얼큰하고 매운맛이 당기게 되므로 김치찌개, 매운탕 등 얼큰한 음식을 찾게 되는 것이다.

■ 김치는 건강식품이다

맵고 짠맛을 내는 음식 중에서 가장 대표적인 것이 한국 사람이 즐겨 먹는 김치이다. 김치는 고춧가루, 마늘, 대파, 쪽파, 양파, 생강, 배추, 무, 순무, 갓, 부추 등의 매운맛을 내는 재료로 구성되어 있으며, 이를 소금에 절여 발효를 시킨 음식이다.

앞에서 설명하였지만 몸이 저체온이 되어 죽은 세포가 생기고 죽은 세포를 분해하기 위해 세균, 바이러스가 덤빈다고 했다. 나는 김치의 매운맛을 발효시켜 우리 민족의 뱃속을 따뜻하게 하여 세균, 바이러스의 침범을 막고 건강을 지켜준 조상들의 슬기와 지혜에 감탄할 뿐만 아니라 고개가 저절로 숙여진다.

서양 의사들은 이런 재료들이 매운맛을 내어 자극적이라고 못 먹게 하지만 몸이 차가우면 순환이 안 된다. 그러므로 매운 것이 들어가서 열을 내야 순환이 잘 되는 것이다.

병원에서 나오는 음식을 보면 '맹탕' 음식뿐이다. 그래서 환자는 이래저래 몸이 차갑다. 몸이 따뜻해야 기운이 생기고 회복이 되는데 말이다. 치료법을 약과 수술에만 의지하려 하고 생활 속에서 몸을 따뜻하게 해주는 방법은 모르고 있다.

생명온도의 불씨가 식어 가는 환자들을 생명온도를 높여 주어야 하는 대자연의 법칙을 무시하고 서서히 식어가는 것을 방치한 채 죽는 날까지 붙잡고 있는 지옥과 같은 현실이다. 안타깝게도 방송에 나와서 하는 말들을 들어보면 맵고 짠 것들을 먹지 말라고 계속 외치고 있는 현실이다.

만약 매운맛이 독이라면 김치도 먹지 말아야 할 것이다. 또한 시골에 가보면 고추를 심지 않은 농가는 한 집도 없다. 많은 농사꾼들이 모두 독약을 농사짓는 것이란 말인가?

■ 마늘과 생강은 몸을 따뜻하게 해 준다

마늘의 매운맛도 고추 못지 않다. 『동의보감』에 보면 마늘은 위장약으로 나와 있다. 그리고 마늘로 술을 담가먹으면 몸에 좋다고 나온다. 또 마늘을 구워 먹으면 위암에 좋다고 한다.

위암은 위가 생명온도를 잃어 저체온이 되어 암이 생긴 것인데 마늘이 맵기 때문에 열을 내어 위장약이 되고 보약이 되는 것은 자연의 이치이다.

생강도 역시 두 번째로 맵다고 하면 서러워할 정도로 굉장히 맵다. 『본초강목』을 보면 생강을 가리켜 '거악생신去惡生新' 즉, 악을 없애고 새로운 것을 나게 한다고 적혀 있다. 여기서 '약'이란 냉한 것을 말하는 것으로, 냉한 것을 없애고 새로운 것을 나게 한다는 뜻이다. 다시 말해서 따뜻하게 해주기 때문에 순환이 잘 되어 신진대사와 호르몬의 분비를 원활하게 해준다는 의미이다.

공자는 생강을 옆에 두고 상식常食했다고 한다. 감기에 걸렸을 때 한의사들은 생강차를 권한다. 감기는 장부의 세포들이 저체온이 되어 생기기 때문에 매운맛의 생강이 열을 내어 장부를 따뜻하게 해주어 차가운 기운을 몰아내는 역할을 하는 것이다. 당연한 자연의 이치가 아닌가!

### ■ 매운맛은 찬 기운을 없애준다

코리안 특급 박찬호 선수는 어머니가 무교동에서 공수해준 낙지볶음을 먹고 기운이 나서 승리를 얻었다는 신문기사를 본 적이 있다.

사람들은 낙지볶음을 좋아하는데 낙지볶음에 매운맛이 없다면 사람들이 좋아할까? 떡볶이에서 매운맛을 빼면 무슨 맛이 있을까? 매운맛은 몸을 뜨겁게 하고 머리를 맑게 할 뿐만 아니라 입맛까지 개운하게 해준다.

많은 사람들이 '라면'을 애용한다. 잘 팔리는 라면을 보면 '매운라면, 김치라면, 신라면, 열라면, 핫라면' 등등 이름을 보아도 매울 거라는 짐작이 간다. 매운맛의 라면 국물이 차가운 뱃속을 따뜻하게 하여 뱃속이 시원해지기 때문에 잘 팔리는 것이다.

물고기(생선)는 물의 기운이 차갑지만 그 속에서 기운을 모으기 때문에 싱싱하고 탄력이 있다. 우리가 생선을 회로 먹는 것은 기운을 먹는 것이다. 그런데 생선은 물에서 살기 때문에 생명온도가 낮아 냉한 기운이 있어서 우리 몸에 독이 된다.

이 독을 제거하기 위해 생선회를 먹을 때 마늘, 고추, 겨자 등과 같이 먹는 것이다. 그래야 생선의 냉한 기운을 없앨 수 있다.

또한 기운이 잔뜩 들어있는 것은 질기다. 질긴 음식은 위에 부담을 준다. 이때 매운맛이 들어가야 해독이 된다. 그래서 고기를 구워먹을 때는 마늘, 고추 같이 매운 음식이나 쌈장 같은 발효음식과 같이 먹는다. 떡국 같은 음식도 떡이 질기기 때문에 후추를 뿌려 먹는 것이다.

매운맛은 오늘날 의학에서 말하는 것처럼 독이 아니라 보약이라는 사실을 독자들은 알아주었으면 한다.

## 짠 음식에 대한 오해를 풀자

'음식을 짜게 먹지 말라!', '싱겁게 먹어야 좋다!' 라고 의사들은 권장한다. 사람의 몸은 적당한 염분이 갖추어져야 한다. 침, 눈물, 땀, 소변, 콧물 등 각종 분비물 뿐만 아니라 체내의 각종 호르몬과 각종 체액 등에 염분이 적당히 함유되어 있어야 제 기능을 발휘하는 것이다.

■소금의 4가지 역할과 효용

여기서 좀 더 구체적으로 소금의 역할을 알아보고 짠 음식을 권하는 이유를 설명해 보겠다.

첫째, 소금은 살균작용이 있다. 소금이 있는 곳에 세균, 바이러스가 살 수 없다. 이는 누구나 알고 있는 상식이며 지식이다. 그런데 오늘날 많은 사람들이 세균, 바이러스에 의한 '염증과 암'으로 고생하는 것은 무엇을 의미하나?

둘째, 소금은 순환작용이 있다. 소금은 '삼투압 작용'이 있어 몸속의 각종 체액을 순환시켜서 생명온도를 보충해주어 신진대사와 호르몬 분비를 원활하게 하는 역할을 한다. 그런데 순환이 안 되고, 각종 부종으로 고생하는 수많은 환자들이 있다는 것은 무엇을 의미하나?

사람들은 짜게 먹고 물을 많이 먹어 생긴 것으로 착각을 하는데 이는 몸을 차갑게 하여 마비가 되어 막혀서 순환이 안 되기 때문에 생긴 현상이다. 모든 생명체의 성장에 있어서 염분은 꼭 필요한 필수성분이다.

따뜻하게 해주면 불필요한 염분은 신장 방광의 기능이 좋아져서 다 빼준다. 그러나 차갑게 먹은 음식과 염분은 장부의 기능이 약해지면서 빼주질 못하니 복수가 차고 문제가 생기는 것이다.

셋째, 소금은 해독작용이 있다. 모든 물질에는 약성藥性도 있지만, 독성도 있다. 예를 들면 식물에도 독성이 있다. 채식이 좋다고 싱싱한 채소를 입으로 먹지만 입 속에서는 싱싱한 채소를 죽여야 된다. 그래야 소화가 잘 되기 때문에 이로 부수고 침의 소금성분으로 숨을 죽여 반죽하여 소화시키기 좋게 '겔gel' 식으로 만드는 것이다.

김치를 담글 때 제일 처음 왜 소금에 절이는지를 생각해 보라! 또 각종 발효식품을 왜 소금에 절이는지 생각해 보라!

넷째, 소금은 소화 작용이 있다. 소금을 다른 음식에 양념으로 넣는 이유는 '짠맛'이 잃어버린 식욕을 돋워주는, 소화능력을 도와주는 역할을 하기 때문이다.

사람이 기운이 없을 때는 식욕이 없어지는 법이다. 이 때 소금이 안 들어간 '맹탕' 음식은 식욕이 없어 소화가 잘 안 되지만, 소금이 들어간 음식이나 각종 젓갈(명란젓, 게장, 굴젓 등)을 함께 먹으면 어느 틈에 밥 한 그릇을 비우게 된다.

■왜 짜게 먹지 말라고 할까

한번은 장수노인을 만나서 '싱겁게 드십시오!' 라고 말씀드렸더니 '간이 안 들어가면 음식이 맛이 없어' 하며 고개를 흔드셨다. 가만히 생각해 보니 맞는 말씀이었다. 수많은 환자들과 노인들의 경우 '몸이 살기 위해서' 맵고 짠 음식이 당기는 것인데 사람들은 왜 먹지 말라고 주장하는 것일까?

몸이 차가운 사람은 순환이 잘 안 되어 부종, 고혈압, 당뇨, 각종 염증과 암 등의 질병이 생긴다고 앞에서 설명했다. 몸이 저체온이 된 사람이 짜게 먹으면 물을 찾게 되는데 찬물을 마시면 목과 가슴은 시원하지만 배는 더욱 차가워져 위로 열이 올라 압력이 더 세어지며 다갈증이 생긴다. 그리고 신장과 방광은 차가워져 굳어가 수분을 빼주지 못해 몸이 붓고 복수가 차며 몸이 식어가기에 생명에 위험을 받게 되는 것이다. 그래서 '짜게 먹지 말라!' 는 말이 나온 것으로 생각된다.

질병의 원인은 몸이 생명온도를 잃어서 붓고 굳어가 오장육부가 제 기능을 발휘하지 못하는 데 있는 것이다.

오장육부가 제 기능을 발휘하고 순환이 되기 위해서는 빨리 몸을 생명온도를 보충을 해주어야 하는데 근본적인 해결책은 처방을 못하고, 지엽적인 문제인 '짜게 먹지 말라!' 만 강조하고 있다.

■짜게 먹어도 되는 이유는

건강한 사람은 몸이 따뜻하여 순환이 잘 된다. 이러한 사람이 짜게 염분을 아무리 많이 먹어도 별 지장 없다. 이것은 왜일까?

오장육부가 순환이 잘 되어 제기능을 발휘하기 때문이다. 그래서 필요한 염분만 섭취하고 불필요한 염분은 대·소변, 땀 등으로 빼버린다. 또 건강한 사람들은 순환이 잘 되어 체내의 각종 호르몬에 염분이 적당량 있기 때문에 음식을 짜게 먹을 필요가 없다. 그래서 건강한 사람들은 음식을 짜게 먹지 않는 것이다. 결론적으로 말하면 건강한 사람은 저절로 음식을 짜게 먹지 않고, 건강하지 못한 사람들은 몸이 음식을 소화시키기 위해 짠맛을 더욱 요구한다는 것이다.

세계보건기구에서는 적당량의 소금을 권장하는 것으로 알고 있다. 음식을 만드는 사람이 각 개인에게 필요한 정확한 염분을 계산하여 음식을 만들 수 있다면 얼마나 좋을까? 그러나 이는 어려운 일이다.

건강한 사람은 음식을 가리지 않고 먹으며 뱃속에서 필요한 부분만 흡수하고 불필요한 부분은 배설시켜 버리면 된다. '짜게 먹지 말라!'는 미신에 걸리지 말고 몸이 요구하는 대로 먹도록 내버려두라! 우리 몸은 자기 입맛에 따라 음식이 싱거우면 간을 더 넣고, 짜면 조금만 먹는다. 다만, 생명온도를 생각하여 배를 항상 따뜻하게 해주자!

이제 소금을 더 이상 질병의 범인으로 누명 씌워 건강을 잃는 어리석음을 범하지 말고, 깊게 살펴보고 생각하여 지혜롭게 사용하기 바란다.

## 발효식품은 열소모를 막아준다

김치는 발효식품이다. 우리가 음식을 먹으면 우리 몸의 분비물인 침이나 각종 소화액이 음식물의 숨을 죽이고 말랑말랑하게 만들어 소화하기 좋은 상태로 만드는데 이러한 과정이 바로 발효이다.

소화를 한다는 것은 발효를 시켜서 필요한 영양분을 흡수하고 필요 없는 것은 대·소변으로 빼내어 주는 것이다.

김치는 뱃속에서 발효되는 과정을 밖에서 미리 해오기 때문에 위에서 발효시키기 위한 열소모를 덜하게 한다. 그래서 소화에 무리가 없다. 발효식품을 먹고 체하는 경우는 없다. 발효식품은 소화가 잘 될 뿐만 아니라 영양성분이 흡수, 분해가 잘 된다. 다른 음식은 소화부터 배출까지 에너지를 많이 소모시키지만 발효식품인 김치는 소화 에너지 소모를 적게 들이고 바로 흡수하여 열에너지로 변환이 되기 때문에 보약이 된다.

　발효식품은 열이 나게 한다. 발효는 다른 말로 썩게 한다는 것인데 썩는 것은 새로운 에너지를 만드는 것이다. 자연에서 썩는 것은 다른 생명들에게 에너지를 공급한다는 것이다. 우리의 전통식품인 고추장, 된장, 간장, 각종 젓갈 같은 것들도 모두 보약이다. 위와 장에 무리를 안 주고 오히려 기운을 더해준다. 특히 매운맛과 짠맛이 나는 발효음식은 피로할 때마다, 몸이 차가워질 때마다 보약으로 생각하고 평소에 즐겨 먹도록 하자.

　앞의 설명에서 몸이 저체온이 되면 염증과 암이 생긴다고 했다. 한 번 상상을 해보라! 매운맛과 짠맛 그리고 발효식품이 뱃속에서 암을 만나면 서로 도망도 못 가고 어떻게 될까? 암이 소금의 살균작용을 이겨낼까? 차가워져서 암이 생겼는데 매운맛이 열을 내어 뜨겁게 만들면 얼마나 버틸까? 이러한 상상이 나만의 착각일까?

　김치는 바로 건강식품이요, 예방식품인 셈이다. 암뿐만 아니라 사스SARS가 와도, 그 어떠한 세균과 바이러스가 와도 이겨낼 수 있는 식품이라고 생각된다. 나는 우리 음식에 대한 조상들의 지혜에 감탄할 뿐이다.

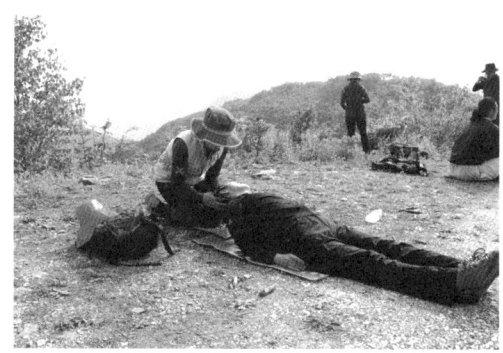

# 4. 자연은 엄청난 기운이 모여 있는 보물창고이다

　자연은 '기운氣의 보고寶庫'이다. 태양의 따뜻한 기운과 별과 달 그리고 우주의 차가운 기운의 영향을 받아 바다와 육지, 산과 강, 그리고 공기로 구성된 지구는 '엄청난 기운'이 내재되어 있는 존재이다. 그래서 지구의 모든 생명들은 땅의 기운과 하늘의 기운을 받아 태어나고 성장하며 기운이 다하면 사라지는 것을 끊임없이 반복하고 있다. 이것이 자연현상이고, 자연의 이치이다.

　현대 과학은 모든 존재가 '원자原子'로 구성되어 있다고 밝히고 있지만, 나는 모든 존재가 자연의 영향을 받는 두 기운으로 구성되어 있다고 표현하고 싶다. '두 기운의 이치'가 '자연의 이치'인 이유는 자연의 이치를 거부하여 생명온도를 지키지 못하는 생명체는 결국은 생명을 잃을 수밖에 없게 되고 자연의 이치에 순응하면 타고난 생명을 끝까지 유지하게 되기 때문이다.

　인생을 급하게 살아가고 무리하게 욕심내면 몸이 생명온도를 잃어 저체온이 되면 머리가 뜨거워져서 정신이 없고 영혼이 약해지며 지치게 된다. 즉, 심신心身이 괴로운 상태가 된다. 이 때 모든 것을 다 뒤로하고 산이나 바다 등 자연으로 가게 되면, 자연은 거부하지 않고 반겨주고 기운을 준다. 대지를 뚫고나오는 새싹들, 울창한 나무숲, 이름 모르는 산새들, 매미소리, 빨간 고추잠자리, 날쌔게 도망치듯이 뛰어가는 산토끼 한 마리, 들국화 향기, 흐르는 시냇물, 바위틈의 가재 한 마리, 웅장하게 서있는 기암괴석, 물속을 오가는 작은 물고기들, 넘실대는 바다와 파도소리, 흘러가는 흰 구름……

 이와 같이 자연의 모든 것들이 자신의 생명온도를 유지하여 기운이 가득 차있어 보기만 해도, 듣기만 해도, 생각만 해도 기운을 받아 머리가 맑아지고 마음이 편안해진다. 아무리 많은 사람들이 찾아와도 차별하지 않고, 지치고 힘든 사람들에게 기운을 주고 머리를 차갑게 하여 순환을 시켜주며 정신이 맑아지고 마음을 차분하게 해준다. 그래서 화났던 일, 미워했던 일, 슬퍼했던 일 등의 작은 생각들을 모두 던져버리라고 가르쳐 준다.

 나는 자연 속에 들어가면 정신이 맑아지기에 '맑은 정신'을 '자연정신'이라 하고, 마음이 차분해지고 깨끗해지기에 '차분한 마음'을 '자연마음'이라고도 한다. 또 자연은 정신없고 급한 마음으로 행동을 하면 반드시 크고 작은 사고와 불행으로 교훈을 주기도 한다. 그리고 현대 사회 속에서 지치고 힘들고 괴로울 때는 자연 속에 들어와서 새로운 기운과 정신, 마음을 얻고 사고와 불행 없이 '많은 사람들을 위해 살라'고 말한다.

 '자연은 기의 보고'라서 많은 사람들에게 기운을 주기 때문에 삶에 지치고 도시생활에 지친 사람들은 자연 속에 들어와서 살고 싶어 한다. 그러나 자연 속에는 차가운 냉기가 있기 때문에 몸을 보온하기 위한 지혜가 필요하다. 자연 속에서는 다음의 상황을 조심하지 않으면, 냉기가 몸에 서서히 들어와 오히려 건강을 잃기가 쉽다.

 첫째, 낮과 밤의 일교차가 심하다. 도시에는 많은 사람들이 있고 보온장치가 갖추어져 있어서 낮과 밤의 일교차가 있어도 심하지가 않다. 그러나 자연은 있는 그대로이다. 해가 지고 어두워지기 시작하면 온 세상이 차가운 기운으로 변해버린다.

이러한 것을 기운이 강한 젊은이들은 이겨낼 수 있지만, 기운이 약한 사람들이나 노약자들은 몸에 냉冷이 들어와 건강을 해치는 결과가 된다. 그래서 약한 사람들은 몸을 보온하기 위한 지혜가 필요하다.

둘째, 음지와 양지의 차이가 심하다. 햇볕이 따뜻하게 들어오는 양지는 낮 동안 따뜻하게 데워진다. 따뜻한 대지에는 식물이 잘 자라고 결실도 좋다. 그러나 햇볕이 들어오지 않는 음지에는 차가운 기운이 많아 일반 식물은 성장과 결실이 좋지가 않다. 그러나 인삼 같은 식물은 음지에서 자란다.

자체적으로 강력한 기운이 있어서 외부의 차가운 기운을 이길 수 있기 때문이다. 그래서 인삼은 사람의 몸을 따뜻하게 해주는 식품이자 보약이 된다.

셋째, 높은 지대에 올라갈수록 차가운 기운이 심하다. 봄에 눈이 와도 산중턱에서부터 아래까지는 눈이 녹지만, 산 정상 부분은 눈이 하얗게 쌓여 있고 나무에는 설화雪花가 피어 있어 기온 차이를 보여준다.

# 5. 바른 말, 고운 말, 존댓말을 써야 건강하다

사람이 처음 태어나서 하는 말은 '엄~마'이다. 그런데 어린 아이들이 '엄~마' 소리하는 것을 가만히 들어보면 '엄' 자를 길게 발음하는 것을 알 수 있다. '엄' 자를 길게 발음하면 배에 힘이 들어간다.

어릴 때는 뱃속에서부터 엄마에게서 끌어온 원기가 있어서 배에서 나오는 소리를 내게 된다. 그러다가 살아가면서 피로와 스트레스로 생명온도를 잃고 기운이 떨어져가고 '엄' 자가 짧아지게 된다.

'엄' 자가 짧아질수록 마음이 급하게 되어 기운을 잃게 되는 것이다. '엄마'라고 짧게 부르는 것은 친근함을 나타내기도 하지만, 이렇게 자주 발음할수록 기운을 빼앗기고 저체온이 되며, 서로 무시하는 마음이 들어가게 된다.

나이가 들어서는 '엄마'를 어린 아이처럼 길게 발음하지 못하며 기운을 잃게 만드니까 이런 문제를 파악한 선인들은 이를 방지하기 위하여 단어 끝에 'ㅣ' 발음이 나는 단어인 '어머니'라고 부르는 지혜를 발휘하신 것이다.

'아빠'라는 호칭도 마찬가지로 '아버지'로 바꾸어야 한다. '오빠' 역시 '오라버니'라고 바꿔 불러야 한다. 엄마, 아빠, 오빠 등의 호칭은 친근하게는 들리지만, 서로를 존경하는 마음이 적어지게 되므로 아버지, 어머니, 오라버니 등의 호칭을 사용하는 것이 바람직하다.

서로를 지켜주는 마음공부가 말 속에 있다는 것을 알아야 한다. 오늘날 초등학교 교과서를 보면 아버지, 어머니, 오라버니라는 호칭이 사라지고 엄마, 아빠, 오빠가 일상용어로 장식을 하고 있다.

사이가 가까운 것은 좋은데 무시하는 마음이 싹트게 하는 원인이 된다는 사실을 모르고 있는 것 같다. 학교가 지식만 공부하는 곳이 아니라 마음공부도 생활 속에서 같이 하여 인성교육도 병행했으면 하는 바람이다.

## 부부가 서로 존댓말을 써라

사람을 무시하는 마음은 갑자기 생겨나는 것이 아니다. 평소에 반말을 하게 되면 무시하는 마음이 생긴다. 이를 방지하기 위해서는 존댓말을 써야 한다. 특히 부부간에 서로 존댓말을 쓸 것을 권하고 싶다.

부부간의 반말이 일상용어가 되면 무시하는 마음이 생기고 무시하는 말과 행동으로 서로의 가슴에 상처를 주게 되어 서로 미움과 불신이 생기게 된다. 그러면 서로 사랑하여 만난 부부가 서로 원수가 되어 갈라질 수 있다. 내가 존댓말을 하면 상대방이 나를 무시하지 않는다. 부부가 서로를 지킬 수 있는 힘은 바로 존댓말에 있다. 존댓말은 자신의 차분한 마음을 닦는 수행이라고 생각해야 한다.

나도 결혼 전에는 아내에게 존댓말을 사용하였다. 그러나 결혼 후에는 자연스럽게 반말을 하게 되었다. 그런데 반말을 하다 보니 겸손하고 예절 있던 아내가 스트레스를 받게 됨을 알았다. 그리고 '말속에는 생활문화의 기운이 흩어지고 기운이 좋아지는 이치가 있구나!'를 느끼게 되었다. 나는 그 후 존댓말로 바꾸기로 결심하고 서로 존댓말을 사용하자고 약속하였다. 그러나 반말을 존댓말로 바꾸기가 참 힘들었다. 하지만 존댓말은 처음이 힘들지, 습관이 되면 참으로 집안을 편안하게 만들어준다.

나는 결혼식 주례를 보게 되면 항상 '연애결혼이든, 중매결혼이든 결혼해서는 부부끼리 존댓말을 쓰십시오'라고 말한다. 존댓말을 쓰면 처음의 사랑을 끝까지 유지할 수 있기 때문이다.

서로를 무시하는 말은 가슴을 찔러 서로의 가슴에 상처로 남는다. 반말을 쓰다가 화가 나면 나도 모르게 쌍소리와 폭력이 나올 수 있다. 그러나 존댓말을 쓰다가 화가 나면 반말을 쓰는 정도에 그치게 된다. 즉, 부부끼리 존댓말을 쓰는 것은 집안의 문제를 완충시키는 역할을 한다.

모 기업의 회장님이 모인 공식석상에서 내가 '부부가 서로 존댓말을 사용하라'고 한 말에 무척 감동을 받아 그 때부터 부인에게 존댓말을 쓰는 것은 물론 자녀들에게까지 낮춤 존댓말을 사용하였다고 말한 적이 있다.

그 회장님의 아들이 당시 학교 성적이 54등이었는데 회장님이 낮춤 존댓말을 사용하고 난 후에는 아들이 마음이 차분해지며 집중력이 생기게 되어 17등을 하게 되었다고 한다. 그러면서 나의 존댓말 이론을 칭찬해 주었다.

## 자녀에게 말을 놓지 말라

어른이 아이에게 존대해서 하는 말은 낮춤 존댓말이다. 즉, 끝에 '요'자를 붙이는 것이다. 어른들은 아이들에게 낮춤 존댓말을 사용해야 한다. 부모와 자식 사이이지만 서로 존댓말이 일상용어가 되면 집안에 큰 소리나 쌍소리가 날 일이 없고 화목하여 사랑이 넘치는 집안이 된다.

이는 일상용어를 통한 가족 전체의 마음공부이기도 한 것이다.

부모와 자식 간에 미움과 불신이 쌓이게 되면 '효도'는 기대할 수 없게 된다. 그러나 서로가 신뢰와 존경이 쌓이면 사랑하고 존경하는 내 부모를 어떻게 버릴 수 있겠는가? 신뢰와 존경도 미움과 불신도 평소의 말 한마디와 행동이 결정한다는 사실을 잊어서는 안 된다.

존댓말에는 차분한 마음, 조심스러운 마음이 들어가 있다. 반면에 반말은 급하고 무시하는 마음이 있다.

우리는 왜 욕을 하게 되는 것일까? 그것은 그 사람의 생각이 작기 때문이다. 생각이 작으면 마음이 급해지고, 마음이 급하면 마음에 병이 든다. 그리고 마음이 병든 사람은 쌍소리가 일상화되어 버린다. 그래서 욕을 하게 되는 것이다.

지금까지 우리 사회는 그것을 잡아줄 수 있는 해결책을 마련하지 못하고 방관만 하고 있었다. 그런데 생명온도를 따뜻하게 살려주면 머리가 맑아지고 마음이 차분해지기 때문에 저절로 존댓말이 나온다. 몸이 차가운 사람은 존댓말을 쓰기가 어렵다. 저절로 바른 마음이 나오게 하는 것이 정법이다.

아이들에게도 존댓말을 해보라. 그러면 아이들도 자연스럽게 존댓말을 한다. 어려서부터 아이들 입에 말이 익을 때까지 존댓말을 가르쳐야 한다. 몸이 따뜻하다는 것은 기운이 있다는 의미이다.

기운이 있고 강한 사람이 쓰는 말이 바로 존댓말이요, 바른 말, 고운 말이다.

# 6. 땀을 흘려야 몸이 따뜻해진다

　땀을 흘려야 몸이 따뜻해지고 머리와 정신이 맑아진다. 현재 대학 3학년에 재학 중인 한 학생은 한창 예민한 사춘기 때 자신의 부모로부터 많은 충격을 받았다. 즉, 부모님의 불화가 학생의 여린 가슴에 상처를 준 것이다. 그 학생은 초등학교 때 항상 1,2등을 하였으나 중학교 때부터 약간씩 성적이 떨어지더니 고등학교 때부터는 성적이 내리막길을 걸으면서 정신 상태마저 이상하게 되었다. 수학문제를 풀면 머리가 깨어지는 고통을 느꼈고 머리가 무거워서 이야기를 한 번 들어서는 이해하기 힘든 고통을 겪었다.
　이야기를 할 때 제대로 알아 듣고 올 바로 분석 판단을 해서 다음 이야기로 나가지 못하니까 사람들과 대화가 통하지 않았다. 그러다 어느 날부터는 자꾸 배가 아팠다. 머리가 무거우면 배가 차가워지니까 배가 아프게 된 것이다. 그래서 병원에 갔는데 별다른 효과를 보지 못하고 마침내 기림산방을 찾아온 것이다.
　처음 기림산방을 찾아왔을 때, 그 학생의 손을 만져보니 얼음장같이 차가웠다. 그리고 어린 나이에도 불구하고 눈빛도 바깥으로 나와 살기가 보였다. 아이의 정신을 맑게 하는 것이 급선무라고 생각한 나는 그 학생이 많은 땀을 흘리게 하였다. 왜냐하면 땀을 흘리면 정신이 맑아지기 때문이다.

머리가 뜨거우면 정신이 없거나 흐려지는데 그런 상태가 오래되면 정신병이 되는 것이다. 이런 상태의 사람도 땀을 흘리면 정신이 맑아진다. 정신이 맑은 상태가 지속되면 정신력이 쌓이고 생각이 돌아오게 된다. 생각이 돌아오면 기억력, 판단력 등이 좋아지게 되는 것이다.

기림산방에서 4개월 동안 수련을 받고 땀을 많이 흘린 그 학생은 몸이 살아나고 정신이 맑아지고 마음이 차분해지며 정상으로 회복되었다. 충격을 받고 몸에 쌓인 차가운 기운은 땀을 흘리지 않으면 절대로 빠져나가지 않는다. 이것은 자연의 이치이다. 땀을 흘리지 않는 사람들을 아니 불不, 땀 한汗, 무리 당黨 자를 써서 '불한당'이라고 한다. 그러니 불한당은 땀을 흘리지 않는 무리로 자연의 이치를 따르지 않는 무리라고 할 수 있다.

사람이 땀을 흘리지 않으면 몸에 탄력이 없고 윤기가 없다. 찬 기운이 뼈 속까지 스며들어 약골이 되고, 정신까지 흐려진다. 장수노인들이 100세가 넘는 고령에도 불구하고 맑은 정신을 유지하고 있는 것은 평소에 부지런히 일하면서 땀을 흘려 몸 속의 찬 기운을 바깥으로 빼어냈기 때문이다.

## 땀을 흘리는 효과적인 방법은 무엇인가

땀을 흘리는 방법은 여러가지가 있다. 열심히 일하여 땀을 흘릴 수도 있고, 운동과 등산 등을 해서 땀을 흘릴 수도 있다. 그런데 문제는 땀을 흘리고 난 다음이다.

사람들은 기껏 열심히 운동을 하고 나서 찬물이나 찬 음료를 마신다. 이렇게 하면 찬 것을 빼고 다시 찬 것을 넣는 것이라서 운동한 것이 허사가 된다.

운동이나 등산, 다른 것으로 열심히 땀을 빼서 몸을 따뜻하게 만들어 놓고 다시 찬 것을 먹어서 헛일로 만드는 것이다.

몸이 피로한 사람은 사우나에 가서 피로를 풀어주는 것이 좋다. 피로를 풀어주는 것은 머리를 맑게 해주는 것이다. 그러나 사우나, 찜질방에 가서 피로를 푼 사람은 반드시 따뜻한 것을 먹어주어야 건강에 이롭다. 속을 뜨겁게 해 주어야 정신이 더 맑아지고 컨디션이 좋아진다.

한번은 실습으로 사람들을 데리고 목욕을 갔다가 음료수를 데워먹게 하였더니 다들 뱃속이 편하고 정신이 맑아졌다며 좋아했다. 그러나 사우나, 찜질방은 차가워진 몸을 따뜻하게 하여 피로는 풀어주지만 기운을 쌓아주지는 못한다. 기운을 쌓기 위해서라면 등산, 운동 등을 하는 것이 좋다.

## 식은땀, 진땀은 몸에 찬 기운이 차있다는 경고신호

운동이나 등산, 사우나에 가지 않아도 평소에 가만히 있어도 땀을 흘리는 경우가 있다. 이런 것을 '진땀이 난다' 또는 '식은땀이 난다' 고 한다. 이것은 몸이 순환되기 위해서 땀을 흘려야 되는데 몸 주인이 땀을 흘려주려고 생각을 않으니 스스로 살기위해서 땀을 흘리는 것이다.

이렇게 식은땀, 진땀 등을 흘리는 사람은 자신의 몸이 찬 기운이 차있어 위험하다는 경고신호를 보내는 것이라 생각하고 땀을 많이 빼주어야 한다. 운동을 하든, 등산을 하든 땀을 빼주고 힘을 키워 몸을 따뜻하게 만들고 머리를 맑게 해야 한다.

몸이 식은땀을 흘리며 경고신호를 보내는 데도 불구하고 그냥 방치하게 되면, 몸에는 찬 기운이 누적되어 순환이 안 되고 모든 것이 탄력이 빠지고 굳어가기 시작한다. 결국 땀샘도 막히어 땀을 흘리지 않고 사는 '불한당'이 되는데 저절로 더위도 추위도 잘 타는 시들어 가는 사람이 되고 만다. 사전에는 '불한당'을 남의 것을 쉽게 화적질하는 무리로 설명되었으나, 나는 글자 그대로 해석하고 있다.

권력과 명예, 남녀노소에 상관없이 땀을 흘리지 않으면 '불한당'이 되는 것은 자연의 이치이다. 땀을 흘리면 순환이 되어 몸이 살아날 뿐만 아니라 정신과 영혼이 맑아지며 '참나'가 기뻐한다. 그래서 기림산방 수행교육을 할 때에는 '나는 단 하루도 불한당이 되지 않겠다!'라는 구호를 외친다.

# 7. 일을 하면 몸이 따뜻해진다

사람이 일을 하면 그것이 곧 운동이 되어 몸을 따뜻하게 해준다. 그래서 일이란 건강을 위한 필수 조건이라고 할 수 있다. 그런데 자본주의 사고는 일을 돈의 가치로만 생각한다.

일을 노동의 가치로 환산하는 것도 중요하지만, 일에 대한 생각을 건강의 개념으로 보는 관점이 필요하다.

나는 1995년 〈조선일보〉의 후원으로 대국민강연회를 개최한 적이 있다. 우리나라 장수 이론가들을 한자리에 모아놓고 그들의 이론을 비교, 검토하기 위한 강연회였다. 건강 이론가들은 많이 있다. 그러나 100세 이상 노인을 직접 확인해 본 결과, 그들의 이론과 100세 이상 노인의 건강법은 동떨어진 것을 알 수 있었다. 이론가들의 이론은 학문을 위한 학문에 불과했던 것이다.

당시 서울에는 100세 이상 노인이 220명 있었다. 이 가운데 여자는 200명 남자는 20명에 불과했다. 즉, 남녀의 비율이 10:1이었다. 이것은 전 세계적인 추세이다. 여자가 남자보다 더 장수하는 이유에 대해서 여러 가지 이론이 제기되었다. 어떤 학자들은 호르몬의 차이, 염색체 등등의 이유 때문에 여자가 남자보다 더 장수한다고 보고 있다.

그런데 내가 보는 관점은 '일'에 있다. 일이 운동의 역할을 하여 몸을 따뜻하게 해주어서 각종 순환을 잘 시켜주고 건강을 지켜주었기 때문이라고 본다. 여자는 집안일을, 남자는 밖의 일을 하기 때문에 여자는 정년퇴직 없이 평생 운동이 되어 남자보다 더 오래 사는 것이다.

남자들이 제일 많이 사망하는 때가 바로 정년퇴직 5년 전후다. 회사에 출근하는 것은 몸을 움직이는 운동인 것이다. 그러나 출근을 하지 않으면 사람은 기운이 없어지고 멍청해진다. 남자들은 퇴직 후 할 일 없이 집에서만 보내다가 기운을 잃어 죽게 되는 것이다.

100세 이상 된 할머니 방에 가보면 먼지 하나 없이 깨끗하다. 할머니들은 매일 쓸고 닦고 하는 것이다. 그런데 이것이 바로 운동이다.

또 내가 만난 이정용 옹(당시 102세, 서울 마포구 신수동)은 마을 노인회 회장을 하고 있었다. 60세가 넘었다고 노인이라고 하면 그 할아버지에게 혼이 난다. 젊은 노인들이 그 할아버지에게 쩔쩔매는 모습을 볼 수 있었다. 이 분은 젊은 노인들이 술을 마시고 노름을 하면 혼을 냈다. 그리고 아침에 출근해서 일하고 4시 되면 퇴근해서 주변을 항상 깔끔하게 정리하며 지내셨다.

방음전 할머니(당시 106세)는 태릉에서 갈비집을 운영하고 있었다. 할머니는 그 갈비집의 현역 사장이었지만 종업원처럼 부지런히 쓸고 닦고 일을 하셨다. 내가 "할머니, 어떤 의학박사가 돼지고기 많이 먹으면 콜레스테롤이 생겨서 몸에 해롭대요"라고 했더니, 할머니는 "나는 이 나이가 될 때까지 돼지고기만 먹고 살았는데? 웃기는 소리 하지 마라"고 말씀하셨다. 이 할머니는 돼지고기를 남들보다 많이 먹었지만 일을 하다보니 열이 나고 자연스럽게 지방이 분해되고 배설능력이 생겨서 건강을 유지할 수 있었던 것이다. 일하는 사람은 건강하다. 나는 장수노인들의 건강을 보고 다음과 같이 정리해 보았다.

'장수노인들 중에 특별한 운동을 하신 분이 없다. 타고난 원기도 강하고 후천적으로 일상생활 속에서 열심히 일을 통해서 운동의 효과를 본 것이다. 그렇다! 일이란 기운을 키우고 정신과 영혼을 맑게 만들어

줄 수 있는 생활 속의 수행이다!'

　인생은 태어나서부터 죽는 날까지 일의 연속이다. 태어나는 일도 일이고, 죽는 일도 일이다. 그런데 모든 일에는 세 단계가 있다. 첫 번째는 준비 단계이고, 두 번째는 행하는 단계이며, 세 번째는 마무리 단계이다. 그래서 기림산방에서는 다음과 같이 써 붙이고 일상생활에서 기본적인 일을 통해 배우고 익힌다.

　'기림산방'은 몸과 마음, 정신과 영혼을 수행하는 곳!
　직위가 높고 낮고, 나이가 많고 적고 등등의 이유로
　자기 자신을 대우받으려 하지 말라!
　스스로 일을 통해서 힘을 쌓고 정신과 영혼을 맑게 할 수 있는
　기회를 잃어버리는 것은 자기 자신을 파괴시키는 일이다.
　생명온도를 식어가게 하는 어리석음이다.

　사람은 태어나 죽을 때까지 해야 할 기본적인 일이 있다.
　먹고, 자고, 입는 일이다.

　먹는 일은 설거지까지요,
　자는 일은 걸레질까지요,
　옷을 입는 일은 빨래까지다.
　먹는 일은 준비하는 일이 있고, 먹는 일이 있으며, 치우는 일이 있다.
　자는 일도 준비하는 일이 있고, 자는 일이 있으며, 치우는 일이 있다.
　입는 일도 준비하는 일이 있고, 입는 일이 있으며, 빨래하는 일이 있다.

　일을 할 줄 모르는 사람은 먹고 빠지고, 자고 빠지고, 입고 빠지는 것이 습관이어도 부모님이 대신 해주었으나 남에게 신세지

는것, 피곤하고 지치게 하는 것이다.
그리고 미안함도, 부끄러움도 없이 뻔뻔스럽게 자기밖에 모르며 돈으로만 해결하려 하거나 공짜를 좋아하는 불쌍한 영혼이 된다.

100세 이상 장수노인은 게으름이 없다.
게으른 자여! 몸과 마음, 정신과 영혼, 그리고 생각이 건강하기를 절대 바라지 말라! 먹지도 말라! 하늘에 죄를 짓는 일이다.

갖고 있는 기운만큼 분수를 지켜라!
일은 욕심을 내면 물질과 명예는 풍요로워지지만,
지치게 되어 생명온도를 잃어 내상을 입는다.
결국에는 질병과 고통이 기다리고, 인간 사이에 미움과 불신이 생긴다.

모든 일을 인간 위주로 무리함 없이 행하라!
늦는 것처럼 보이지만 가장 빠른 완벽한 아름다운 인생길이다.

기본적인 일을 아는 자는 어떠한 일을 하여도 완벽한 성공을 할 수 있지만, 기본적인 일을 모르는 자는 성공을 해도 그 성공은 머지않아 무너지고 만다.
열심히 일하는 사람은 저절로 신뢰와 존경, 보람과 성공이 따르기에 자신뿐만 아니라 주위의 모든 사람에게도 희망과 용기 그리고 기쁨을 준다.

인생은 일로 시작해서 일로 끝난다는 사실을 바르게 알고
일을 두려워하지 말라!

# 8. 목욕은 몸을 따뜻하게 한다

목욕을 왜 하는가? 피로하거나 때가 많을 때 우리는 목욕을 한다. 즉, 목욕할 필요가 있기 때문에 하는 것이다. 내가 어느 장수노인의 댁을 방문하였을 때 그분의 며느리에게 "할아버지께서 얼마나 자주 목욕을 하십니까?"라고 물었더니 이렇게 대답하였다.
"명절 때 어쩌다가 한 번 하세요."
이번에는 장수노인에게 직접 물었다.
"할아버지 목욕을 며칠 만에 하세요"
그러자 장수노인은 이렇게 말씀하셨다.
"목욕은 왜 가? 돈만 들지. 더운 날 등목만 하면 되지"
건강한 사람은 몸이 따뜻하기 때문에 근육이 탄력이 있고 피부가 윤기가 있어 깨끗하다. 그래서 목욕의 필요를 느끼지 못한다. 기운이 약한 사람일수록 자주 피로해지기 때문에 목욕의 필요성을 느끼게 된다.
열체질일 수록 땀이 많이 흐르고 지방체질이며 냉체질일 수록 건성 피부가 되어 각질이 생긴다. 그 각질이 바로 때이다. 현대인들은 신경 쓸 일이 많아 생명온도를 잃어 피로를 자주 느끼기 때문에 때가 많이 나온다. 그러므로 목욕을 자주 할 수밖에 없다. 우리 주변을 보면 목욕문화가 많이 발전하고 있음을 볼 수 있다. 목욕을 하면 크게 두 가지 효과가 있다.

첫째는 몸의 생명온도를 보충하여 피로를 풀어주어 치료 효과가 있고, 둘째는 몸을 죽은 세포들(때, 각질등)을 청소하는 역할을 한다는 것이다. 목욕의 효과에 대해서 보다 자세히 알아보자.

## 목욕은 생명온도를 보충해주며 피로를 풀어 주는 치료효과가 있다

'옛날에 피부병과 위장병이 심해서 죽을 지경에 이른 사람이 있었다. 병을 치료하기 위해 무척 애를 썼으나 백약百藥이 무효였다. 그래서 그 사람은 죽기 위해 산 속으로 들어갔다. 한참을 올라가다 보니 김이 모락모락 나는 웅덩이가 있었다. 바로 온천물이었다. 그사람은 온천물에 몇일동안 몸을 담그어 목욕을 하고 온천물을 마셨다. 그랬더니 피부가 깨끗해지고 위장병이 씻은 듯이 사라졌다.'

이와 같이 전설 같은 이야기들은 각 온천마다 전해 내려오고 있는데, 한번 살펴보자.

심한 위장병과 피부병이 생겨서 죽으려고 산속에 갔다고 했는데, 위장병은 위장세포들이 생명온도를 잃어 저체온이 되어 기능이 떨어져 붓고 굳고 썩어가서 생긴 현상이다.

피부병은 피부는 뱃속으로부터는 말단인데, 뱃속의 세포들이 생명온도가 있어야 말단까지 기운을 보내어 탄력과 윤기가 있어서 고운 피부가 되는 것인데…… 뱃속이 차가운 기운이 강해지니 뱃속에 있던 열들이 밖으로 빠져나가 약한 피부에 열꽃으로 나타난 것이다.

생명온도를 보충을 안 해주고 계속 차갑게 하는 생활을 하니 위장은 더욱 썩어가고 뱃속은 차가운 기운이 강해지니 뱃속에 있던 남아있던 열들은 자꾸 피부로 나와서 피부병이 악화 된 것이다.

피부에 상처가 나고 딱지가 앉았을 때 뜨거운 물속에 들어가 보라.

피로도 가시지만 딱지도 사라진다.

  피부병과 위장병은 모두가 뱃속이 생명온도를 잃어 저체온이 되어 생긴 질병이다. 차가워진 몸을 뜨거운 온천물에 담그고, 뜨거운 온천물을 마셔서 생명온도를 보충하여 위장을 따뜻하게 만들었으니 순환이 잘 되어 치료가 될 수밖에 없지 않은가? 어려운 의학용어, 전문용어는 하나도 필요 없이 독자들은 이해가 될 것이다 그리고 저체온이란 피로와 스트레스가 쌓여서 뱃속이 차가워진 것이다.

  그래서 목욕의 효과는 생명온도를 보충을 해주어 피로를 풀어주고 각종 질병의 효과가 있는 것이다. 그런데 안타까운 일은 뜨거운 온천물을 마시는 것이 제일 빨리 뱃속 세포에 생명온도를 전달할 수 있는 방법인데, 그런 시설이 제대로 되어있는 온천이 별로 없다는 것이다.

## 목욕은 죽은 세포들(때)을 청소하는 역할을 한다.

  피로와 스트레스는 머리로 열이 올라가면서 뱃속의 세포들을 저체온으로 만든다고 했다. 저체온이 되면 세포들은 기운이 없고 붓고 아프고 굳고 죽어간다고 했다. 생명온도를 잃은 죽은 세포들은 각질이나 때가 된다.

  피로와 스트레스가 많은 사람일수록 뱃속이 차가워지면서 말단인 피부까지 기운이 미치질 않으니 말단 피부 세포들이 죽을 수밖에 없다. 그래서 피로와 스트레스가 많은 사람일수록 때(각질)가 많이 나온다. 때는 생명온도가 없는 죽은 세포들이다. 때를 제거하지 않으면 안 되는 이유는 다음과 같다.

  첫째, 죽은 세포들은 살아있는 따뜻한 세포들에 붙어서 자꾸 열손실을 일으키게 된다. 열손실이 되니 자꾸 쉬 피로를 느끼게 되어 무기력해진다. 그래서 목욕을 하여 때를 벗겨내면 몸이 따뜻해지면서 가벼운 발걸음과 맑은 정신 그리고 개운함을 느끼게 된다.

여기서 중요한 점은 목욕은 피부에 있는 죽은 세포들은 제거할 수 있어도 몸속에 있는 죽은 세포들은 제거 할 수가 없다는 점이다. 오늘날 많은 사람들이 뱃속의 오장육부가 생명온도를 잃어서 저체온이 되어 굳어감으로써 간경화, 동맥경화, 장협착 심근경색의 질병을 앓고 있다. 이들도 죽은 세포들이 생명온도를 뺏어가서 생긴 결과인데 뱃속을 따뜻하게 해서 생명온도를 되살리는 길만이 해결책이다.

둘째, 죽은 세포들은 내버려두면 피부가 변색이 된다. 아기들의 몸은 생명온도가 있는 살아있는 세포로 온전하게 되어 있어 피부가 탄력과 윤기가 있고 화색이 좋고 피부색이 곱다. 건강한 아이(건강체질)가 성장하면서 피로와 스트레스로 생명온도를 잃어 저체온이 되면서 밖으로 열이 나오는 열체질이 된다. 열체질은 다음에는 열이 빠져나가니 몸이 식어가면서 냉체질이 된다고 했다.

열체질은 흔히 말하는 지방체질을 말하는데 처음에는 얼굴이 벌게지다가 나중에는 검은색으로 변색이 되고, 냉체질은 창백해지고 버짐이 끼고 다음에는 누렇게 황달이 되고 다음에는 검은색으로 변색이 된다. 열체질이든 냉체질이든 피부의 노화과정이 결국에는 검은색으로 변색이 된다. 이는 피부 세포들이 생명온도를 잃어서 죽은 세포(때)가 되어 변색이 된 것이다.

목욕을 하면 죽은 세포들(때)을 제거하여 살아있는 세포들이 나타난다. 살아있는 세포들은 탄력과 윤기가 있어서 피부가 고와져 예쁜 피부, 건강한 피부가 되는 것이다. 다음은 생명온도를 보충할 수 있는 건강한 목욕 방법에 대하여 알아보자.

## 생명온도를 보충하는 바른 목욕법

가슴은 뜨겁지도, 차갑지도 않아야 건강하다. 그런데 기운이 약한 사람은 탕 속에 오래앉아 있을 수가 없다. 가슴이 답답해지고 머리에 열이 차서 뜨거워지기 때문이다. 몸은 따뜻하고 머리는 차가워야 되지만, 가슴은 뜨겁지도 않고 차갑지도 않은 상태를 유지해야 건강한 것이다.

그런데 뜨거운 물에 오래 들어가 있으면 가슴이 뜨거워진다. 가슴에는 심장과 폐가 있다. 가슴에 열이 차면 심장과 폐가 순환이 잘 되어 피가 빨리 돌고 숨이 차게 되어 약한 사람은 어지러워서 쓰러지게 된다. 몸이 차가운 노인들은 몸을 따뜻하게 데우기 위해 탕 안에 들어가 있는 시간이 조금 길수도 있으나 심장과 폐는 뜨겁지도, 차갑지도 않아야 한다.

가장 좋은 목욕법은 야외 노천탕이다. 노천탕은 몸은 따뜻하게 하고 머리는 차갑게 하는 원리가 그대로 적용된다. 배꼽 있는 곳까지만 따뜻한 물에 담그고 있는 목욕법을 '반욕半浴'이라 하는데, 몸이 차가워져서 생기는 모든 질병을 예방하고 치료하는 효과가 있다.

냉온탕 사용은 기운이 있는 사람(열체질)은 순환에 도움이 된다. 그러나 기운이 약한 사람(냉체질)은 피해야 한다. 이러한 사람이 냉탕에 들어가면 뼈 속으로, 살 속으로 파고 들어오는 차가운 기운을 막아내지 못하고 몸속에 파고 들어와 시리며 통증이 생기고 마비가 된다. 심하면 심장마비를 일으킬 수도 있다.

타고난 기운이 약한 사람은 계속해서 장부를 따뜻하게 해주어야 기운이 보충된다. 이런 사람은 일상생활에서 목욕이 많은 도움이 된다. 여건상 목욕을 자주 못하는 사람은 세숫대야에 뜨거운 물을 붓고 손과 발을 담가주면 피로를 풀어주게 된다. 이렇게 하면 머리는 저절로 차가워지게 된다. 손과 발을 따뜻하게 하는 방법은 여러 나라에서도 지혜롭게 생활 속에서 실천했던 부분이다.

발을 따뜻하게 하는 방법은 일본뿐만 아니라 독일에서도 민간요법의 일환으로 애용되고 있다고 한다. 기림산방에서는 몸이 따뜻해지면서 머리가 맑아지고 몸과 마음이 함께 평화로워진다 해서 이 방법을 '평탕平湯'이라고 부른다.

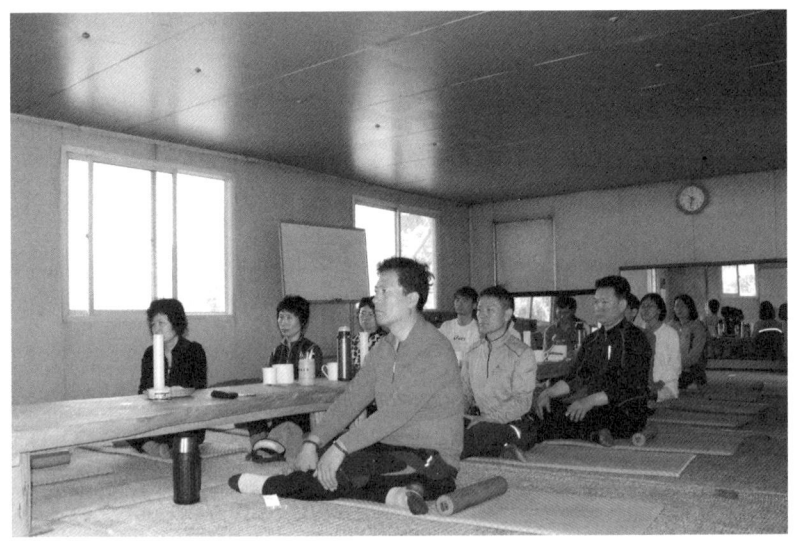

# 9. 반성하고, 사과하고, 용서를 구하라

사람이 살다보면 실수할 수 있다. 주로 정신이 없을 때 실수를 하게 된다. 정신이 맑아야 생각이 잘 돌고 판단력이 있어 실수가 없는데 정신이 없다는 것은 피로와 스트레스로 저체온이 되어 머리가 뜨거워 마비가 되어 생각이 안돌아 판단력이 정확하지 않다는 것이다. 그래서 평소에 술과 과로 등의 몸을 차갑게 한 생활이 누적되거나, 타고난 원기가 약한 사람들이 주로 실수를 하게 된다.

실수를 했을 때는 빨리 사과를 해야 한다. 내가 잘못을 했는데도 사과를 안 하면 상대방은 열을 받게 되어 더욱 화가 난다. 이러한 일이 반복되면 습관이 되어 뻔뻔스러운 인간, 몰염치한 인간, 막가파 인간이 되어 자기밖에 모르는 짐승과 같은 불쌍한 영혼이 되는 것이다.

실수를 한다는 것은 자신과 상대방 모두의 정신과 영혼의 건강을 해치는 것이다. 사과와 용서, 반성과 후회는 자신뿐만 아니라 상대방도 몸을 따뜻하게 하고 머리를 차갑게 하여 정신과 영혼을 맑게 한다.

그래서 종교에서 행하는 고해성사, 회개, 참회 등은 머릿속의 잠재의식인 불안, 고민 등을 씻어내어 정신과 영혼이 맑아지고 몸이 따뜻하게 되어 순환이 되는 '보약' 같은 일이다.

또한 일상생활에서 바르게 사는 일은 자신의 정신과 영혼인 '참나'를 찾는 길이며 기쁘게 만드는 일이다.

정신이 없어 영혼이 약해져 '거짓 나'가 들어올 때 실수와 잘못을 저지르게 된다. 따라서 사과와 용서, 반성과 후회를 하는 일은 단 1초라도 빠를수록 좋다.

이것이 나에게는 '참나'를, 상대방에게는 '참너'를 찾는 지름길이다. 이는 모든 사람에게 좋은 일이며, 짐승 같은 혹은 짐승보다 못한 인간에서 탈출하는 길이다. 그리고 신뢰와 존경이 넘치는 인간다운 가정, 사회, 국가가 되는 기본적인 일이다.

그리고 실수와 사고를 일으키는 사람을 미워하지 말라! 생각이 작아 거짓말과 욕심, 폭력, 테러 등의 죄를 짓고, 생각이 없어 멍청해져서 각종 사고와 실패를 하는 경우가 있다. 이는 누구나 열을 받고 몸이 저체온이 되면 정신이 없어지거나 흐려져서 생기는 자연현상이다.

생명온도가 강한 사람들은 맑은 정신과 차분한 마음으로 생각이 넓고 바르고 깊기에 각종 사고나 범죄를 저지를 수가 없다. 이러한 자연현상을 모르는 생각이 작은 사람은 남의 실수를 미워하고 열을 받아 몸이 차가워져 질병을 만들게 되고 또 하나의 죄를 짓게 된다.

반면에 이러한 자연현상을 잘 아는 생각이 큰 사람은 모든 것을 이해하고 용서하며 사랑할 줄 알기에 열을 잘 받지 않는다.

지금 이 순간 모든 시간을 정지하고 모든 사람을 조사한다면 크고 작은 각종 사고와 범죄 없이 깨끗하게 사는 사람이 과연 얼마나 될까? 누구나 정신이 맑지 못하면 사고와 실수 그리고 범죄가 생기는데 이는 법으로 다스릴 문제가 아니다.

근본적인 해결책은 모든 사람들이 몸을 따뜻하게 하는 생활을 하는 것이다. 그러면 정신이 맑아져 저절로 사고와 실수가 없고 범죄가 없어지게 된다.

■ 100세 건강장수 비결

# 인상을 쓰지 말라

얼굴은 마음의 거울이다. 마음 상태가 곧바로 얼굴 표정으로 연결되는 것이다. 건강한 어린이와 건강한 장수노인의 얼굴을 보면 모두가 밝은 표정을 하고 있다. 그러나 현대인의 표정은 그리 밝지 못하다. 얼굴에 내 천(川)자를 그리고 있는 사람들이 많다. 인상을 쓴다는 것은 생명온도를 잃어 저체온이 되어 기운이 약하기 때문에 생긴 현상이다.

피곤하고 짜증나고 화나면 사람은 저절로 몸의 따뜻한 기운이 머리로 올라가 열이 나며 인상을 쓰게 된다. 사람이 살다보면 짜증나고 화나고 미워할 때도 있다.

그러나 뒤돌아서면 스스로 잊어버려야 한다. 어두운 얼굴 표정은 마음이 급해서 그렇다. 마음이 여유가 없어 급하고 이기적이며 욕심이 많다. 또 상대방을 이해하는 능력도 부족할 수밖에 없다.

따라서 표정이 어두운 사람은 마음을 키우는 일이 급선무다.

마음을 키운다는 것은 차분한 마음, 조심하는 마음, 겸손한 마음, 여유있는 마음들을 키우는 것이다. 근본적인 해결은 저체온의 몸을 생명온도의 몸으로 되살려내야 하고, 또 일상생활 속에서 바른 자세와 예절 등 건강한 생활문화의 실천 속에서 배양된다. 이런 마음들이 가득 찰 때 절로 얼굴에 부드럽고 밝은 표정이 나타난다.

# 10. 어렵고 힘든 고통을 이겨내면 강해진다

저 들판의 아름다운 꽃은 우연히 만들어진 것이 아니다. 얼어붙은 땅을 뚫고 거칠게 몰아치는 비바람과 타는 듯한 가뭄을 겪으며 어렵고 힘든 고통을 이겨냈기 때문에 그윽한 향기를 뿜는 아름다운 꽃이 될 수 있었던 것이다.

인간도 마찬가지이다. 살다보면 어렵고 힘든 일이 생겨 고통과 시련, 눈물과 절망 속에서 인생을 포기하고 싶은 순간도 있기 마련이다. 피할 수 없는 고통이라면 피하려 하지 말고, 그 고통과 싸워서 이겨내라! 이 세상에는 쉬운 일이 하나도 없다. 그러나 못할 일도 하나도 없다. 모두 생각하기 나름이다.

고통과 시련은 정신이 없고, 마음이 급하고 생각이 작은데서 생기는 착각과 실수, 사고와 우환, 실패와 불행이 만든 것이다. 정신이 맑아야 위기도 기회도 보이는데 불행이 생겼다는 것은 저체온이 되면서 정신이 맑지 못해 위기를 못 봤다는 뜻이다.

고통과 시련을 이겨내기 위해서는 정신이 맑고 마음이 차분하여 생각이 깊고 넓고 커야 한다. 그래야 지혜가 생겨 모든 것을 이겨낼 수가 있게 된다.

큰 고통일수록, 큰 시련일수록 정신이 없고 마음이 급하면 시련과 고통이 더 커지고 좌절을 하기가 쉽다. 그러나 더욱 정신을 맑게 하고 마음을 더욱 차분하게 하면 더 큰 지혜가 생기게 되어 큰 성공과 보람을 느끼게 된다. 큰 고통과 시련을 두려워하지 말자!

이 세상에는 쉬운 일이 하나도 없지만, 지혜로서 안 되는 일이 없다. 편법으로 잔머리를 굴려서 하는 작은 생각을 말하는 것이 아니다.

나의 경우 어머니 말씀을 들어보면, 어릴 때 항상 배가 아프다고 하며 잔병치레가 많았다고 한다. 급하고 산만하고 내성적이고 소심했었다고 생각된다. 나약하게 자란 나에게 젊은 시절에 몸과 마음 그리고 정신을 강하게 키워준 과정이 있어 소개한다.

첫째, 가난한 시절에 가난한 집안에서 태어났다는 것이다. 일본의 식민지 해방에 이어 6.25 전쟁을 치르는 과정에서 태어난 나는, 전쟁과 가난으로 인한 어려운 현실 속에서 자식들을 먹여 살리려는 부모님의 모습을 보면서 성장했다.

풍요로운 현실 속에서는 사람의 생각이 안주하려는 습성이 생기기 쉽지만, 나의 성장기에는 먹고 살기 위해 무언가를 열심히 하지 않으면 안 되는 생각을 갖게 해주었다.

나 뿐만 아니라 많은 사람들이 이런 과정이 있었기 때문에 이 나라가, 경제가 발전이 되고 물질이 풍요로워진 것이라고 믿는다.

둘째, 대학시절 산악부에서 활동했다는 것이다. 북한산과 인수봉, 도봉산과 선인봉을 오르며 암벽을 타고 여름, 겨울 방학마다 장기 등반했던 일들이 나를 키워주었다. 다른 일들은 내가 못하면 부모님 혹은 다른 사람이 해줄 수 있지만 산을 오르는 것은 그럴 수 없다.

급하고, 정신없고, 교만하고, 잘난 척하는 것, 그리고 방심은 사고와 불행으로 연결되어 있다. 나는 산을 통해 자연은 아주 냉정하다는 것을 절실히 배웠다. 어렵고 힘든 등반일수록, 등산을 오래 할수록 더욱 차분한 마음과 맑은 정신을 키우는 공부가 되었으며 많은 선배와 후배를 얻게 되었다. 산은 나에게 고통과 괴로움도 주었지만 나의 몸과 마음, 정신과 영혼, 기운과 생각그릇을 크게 만들어준 영원한 스승이라고 생각한다.

셋째, 군대시절을 거쳤다는 것이다. 나는 대학 졸업 후 장교로 군에 입대하였다. 고등학교 시절에는 소심하고 내성적이라서 여학생과 이야기를 하려 하면 얼굴이 빨개지고 말 한 마디 못했었다. 그러던 내가 군대에 들어가 부하 장병들에게 교육을 시켜야 하니 나에게는 굉장히 어렵고 힘든 일이었다.

저절로 맑은 정신과 차분한 마음으로 준비를 하고 노력을 하게 되었고 어렵던 관문을 통과하면서 칭찬을 받고 자신감이 생기게 되었다. 또 부여받은 임무가 어렵고 힘든 일일수록 문제들을 해결하기 위해서 더욱 맑은 정신과 차분한 마음을 키우는 공부가 되었다. 그래서 나에게는 군대시절이 나를 강하게 키워준 또 하나의 스승이라고 생각한다.

인생을 살아가면서 죽는 날까지 수많은 시련과 고통은 뒤따르게 된다. 여기에는 나의 작은 어려움을 예로 들었지만, 이 세상에는 상상도 못할 엄청난 고통을 이겨낸 사람들이 많이 있다. 각 분야에 성공한 사람들은 공짜로, 저절로 되었다고 생각하지 않는다.

혹자는 인생을 '고해의 바다'라고 하지만, 이는 정신이 없고 마음이 급하고 생각이 작은 사람에게 해당하는 말이다. 정신이 맑고 마음이 차분한 사람은 고통과 시련이 클수록 먼 앞날을 생각하며 지혜로 어려움을 이겨낸다. 그리고 이러한 과정은 자신을 강하게 키우는 공부가 된다는 점을 명심하자.

# 11. 바른 자세는 기운을 잘 통하게 한다

바른 자세로 인생을 살아간다는 것은 쉬운 일이 아니다. 생명온도가 있어서 기운이 잘 돌아야 가능한 일이다. 생명온도를 잃어 뱃속의 장부 세포들이 저체온이 되면 기운이 없어진다.

기운이 없으면 허리 척추에도 힘이 없어져 등이 굽고, 다리는 힘이 없어 발끝과 무릎이 벌어지게 된다. 그런데 의도적으로 발끝을 안쪽으로 오무리고 무릎을 붙이고 턱을 당기고 뒷머리 어깨 등허리를 쭉 펴면 바른 자세가 되며 배에 힘이 생겨 따뜻해진다.

잘못된 것도 습관이고 올바른 것도 습관이다. 바른 자세가 습관이 되면, 뱃속의 장부에 힘이 생기고 생명온도를 지킬 수가 있고, 습관이 안 되면 뱃속의 장부는 점점 생명의 불씨가 식어 갈 수밖에 없다.

오늘날 많은 사람들이 척추측만증으로 고생을 하고 있다. 척추측만증이란 배에 힘이 없어 등이 굽으며 좌측 또는 우측으로 틀어진 상태를 말한다.

척추측만증의 첫 번째 원인은 뱃속의 장부에 생명온도를 잃은 죽은 세포들이 쌓임으로써 기운이 없어져 척추가 수축 되면서 굽고 틀어진 것이다. 두 번째 원인은 잘못된 자세가 습관이 되었기 때문이다.

이러한 질병을 진단 받으면 '척추'를 분해하여 다시 결합을 할 수도 없는 노릇이고 고민만 하게 된다. 그런데 해결은 원인을 알면 간단하다. 뱃속의 장부 세포들에게 생명온도를 살려주고 기운이 돌게 하면 간단히 해결되는 문제이다. 기운이 생기면 살아있는 세포들이 강해지면서 척추에도 힘이 생기고, 굳어 있던 경락을 풀어주면 척추가 제자리에 들어가게 된다.

기림산방에서 수행교육을 받은 박모 양(20세, 대학생)은 "입시공부를 한다고 책상에 오래 앉아 있다보니 한쪽으로 치우친 생활이 습관이 되어 '척추측만증'이 있었는데 이젠 자세가 바르게 되었어요"하며 기뻐하였다.

운동선수들은 남들보다 건강해야 하는데 운동을 하다보니 기운이 뼈와 근육(외공)으로만 발달되고 뱃속(내공)은 저체온이 되어 다리가 벌어지고 등이 굽은 사람이 많다. 그러면 저절로 집중력, 판단력, 순발력이 떨어지게 되어 운동선수 생활을 실패하게 된다.

또 현대인의 건강 지표로서 많이 얘기되는 것이 배변능력인데, 많은 사람들이 변비 때문에 고생을 하고 있다.

이것과 관련하여 여러 가지 이론들이 난무하고 있지만 정작 중요한 부분을 간과하고 있는 듯하다. 배변능력을 키우는 데 있어 가장 중요한 것은 배변능력이 생명온도를 잃어 저체온이 되어서 생긴 현상이라는 것을 모르고 있다는 점이다.

이것도 생명온도를 살려주면서 바른자세를 유지하면 쉽게 해결된다. 바른 자세를 유지하면 뱃속의 장부 세포들에 탄력이 붙고 힘이 생긴다. 배에 힘이 생기면 변비 문제는 바로 해결된다. 그런데 사람들은 생명온도와 바른자세는 내버려두고 멀리서 건강을 찾고 있으니 참 답답한 일이다.

## 11자 자세로 걸어라

　1992년 사북의 장수노인(김성술 옹, 당시 116세)을 만났을 때의 일이다. 그분은 정신이 맑아 기억력이 무척 뛰어나서 갑오경장이나 일제 시대의 이야기를 하나도 빼놓지 않고 말씀하셨다.

　한번은 방송에 출연할 일이 생겨서 서울의 방송국까지 함께 동행을 한 일이 있었다. 그런데 그분은 사북에서 서울 청량리까지 4시간 이상을 기차를 타고 가는데 자세하나 흐트러짐 없이 꼿꼿한 자세로 앉아 계셨다. 노인의 건강비결은 생명온도와 바른 자세에 있었던 것이다.

　그렇다면 바른 자세는 어떤 자세를 말하는가? 우선 앉는 자세부터 살펴보자. 여성의 경우에는 발끝과 무릎을 붙이고 앉아야 한다. 그래야 배에 힘이 들어간다. 남자는 다리와 무릎을 약간 벌리는데, 무릎과 무릎사이가 주먹 하나 정도의 공간이 되도록 한다.

　걸어가는 자세도 중요하다. 몸은 마음의 심부름꾼이요, 생각의 심부름꾼이다. '쿵쿵' 소리를 내며 걸으면 마음이 급하고 객기가 생기기 쉽다. 걸을 때 소리가 나지 않으면 기운이 쌓여 차분한 마음이 생긴다. 그리고 신발을 질질 끌어서도 안 된다.

　신발을 질질 끄는 사람은 마음이 방심한 상태이다. 신발을 끌다보면 기운이 소모되기 때문에 좋지 않다. 신발 뒤꿈치를 보면 그 사람의 걸음걸이가 바른지를 알 수 있다.

　걸음걸이는 항상 11자 자세로 걷되, 무릎은 닿을 듯 말듯이 걷는다. 걸음걸이는 발의 앞 끝, 안쪽부터 바닥에 닿는 듯하게 걸어야 한다. 이 때 발의 앞 끝이 들리지 않게 주의한다.

　나는 기회가 있을 때마다 국민의 건강을 위하여 군의 차려 자세를 고쳐야 한다고 주장한다. 건강한 사람도 발의 내각을 90도로 벌리게 하여 차려 자세를 하면 무릎 이하의 뼈와 근육이 틀어지게 되고, 뱃속의 장부세포들은 생명온도를 잃어 질병을 만드는 근본 원인이 되기 때문이다. 필자가 아직 세력이 약하여 아무리 주장을 해봐도 바뀌질 않는 현실이다. 그러나 꾸준히 하다보면 언젠가는 국민의 건강을 위하여 중요한 것으로 인정받는 날이 오리라고 생각한다.

## 바르게 자야 피로가 풀린다

잠을 자는 자세도 중요하다. 어떤 자세로 자는 것이 피로회복이 잘 되고 건강에 도움이 되는지 알아보자.

■ **만세 부르는 자세나 대자大字 자세로 잔다**
건강한 아기의 잠자는 모습을 보면 바르게 누워서 다리를 쭉 뻗고 양팔을 만세 부르는 자세로 잔다. 건강한 어른도 이와 비슷한 자세로 잠을 잔다. 이를 '대자大字자세'라고 하며 가장 빨리 피로를 풀어줄 수 있는 건강한 자세라고 할 수 있다.

몸이 피곤해지면 저체온이 되면서 등이 굽고 다리에 힘이 없으며 무릎이 벌어진다. 심하면 오금이 저려서 자꾸 앉으려고 한다. 이러한 사람은 새우처럼 등이 굽고 꼬부라져서 잠을 자게 되는데, 이러한 자세는 기운이 다니는 길이 막혀 순환이 안 되기 때문에 피로회복이 더디고 몸이 무겁다.

그러면 왜 이런 자세로 자는 것일까? 피곤하고 기운이 없으면 등이 굽고 팔이 아래로 내려와서 가슴과 배 그리고 옆구리의 근육이 아래로 처지게 된다.

이러한 생활이 누적되면 가슴이 처지고 옆구리의 근육이 뭉쳐서 허리가 굵어지고 배의 근육이 뭉쳐서 배가 나온다. 그런데 양손을 위로 올리고 자면 처졌던 근육이 따라 올라가 배와 옆구리가 날씬해지며 처져 있던 가슴이 올라간다. 배와 옆구리에 뭉쳐 있던 근육들이 제자리에 들어가게 되면 기운이 순환되어 피로를 풀어주게 된다.

피로가 심한 사람은 등이 굽어 있다. 하루 종일 일하다 보면 피곤해서 저절로 생긴 현상이다. 문제는 뼈와 근육이 굽은 상태에서 내버려두면 굳어지기 때문에 이를 펴주어야 피로 회복이 잘 된다. 이러한 사람은 양손은 위로 하여 바르게 누운 자세에서 등에다 베개 혹은 둥근 통나무를 넣어주면 굽었던 등이 펴지게 된다. 또한 그 자세에서 기지개를 하는 것도 상당히 좋은 도움이 된다.

기지개란 기운 기氣, 사지 지肢, 열 개開 자로 되어 있다. 즉, 기지개를 한다는 것은 팔, 다리 등의 사지에 기운이 열리거나 통한다는 뜻이다. 그래서 어린 아기는 생명온도가 있는 살아있는 세포들이기에 기가 순환이 잘 되어 가르쳐주지 않아도 양팔을 위로 올리고 자며 기지개를 잘하여 순환을 도와준다. 성인들의 올바른 잠자는 자세도 이에 준하여 양팔을 위로 올리거나 대大자 자세로 자는 것이 피로를 빨리 풀어주는 자세라고 하겠다.

배에 쌓인 차가운 기운은 굳어서 죽은 세포들이 되어 근육을 뭉쳐 잡아당기기 때문에 등이 굽고 다리에 오금이 저려서 무릎을 세우게 되고 저절로 굴러다니면서 잠을 자게 되는데, 나중에는 불에 구운 오징어 모양처럼 잠자는 자세가 된다. 그래서 처음부터 잠자는 자세를 바른 자세로 습관을 들여놓아야 한다. 대大자로 잠을 자면 굽었던 등과 허리가 펴지면서 뭉쳐 있던 배도 펴지고 기운이 다니는 길이 열리어 순환이 잘 되고 피로가 풀리는 것이다.

■ 장수노인은 낮은 베개를 베고 잔다
베개는 높을수록 등을 굽게 만들어 기의 순환이 안 된다. 그래서 항상 머리가 아프고 경추통, 견비통이 생겨 딱딱하게 굳어가게 된다. 오죽하면 고침단명高枕短命 즉, 높은 베개는 명을 단축시킨다고 했을까.

또한 푹신한 베개는 머리를 따뜻하게 만들기 때문에 좋지 않다. 자고 나면 몸이 따뜻하고 머리가 맑고 눈꺼풀이 가벼워야 피로가 풀리고 기운이 재충전되는데, 머리가 따뜻하면 피로회복이 안 되어 머리가 무겁게 된다.

장수노인들은 잠을 잘 때 아주 낮은 베개를 베고 바른 자세로 누워 잔다. 평소에도 바른 자세 생활을 하는 사람들이 수면 습관도 바르기 때문에 등이 굽지 않고 쭉 펴져 있어 건강하다. 옛 신선들은 종이 한 장을 베고 잠을 잤다고 한다. 내가 생활 속에서 느껴본 바로는 수건 한 장을 접어서 베는 것이 좋다고 생각된다.

■ 잠자는 방은 어떠한 방이 좋을까

사람들이 잠을 자는 방의 형태는 다양하다. 침대, 다다미, 구들방, 보일러방 등 여러 가지의 방이 있다. 과연 어떠한 잠자리가 건강에 도움이 되는지 살펴보자.

피곤할 때는 몸이 저체온이 된다. 잠이란 몸을 다시 따뜻하게 생명 온도를 보충해주어 피로를 푸는 시간이다. 날씨가 추울수록, 몸이 피곤할수록 따뜻한 방은 피로를 빨리 풀어준다.

다다미방이나 침대는 사람의 체온으로 열을 내야 하는 반면 구들방의 온돌 바닥은 열을 내어주기 때문에 피로 회복이 빠르다. 피로 회복이 빠르다는 것은 피로하여 차가워진 몸을 빨리 따뜻하게 해준다는 뜻이다.

타고난 원기가 강한 사람이나 더운 날씨는 따뜻한 구들방의 필요성을 느끼지 못하지만 원기가 약한 사람이나 노약자들은 구들방을 좋아하게 된다. 참고로 큰 구들방에 10여명이 함께 자다보면 시간이 지나갈수록 몸이 저체온인 노약자나 환자들은 아랫목으로 기어들어가고, 살아있는 세포들이 많은 젊은이나 건강한 사람들은 윗목으로 저절로 자면서 올라가게 된다. 잠자는 방의 형태가 구들방 침대 등등은 자신의 기운상태에 따라서 선호하게 되는 것이다.

구들방이나 보일러방도 같은 온돌방이지만 몸에 미치는 영향은 조금 다르다. 구들방은 아궁이에 불을 땐다. 구들방에서 잠을 자면 차가워진 몸이 따뜻해지고 몸이 따뜻해진 새벽에는 방바닥이 서서히 식어간다. 몸이 따뜻해졌는데도 계속 방이 뜨거우면 몸은 리듬이 깨어져 다시 머리가 뜨겁게 되어 몸을 무겁게 한다.

이는 고기를 구울 때 다 익었으면 약한 불로 줄여 따뜻함을 유지해야 고기를 따뜻하고 맛있게 천천히 먹을 수 있는 것과 같다. 다시 말해서 방이 계속 뜨거운 것은 고기를 구을 때 다 익었는데도 계속 뜨거운 불로 굽는 것과 마찬가지다.

이와같이 구들방은 저녁에 서서히 따뜻해지며 새벽에 서서히 식어가는 리듬이 있어, 피곤해진 몸을 따뜻하게 해주고 피로를 풀어주고 기운을 충전해주는 역할을 한다. 그러나 보일러방은 계속해서 일정한 온도를 유지하며 돌아간다. 한 마디로 리듬이 없이 계속 따뜻하다. 그래서 머리가 무겁게 된다.

나는 1996년도에 보사부 발표에 따라 장수마을로 지정된 강원도 횡성군 정암리 마을을 신문 방송 기자와 함께 방문한 일이 있다. 이때 발견하게 된 사실은, 장수촌의 사람들은 대부분 구들방을 사용하였으나 장수촌이 아닌 일반 마을에서는 보일러를 설치하여 사용했다는 것이다.

구들방을 쓰는 장수노인들은 아궁이에 불을 때기 위해 겨울에도 땔감을 구하려고 산을 오른다. 이러한 모습은 세계적인 장수촌 훈자 마을의 노인들이 3,000~4,000M 되는 높은 산에서 밭을 매고 일하는 모습을 연상시킨다. 일을 하고 따뜻한 방에서 일찍 자니까 차갑고 피로해진 몸이 따뜻해지고 피로가 풀려 기운이 회복되고 일찍 일어날 수밖에 없는 건강생활이 되는 것이다. 또한 그렇기 때문에 장수할 수밖에 없는 것이다.

이와 같이 잠자는 방은 기氣적인 면에서 구들방이 피곤한 몸을 회복시키는 데 제일 효과가 빠르다. 나는 구들, 온돌 문화를 만들어 놓으신 우리 조상들의 지혜에 탄복할 따름이다.

10여 년 전 한 라디오 방송 대담에서 한국구들학회 회장님이 나와 {독일에 환자 입원실이 구들방으로 된 대학병원이 있다}는 말을 들은 적이 있다. 따뜻한 구들방이 환자의 몸을 따뜻하게 하여 생명온도를 보충해주니 치료에 도움이 되기 때문에 당연한 것이라고 생각된다.

## 먹는 음식 못지않게 식사 자세도 중요하다

음식을 먹을 때 어떠한 음식을 먹느냐도 중요하지만 어떠한 자세로 먹느냐도 매우 중요하다. 잘못된 자세는 음식을 먹어서 약이 되는 것이 아니라 독이 되기 때문이다.

먼저 짐승들의 음식을 먹는 자세를 살펴보자! 개, 돼지, 소, 닭, 염소 등의 모든 짐승들은 음식을 먹을 때 입을 음식에 갖다대고 먹는다. 짐승들의 이러한 자세는 음식 소화가 잘 되어 피가 되고 살이 되어 건강에 도움이 된다. 그러나 사람이 음식에다 입을 갖다대고 짐승처럼 먹으면 어떻게 될까? 사람은 척추가 바르게 서있어야 기운이 있고 건강하다. 그런데 짐승처럼 음식에다 입을 갖다대면 등이 굽고, 아랫배가 나오며 기운을 잃게 된다. 척추에 오장육부가 매달려 있는데 등이 굽으니 오장육부가 처지면서 압박을 받게 되고, 배에 힘이 없으니 소화 배출 능력이 약해져 배가 차가워지며 순환이 안 되어 모든 질병의 원인이 되는 것이다.

우리의 생활문화를 보면 식사를 할 때는 반드시 밥상에다 음식과 수저, 젓가락을 차려 놓고 식사를 하였다. 그리고 척추를 바르게 펴고 수저와 젓가락으로 음식을 먹게 되는데 이러한 자세는 배에 중심이 잡히고 기운이 있고 오장육부가 제자리에서 제 기능을 발휘하고 있기 때문에 어떠한 음식이 들어오더라도 소화시킬 수 있는 능력이 있는 생활문화인 것이다.

또 바른 자세로 식사를 하게 되면 순환이 되어 정신과 영혼이 맑기 때문에 '참나'를 살찌우는 식사가 된다. 그런데 오늘날 많은 사람들의 식사문화를 보면 인간이 아니다. 인간의 탈을 쓴 짐승들이 식사를 하고 있는 것 같다.

짐승들은 영력이 낮아 음식에다 입을 갖다대고 먹어도 상관이 없지만 인간의 입을 음식에 갖다대고 등이 굽게 하여 먹으면 소화도 안 되어 독이 될 뿐만 아니라 정신과 영혼이 맑지 못하여 영력이 떨어져 걸신이 들게 되어 자기밖에 모르는 식사를 하게 된다.

맛있는 음식만 골라 먹고 자기만 배부르면 되는, 남을 생각할 줄 모르는 짐승과 같은 식사를 하게 되는 것이다. 이는 자신을 위한 식사가 되어야 하는데, '참나'가 아닌 영력이 낮은 짐승과 같은 '거짓 나'인 걸신을 위한 식사가 되어 열체질인 사람들은 '비만'이 되기도 한다. 나중에 정신차리고 나면 후회하는 식사가 된다. 또 냉체질은 등이 굽어 오장육부에 힘이 없어 소화를 못시키기 때문에 몸이 음식을 받지 않아 음식에 대해 까다로워지며 없어서 못 먹는 것이 아니라 있어도 못 먹게 되어 마른 체형이 된다.

그래서 내가 운영하는 '기림산방'에서 식사를 할 때는 자신의 맑은 정신과 영혼을 위한 식사가 되기 위해서 남녀노소 상관없이 다같이 다음과 같은 구호를 외치고 식사를 한다. '짐승처럼 먹지말자!'

수행교육을 받은 문모 씨(서울, 46세)는 "가족과 함께 외식을 하는데, 다른 가족들을 살펴보니 음식을 먹는 식사 자세가 바른 가족이 우리밖에 없었어요. 모두가 선생님 말씀대로 등이 굽고 배에 힘이 없어 처지며 배가 나오고 짐승처럼 먹고 있었습니다"라고 말하면서 바른 식사 자세의 중요성을 실감했다고 한다. 거듭 강조하지만 짐승같이 먹지 말고 짐승같이 살지 말고 맑은 정신과 영혼으로 내 인생을 살아가자!

# 12. 단식은 몸을 따뜻하게 해준다

몸이 따뜻할 때(기운이 있을 때)는 소화를 시킬 수 있는 힘이 있어 밥맛이 좋다. 그러나 몸이 저체온이 되면 기운이 없으며 밥맛이 없고 쓰다. 이것은 배가 차가워져 소화배출 능력이 떨어졌기 때문이다. 이때 '먹어야 산다'면서 억지로 먹게 되면 몸을 식게 만들어 위와 장은 소화를 못시키고 '체냉'이 된다. 그리고 뱃속의 음식은 차가워져 굳게되어 숙변이 되고, 지방이 굳어 체지방 혹은 콜레스테롤이 되어 비만, 고혈압 등의 큰 병을 만들게 된다.

밥맛이 없을 때는 한 두 끼를 굶어 보라. 그러면 뱃속이 편해지면서 따뜻해진다. 예를 들면 너무 과로를 하면 몸이 저체온이 되며 순환이 안 되며 밥맛이 없다. 밥맛이 없다는 것은 지금 소화시킬 힘이 없으니 들어오지 말라고 몸이 요구하는 것이다.

요즘은 사람들이 없어서, 못 먹어서 병이 생기는 것이 아니라 피로, 스트레스가 많아 생명온도를 잃어 저체온이 되어서 병이 생기는 것이라는 것을 알아야 한다. 몸이 요구하지 않는데도 먹어야 된다는 생각이 강해 너무 먹어서 병이 된 경우가 많다. 먹는 것도 따뜻하게 먹으면 순환에 도움이 되는데 차가운 음식들을 많이 먹기 때문에 뱃속의 장부들은 생명온도를 점점 잃어가면서 탈이 생기게 되었다.

이를 해결하기 위해서는 먹는 것을 중단하여 위와 장, 그리고 체내에 차가워져 굳어 있는(쌓여있는) 죽은 세포들과 노폐물들을 빼주어야 속이 편해지며 건강을 찾을 수 있다. 그러나 무턱대고 단식을 한다고 되는 것이 아니다. 잘못된 단식법은 오히려 건강에 해가 된다.

## 뜨거운 물을 마시며 단식하라

나는 대학시절에 산악 동아리 활동을 하였다. 그러다 보니 술을 자주 접하게 되었고, 제대를 한 후 직장생활을 하면서도 잦은 회식으로 술을 자주 접하게 되었다. 그러던 어느 날 위와 장에 병을 얻게 되었는데, 여기저기서 위와 장에 좋다는 약을 구하여 먹어보았지만 소용이 없었다.

그러던 중 '60세 되신 할머니가 50일을 단식했더니 다시 생리가 시작했다'는 말을 우연히 듣고 나도 단식을 하면 몸이 원래상태로 좋아지지 않을까 하는 생각이 들었다. 그래서 단식을 시작하게 되었고 생수를 마셔야 한다고 하기에 지금처럼 생수를 파는 시절이 아니라 회사에 출근하기 전에 항상 동네 뒷산에서 떠온 생수를 가방에 넣고 출근하였다.

그렇게 20일 동안 단식을 하였더니 몸이 날아갈 듯이 가뿐해졌다. 그런데 뱃속에 '사르르' 한 통증이 있어서 마음 한구석에 찜찜한 느낌이 생겼다. 나중에 알고 보니 그 '사르르' 한 느낌은 바로 '냉冷' 이었다. 군살은 빠졌지만 뱃속에 가득찬 차가운 기운이 통증을 만들어 나타난 현상이었다.

뿐만 아니라 차가운 기운은 '배고픔증'도 나타나게 하여 요요현상을 만들었고, 그 때마다 몸에 이상을 느끼면 다시 재도전을 반복했었다. 그리하여 모든 원인이 차가운 기운이라는 것을 깨닫게 되었으며 그 후부터 단식을 할 때는 뜨거운 물로 하였다. 그랬더니 사르르한 느낌(통증)도 없고 배가 아픈 증세(배고픔증)도 없이 편하여 요요현상도 없었다. 내가 여기까지 이치를 터득하는 데 약 20여 년이 걸렸으며 그동안 단식한 날을 모두 합치면 약 2,000일 정도 된다.

단식은 굳어 있는 죽은 세포들을 풀어내어 정신과 영혼을 맑게 하는 수행이다. 단식은 차가워져 지쳐서 죽어가는 오장육부를 살려내고, 체내에 굳어 있는 영양분들을 분해하여 살아가는 데 필요한 일상 에너지로 활용하는 필수 수행이다.

■ 단식할 때는 염분을 섭취해 주어야 한다

대개 사람들이 단식을 하는 이유는 비만이 주로 많고, 그 다음은 각종 질병 때문이며, 정신수행 방법으로도 하고 있다. 단식할 때는 따뜻한 물을 마셔야 하지만 염분도 섭취해주어야 한다. 앞에 설명했지만 혈압, 비만, 당뇨의 원인은 배가 차가워져서 순환이 안 되어 생긴 현상이지 짜게 먹어서 생긴 것이 아니다.

염분은 살균작용과 순환작용 그리고 해독작용이 있다. 단식을 할 때 염분을 섭취하면 체내의 세균, 바이러스를 살균해주고, 신진대사와 호르몬 분비 등 각종 체액을 잘 순환시켜주며, 굳어 있던 각종 세포를 풀어주는 역할을 한다.

위장에 종양(암)이 있다고 가정을 해보자. 종양과 따뜻한 염분이 만나면 어떻게 될까? 암이 활성화가 될까? 아니다.

비정상적인 암세포는 소금에 절인 배추처럼 시들해지며 약해지고, 정상적인 세포조직은 따뜻하여 순환이 잘 되니 재생될 수밖에 없지 않는가? 그래서 나는 발효된 염분 즉, 조선간장을 마음대로 먹을 수 있도록 항상 준비해 놓는다.

## 뜨거운 물 단식법이 좋은 이유와 단식 요령

■효과가 빠르다

뜨거운 물로 단식하는 것의 장점은 여러 가지가 있다.

뜨거운 물로 단식하는 것은 생수단식과 달리 효과가 빠르다. 몸이 차가워져 신장과 방광의 기능이 마비되어 있다가 뜨거운 물로 생명온도를 보충해주니 제 기능이 살아나 소변이 잘 나오고 부기가 빠지고 굳어있던 지방이 분해가 되면서 큰 얼굴이 작아지고, 하루에 주먹 하나씩 허리띠를 줄여야 할 만큼 날씬하게 된다. 몸무게는 일일 평균 1kg 정도 지방이 분해가 되어 일상 에너지로 활용이 된다.

기림산방 교육을 마친 김모 양(17세, 대전)은 따뜻한 물로 단식을 한 후 "몸무게가 10kg이 빠지고 균형 잡힌 몸이 되었어요"라고 기뻐하였다. 그리고 정모 씨(46세)는 "살이 8kg 빠지고 나니 10년은 젊어진 것 같아요"하며 얼굴에 미소를 활짝 지었다.

■마른 사람은 살이 찐다

몸이 마른 사람은 뱃속에 쌓여 있는 죽은 세포들을 풀어내면 배가 따뜻해진다. 배가 따뜻해지면 기운이 생겨 순환이 되며 각 세포에 탄력이 생기면서 몸무게가 늘기 시작한다.

몸이 유난히 말랐던 박모 양(14세, 서울)은 기림산방에서 따뜻한 물과 따뜻한 음식을 섭취한 후 37kg에서 40kg으로 몸무게가 늘고 얼굴과 몸매가 탄력이 생겼다고 좋아 한다.

바싹 마른 사람이 단식으로 살을 쪘다고 하면 잘 안 믿을지도 모른다. 그러나 나는 비만인(열체질)이나 마른사람(냉체질)이나 똑같이 뱃속의 장부 세포들이 저체온이 되어 생긴 현상이기 때문에 굳어 있는 죽은 세포들을 빼주면 모든 문제는 해결된다고 자신있게 말한다.

뜨거운 물만 마시면서 단식을 하면 오장육부가 따뜻해지면서 제 기능을 발휘하게 된다. 그래서 굳어 있던 음식 찌꺼기인 숙변이 빠르면 3일, 늦으면 7일째부터 빠져나오기 시작한다. 또 호흡기와 기관지에 차가워져 굳어 있던 세포 즉, 죽어버린 세포들이 누런 코와 가래로 녹아 나와서 축농증과 코골이가 없어지고 숨쉬기가 편해지며 입 안이 마르던 것이 침이 생겨 해소된다.

■ 배고픔증이 없다

'뜨거운 물 단식'은 배고픔증이 없다. 배고픔증은 차가워질 때 신경이 마비되면서 생긴다. 그러나 뜨거운 물은 뱃속을 따뜻하게 하여 순환이 잘 되기 때문에 신경이 배가 고프다는 신호를 보낼 이유가 없다. 그래서 배고픔증이 없다.

기림산방에서 수행교육 중 10일을 굶은 정모 씨(48세, 서울)는 내가 "배가 고프세요?"라고 물으니 "이상하게 배가 안 고파요"라고 대답하였다. 또 내가 "그래도 열흘을 굶었는데 얼마정도 안 먹은 거 같으세요?"라고 질문을 하니 "한 끼 정도요"라고 대답하였다. 이것은 정씨뿐만 아니라 어린 학생 참가자를 포함한 모두가 느끼는 현상이다.

일반적으로 찬물로 단식을 하는 것은 뱃속에 찬 기운만 남게 되어 배고픔증이 생기게 된다.

낮에는 억지로 식욕을 참고 지내지만 밤이 깊으면 배는 더욱 차가워져 배고픔증이 심하고 머리는 뜨거워져 정신이 없게 된다. 그리하여 '배고프다', '먹어야 된다'는 생각이 너무 강하여 다른 생각은 없어지게 된다. 그래서 그 생각 따라 허겁지겁 배를 채우게 되고 이로 인해 살이 찌고 붓게 되어 몸무게가 더 늘어나게 된다.

그러나 '뜨거운 물 단식'은 단식이 끝난 후에 뱃속이 따뜻해져 있기 때문에 정신과 영혼이 맑고, 배고픔증이 없다. 설사 배고픔증이 약간 있어도 뜨거운 물을 마시면 뱃속을 따뜻하게 해주어 배고픔증이 금방 사라지게 된다. 그리고 뱃속이 따뜻하게 되면 불필요한 군살들이 자연스럽게 분해가 되는 장점이 있다.

여기서 '배고픔증'에 대하여 다시 정리해 보자. 열심히 일하고 점심 식사 시간이 되었는데, 식사준비가 안 되어 한 두시간 지나게 되면 배고픔증이 생기게 된다. 이는 아침에 먹은 영양분(기운)을 오전에 일을 하면서 사용하여 위와 장이 차가워져서 기운이 비워 있는 '허기虛氣' 상태이기 때문이다.

이처럼 위와 장에 기운이 없는 상태는 〈기운이 없다 = 차갑다 = 배고프다(통증)〉로 정리할 수 있다. 그래서 배고픔증을 느낄 때 따뜻한 차를 마셔주면 배고픔증이 없어지고 기운이 생기는 것이다. 이것은 어느 누구도 부인할 수 없는 자연의 이치이다.

■ 명현현상은 고추장과 뜨거운 물로 다스린다

오랫동안 무릎을 꿇고 앉아 있으면 다리가 저리며 통증이 생기게 된다. 이는 무릎을 꿇고 앉아 다리의 세포와 근육에 기운이 통하지 않아 차가워지면서 신경이 죽겠다고 신호를 보내는 것이다. 이 때 일어서면 다리의 차가운 기운이 다리 전체로 퍼지면서 통증이 확 퍼지게 되어 쩔쩔매게 되며 동시에 일시적인 다리 전체의 마비현상이 생기게 되는 것은 '자연의 이치'이다.

이와 마찬가지로 뜨거운 물로 단식을 하면 뱃속의 살아있는 세포들에 따뜻한 기운이 보강되고 굳어있던 죽은 세포들이 따뜻한 기운에 의해 풀리면서 일시적으로 명현현상이 나타난다. 이때 수련에 방심을 하거나 늦추어 주면 남아있던 죽은 세포들은 차가운 기운을 확 퍼트리면서 뱃속을 차갑게 만들어 복통을 만들고 머리는 뜨거워지면서 정신이 없고 잠재의식이 나오면서 어지러운 증세와 두통이 나타나게 된다. 이러한 경우에는 빨리 뱃속을 뜨겁게 만들어야 통증과 어지럼증이 없어지는데 이 때는 뜨거운 물만으로는 부족하다.

　이에 대해 나는 '어떻게 하면 빨리 뱃속을 뜨겁게 할 수 있을까?'라는 고민을 하였다. 그러던 어느 날 비만치료제인 'ㅇㅇ칼'이라는 약을 복용한다는 사람의 말을 듣고 생각을 하게 되었다.

　지방은 차가워지면 굳고 따뜻하면 분해가 되는데 'ㅇㅇ칼'이 지방을 분해시켜준다는 것은 'ㅇㅇ칼'이 따뜻하게 해주는 성분이 있다는 뜻이다. 그러면 우리 주변에서 뱃속을 따뜻하게 해줄 수 있는 것이 무엇일까? 고민, 고민하다가 '앗! 이거다!' 하며 떠오른 것이 바로 고추장이다.

　고추장은 고추의 매운 성분을 발효시켜 독성이 없으며 열을 내어 우리 민족의 뱃속을 따뜻하게 지켜온 건강식품이다. 그래서 나는 단식하다가 명현현상이 일어날 때 고추장을 한 수저 떠먹고, 뜨거운 물을 마셨다. 그리고 천천히 뱃속의 느낌을 살펴보았다.

　이것이 바로 '고추장+뜨거운 물=매운탕 국물'인 셈이다. 찬 기운이 퍼져있던 뱃속을 이 매운탕 국물로 공격을 하고 단전호흡을 하니 뱃속은 따뜻하게 안정이 되고 찬 기운은 머리로 올라가 정신이 맑아지고 명현현상이 사라졌다. 그런데 몸속에 죽은 세포들이 많은 사람은 이 방법으로 해결이 되지 않는다.

　피로와 스트레스가 많은 사람들은 몸속에 죽은 세포들이 많기 때문에 고추장과 뜨거운 물을 퍼먹어 봐야 뱃속의 차가운 기운이 워낙 강해서 다 식어 버린다. 그러면 아래 뱃속이 다시 차가워지면서 변의를 느끼게 되고 설사가 나오게 된다. 그래서 부작용으로 빨간 설사가 나오게 되는데 이때 방구인지 변인지 구분을 못할 때가 많아져 옷에 싸게 되는 경우가 많이 발생이 된다.

　그래서 고추장요법은 생명온도가 남아 살아있는 세포들이 많고 죽은 세포들이 적은 사람들에게는 단방요법으로 훌륭하지만 죽은 세포들이 많은 사람들에게는 맞지 않는 요법이다.

더 깊은 수행법은 다음에 나오는 책에 기술을 하려고 한다. 그리고 명현현상이 일어날 때에 뒷머리와 등이 조여드는 증세가 생기는데 이는 일시적으로 기운이 부족해지며 경락이 막혀서 나타나는 현상이다. 이때는 경락을 풀어주고 수련을 하면 해소가 된다.

■ 뜨거운 단식이 끝나는 날 고기파티를 한다

기림산방에서는 뜨거운 단식이 끝나는 날, 다 같이 즐거운 회식을 한다. 차가운 물로 단식을 하고 나면 위와 장이 차가워져 움츠러져 있고 굳어 있다. 그래서 대부분 차가워진 위와 장을 달래기 위해 따뜻한 죽을 먹으며 보식기간을 갖는다. 그러나 뜨거운 단식은 끝나고 나면 위와 장이 생명온도가 있는 살아있는 세포들이 되어 따뜻하여 순환이 잘 되고 무엇이든지 들어오면 소화시킬 준비가 되어 있어 죽과 같은 음식으로 보식을 할 필요가 없다.

그래서 기림산방에서는 수행교육이 끝날 때에 참가자 모두가 회식을 하는데 일인당 돼지고기 한 근 정도를 준비하고 불을 피우고 구워 먹는다. 이것은 기존의 단식에 대한 지식을 갖고 있는 사람들에게는 놀라울 만큼 충격일 것이다. 고기를 구워먹으면서 다음과 같은 사항을 강조한다.

첫째, 배가 따뜻하고 기운이 있어야 머리가 차갑고 정신과 영혼이 맑아진다. 고기를 먹으면서도 내 정신, 내 생각, 내 영혼(참나)으로 먹자! 내 생각을 뺏기어 걸신(거짓나)이 들어와 정신없이 먹도록 하지 말자! 고기를 먹는 것도 '참나'를 찾는 공부다!

둘째, 고기는 지방성분이 많은데 지방은 간단하다. 지방은 자연의 일부일 뿐이다. 지방은 차가워지면 굳고, 따뜻하면 분해가 된다. 과식만 하지 말자! 과식을 하면 다시 저체온이 되면서 붓고 굳어가서 비만과 질병이 생긴다는 점을 잊지 말라고 돼지고기를 일부러 먹게 하는 것이다. 그리고 반드시 고기를 먹고 나서는 뜨거운 차를 마신다. 그리고는 더 이상 고기를 먹고 찬 것을 마시는 어리석고 미련한 생활은 자손대대로 하지 말자고 다짐을 한다.

'뱃속의 장부가 생명온도가 가득하여 기운이 있으면 무엇을 먹어도 소화 시킬 수 있는 능력이 생기고 배고픔도 느끼지 않게 되므로 먹는 것에 대한 걸림이 없는 자유인이 된다' 는 점을 실제 자신의 체험으로 깊이 인식시키기 위한 회식인 것이다.

셋째, '뜨거운 물 단식' 이라는 표현은 내가 지구상에서 처음으로 사용하는 것 같다. 원래 단식은 모든 생명체가 갖고 있는 자연치유법이다. 그런데 '오늘날에는 뜨거운 단식, 고추장(맵고 짠) 단식이 왜 필요하게 되었을까?' 라는 질문을 스스로 해본다.

해답은 간단하다. 오늘날에는 과거보다 몸을 차갑게 하는 생활이 너무나 많기 때문에 이를 해결하기 위해 다양한 방법으로, 몸으로 체험하다보니 뜨거운 단식이 등장하게 된 것이라고 생각한다.

## 13. 죽은 세포들을 빼야 몸이 따뜻해진다

몸이 생명온도를 잃어 저체온이 되면 순환이 안 된다. 이러한 생활이 오랫동안 유지되면 몸의 신경과 세포 그리고 뼈와 근육이 딱딱하게 굳어가게 된다. 죽은 세포들은 비만과 암뿐만 아니라 몸의 모든 질병을 만들고 생각과 정신, 마음과 영혼까지 병들게 하여 결국 고통 속에 죽게 만드는 근본 원인이다.

그런데 오늘날 의학에서는 죽은 세포들의 실체를 말하는 이론이 없다. '비만과의 전쟁' 또는 '암과의 전쟁'을 선포하지만 상대를 모르고 전쟁 선포만 한 셈이다. '비만 또는 암'과의 전쟁이 아니라 바로 생명온도를 잃고 죽어가는 세포들과의 전쟁을 해야 해결되는 문제인 것이다.

현대의학은 비만의 주범을 지방이라고 한다. 그러나 지방이 차가워져 굳게 만든 범인은 바로 죽은 세포들이다. 왜 엉뚱하게 '죄 없는 지방'을 비만의 주범이라고 하는가?

짧은 생각으로 누명을 씌우지 말라! 또한 배가 아프다는 것은 배가 차가워져서 신경이 따뜻하게 해달라고 신호를 보내는 통증이다. 그런데 현대인들은 약으로만 해결하려 하고 따뜻하게 해주지 않는다. 감기도 마찬가지다. 모든 치료를 세균, 바이러스를 죽이고, 병의 증세만 없애려 하고 정작 병을 만든 원인인 차가운 기운은 빼주지 않고 잠복하게 만들기 때문에 죽은 세포들을 만들고 있다.

시중에 나와 있는 건강치료 기구들을 가만히 살펴보라! 원적외선이 어쩌니 저쩌니 하지만 한마디로 모두 따뜻하게 해주는 것이다. 따뜻하게 하면 순환이 되고 통증이 사라지는 것은 자연의 이치이다.

생명온도를 잃어 죽은 세포들은 앞에서 설명한 대로 몸을 따뜻하게 하는 생활을 실천하며 아무리 공격해도 한번 쌓여 있으면 잘 빠져나가지 않는다. 공격이 강하면 잠복했다가 피곤하고 지치고 약해지면 세력이 커지는 등 아주 끈질긴, 참으로 무서운 존재이다. 그래서 아주 강하게 끈질기게 수행을 해야지 약하게 봐주었다가는 오히려 당하게 된다.

그동안 나는 죽은 세포들을 빼는 문제를 해결하기 위해 지식이 아닌 몸으로 직접 체험하면서 느끼고 터득하게 되었다. 나름대로 그 방법을 전기도 없는 산 속인 기림산방에서 원하는 사람들에게 수행교육을 하였다. 쌓여서 굳어 있는 죽은 세포들을 빼주니, 몸의 기운이 순환이 되어 정신이 맑고 수행이 잘 될 뿐만 아니라 엄청난 보너스가 생긴다.

수족 냉증, 복부 냉증이 없어져 손발이 따뜻해지고, 비만이 해소되고, 마른 사람은 살이 찌고, 척추가 바르게 되고, 20년 넘은 아토피성 피부염이 없어지고, 정신이 맑아지고 집중력이 생겨 각종 시험과 성적이 오르고, 불효자식이 효자가 되고, 미움이 사라지고 이해와 용서를 할 수 있는 등 인간다운 인간을 만드는 데 수많은 보람을 느끼고 있다.

이상으로 몸을 따뜻하게 하는 생활문화를 정리해 보았다. 몸을 따뜻하게 하는 생활문화는 건강을 지켜주고 질병을 치료해주는 '자연의 이치'에 순응하는 생활문화이다. 지금까지는 자연의 이치를 거부하는 차가운 생활문화로 인하여 고통과 갈등이 생겨나고 '본능문화'가 꽃을 피웠지만 21세기는 모든 사람들이 따뜻한 생활문화를 실천하여 '정신문화'가 꽃피는 시대가 되기를 바란다.

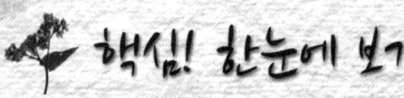 핵심! 한눈에 보기

- 따뜻한 음식은 위장에서 분해 발효(소화)시키기가 좋아 건강을 유지하는데 도움이 되지만, 차가운 음식이 위장에 들어오면 위장은 차가운 음식을 위장의 따뜻한 기운으로 데워서 소화시켜야 되기 때문에 많은 열 손실이 된다.

- 아침 일찍 일어나면 뜨거운 차를 마셔 뱃속을 편안하게 해주고, 매 식사하기 전과 후에, 잠을 자기 전에, 그 외에도 틈틈이 기회 있을 때마다 뜨거운 차를 마셔 보라! 저절로 몸이 따뜻해지며 순환이 된다.

- 매운맛은 몸에 들어가 열을 내게 하여 생명온도를 보충해준다. 매운맛은 열이 필요한 사람 즉, 저체온인 사람들에게 필요한 음식이다.

- 위가 차가워져서 암이 생기는데 마늘이 맵기 때문에 열을 내어 위장약이 되고 보약이 되는 것은 자연의 이치이다.

- 배를 따뜻하게 해주면 머리가 맑아지고 마음이 차분해지기 때문에 저절로 존댓말이 나온다. 몸이 차가운 사람은 존댓말을 쓰기가 어렵다. 저절로 바른 마음이 나오게 하는 것이 정법이다.

- 사람이 땀을 흘리지 않으면 몸에 탄력이 없고 윤기가 없다. 찬 기운이 뼈 속까지 스며들어 약골이 되고, 정신까지 흐려진다. 장수노인들이 100세가 넘는 고령에도 불구하고 맑은 정신을 유지하고 있는 것은 평소에 부지런히 일하면서 땀을 흘려 몸속의 찬 기운을 바깥으로 빼어냈기 때문이다.

● 타고난 기운이 약한 사람은 계속해서 장부를 따뜻하게 해주어야 기운이 보충된다. 이런 사람은 일상생활에서 목욕이 많은 도움이 된다. 여건상 목욕을 자주 못하는 사람은 세숫대야에 뜨거운 물을 붓고 발을 담가주면 피로가 풀린다.

● 배가 차가워지면 기운이 없다. 기운이 없으면 허리 척추에도 힘이 없어져 등이 굽고, 다리는 힘이 없어 발끝과 무릎이 벌어지게 된다. 그런데 의도적으로 발끝을 붙이고 등허리를 쭉 펴면 바른 자세가 되며 배에 힘이 생겨 생명온도를 지켜준다. 잘못된 것도 습관이고 올바른 것도 습관이다. 바른 자세가 습관이 되면 배에 힘이 생기고 따뜻하게 된다.

● 피로가 심한 사람은 등이 굽어 있다. 하루 종일 일하다 보면 피곤해서 저절로 생긴 현상이다. 문제는 뼈와 근육이 굽은 상태에서 굳어지기 때문에 이를 펴주어야 피로 회복이 잘 된다. 이러한 사람은 양손은 위로하여 바르게 누운 자세에서 등에다 베개 혹은 둥근 통나무를 넣어주면 굽었던 등이 펴지게 된다. 또한 그 자세에서 기지개를 하는 것도 상당히 좋은 도움이 된다.

● 몸이 마른 사람은 뱃속에 쌓여 있는 죽은 세포들을 풀어내면 배가 따뜻해진다. 배가 따뜻해지면 순환이 되며 각 세포에 탄력이 생기면서 몸무게가 늘기 시작한다.

# 14. 두한족열의 생활문화를 강조하면서

　오늘날 인류는 산업, 과학, 기술 등의 눈부신 발전으로 인하여 물질문명이 급속도로 발전하였다. 이러한 물질문명은 몸을 차갑게 하고 머리를 뜨겁게 만들어 정신문화를 약하게 만들고 본능문화를 발전시켰으며 자연환경을 파괴시켰다.
　일상생활에서 물질문명이 인간에게 미치는 영향을 살펴보면 다음과 같다.

　첫째, 전기의 발명이다. 전기는 인간에게 매우 중요한 것이다. 전기는 모든 공장을 가동하게 하며 물건을 대량으로 생산하고 이윤을 남겨 많은 사람들이 먹고 살 수 있는 직업을 제공하였다. 그리고 집집마다, 방방마다, 거리마다 어두움을 없애주었다. 그러나 전기의 발명으로 인한 부작용도 있는데, 전기를 남용하여 잠을 자는 시간에 잠을 자지 않는 것이다.
　사람이 잠을 잘 자야 피로를 풀고 몸이 따뜻해지고 머리가 맑아져 정신이 맑고 마음이 차분해지고 생각이 커져서 이해와 용서 그리고 사랑 안정과 평화가 생기는 법이다. 그래서 물질문명이 발달이 안 된 나라가 행복지수가 높다

둘째, 자동차의 발명이다. 오늘날 자동차가 없다면 어떻게 될까? 아마도 상상할 수 없는 혼란을 가져다 줄 것이다. 자동차는 많은 사람들이 편리하게 살 수 있게 해주었다. 그런데 자동차는 사람이 걸어 다니는 운동력을 빼앗아 버렸다. 다리로 걸어 다니면 근육에 탄력이 붙고 몸이 순환되어 사람을 건강하게 만들어준다.

예컨대 운전을 직업으로 하는 사람을 보면 운전에 신경을 많이 써서 머리로 기운이 올라가 정신이 맑지 못하고 마음이 급하여 생각이 작아지게 되어 본능만 남게 되고, 뱃속은 저체온이 되어 순환이 안 되어 위장장애와 아랫배 비만, 전립선염, 습진 등이 발생하고 다리가 점점 힘이 없고 약하게 된다.

셋째, 냉장고의 발명이다. 냉장고가 없으면 생활이 불가능할 만큼 냉장고는 우리 생활 속 깊숙이 자리 잡고 있다. 냉장고의 필요성이나 중요성은 사람들이 너무나 잘 알고 있다. 그런데 냉장고는 음식을 보관하기 위한 기구이지 우리의 몸을 차갑게 만드는 기구가 아니다. 냉장고의 차가운 음식과 음료수는 사람의 뱃속을 차갑게 만든 주범이다.

먹고 마시는 순간은 모르지만 점점 시간이 갈수록 뱃속이 차가워져 머리로 열이 올라 머리가 무거워지며 정신이 없고 마음이 급하여 생각이 짧고 자기밖에 모르며 산만해지는 본능문화가 만들어지는 원인이 된다.

넷째, 컴퓨터의 발명이다. 컴퓨터가 없는 세상을 상상할 수 없을 정도로 컴퓨터는 우리의 생활에 너무 깊숙이 들어와 있다. 컴퓨터의 중요성과 장점을 모르는 사람은 없다. 그런데 많은 사람들이 남용을 하고 있다. 언젠가 신문에서 '학교가 무너진다. 교육이 무너진다' 라는 제목으로 학생들이 교실 책상에 엎드려 공부를 안 하고 잠을 잔다는 내용을 다룬 기사를 본 적이 있다. 학생들뿐만 아니라 많은 성인들도 생각을 컴퓨터에 뺏기고 있다. 그러니 저절로 머리가 뜨거워지며 정신이 없고(정신문화가 파괴되고) 몸은 차가워져 심하면 식어버려 죽게 되는 것이다.

다섯째, 텔레비전의 발명이다. 텔레비전이 처음 나왔을 때 동네 사람들이 모여 함께 시청하던 때가 엊그제 같은데 언제부터인가 부모님들은 자녀들이 공부를 안한다고, 바보가 된다면서 텔레비전 보는 것을 통제하기 시작했다. 오늘날은 많은 사람들이 텔레비전 등으로 인해 생각을 빼앗기는 중독현상이 심하여 몸을 차갑게 만들고 있다.

이외에도 물질적인 면에서 엄청나게 풍요로워졌으나 많은 사람들을 바쁘고 정신 없이 살게 만들어 생명온도를 뺏어가는 원인이 되고 있다. 이로 인하여 다음과 같은 부작용이 생기게 되었다.

첫째, 정신문화의 파괴다. 좁고 짧고 작은 생각과 넓고 깊고 큰 생각의 차이를 사람들은 '차원이 다르다'라고 말한다. 생각이 좁은 사람은 아무리 생각을 넓게 하려 해도 생각이 넓은 사람의 생각 영역에 도달하지 못한다. 깊이도 마찬가지다.

짧은 생각을 가진 사람이 아무리 깊게 생각을 해도 생각이 깊은 사람의 생각 깊이에 도달하지 못한다. 생각이 넓고 깊고 클수록 정신세계가 열리고 정신문화가 꽃을 피우게 되지만, 생각이 좁고 짧고 작아 단순해질수록 본능만 남게 되어 본능문화가 꽃피고, 정신문화는 시들게 되는 것이다.

물질문명은 풍요로울수록 사람들을 바쁘고 지치게 만들어 무기력하게 만든다. 몸이 차가워지고 머리는 무거워지며 정신이 없으며 마음이 급해져 생각이 점점 작아진다. 즉, 물질문명은 생각이 단순해지고 본능만 남게 하여 생각이 병드는 현상이 생기고 모든 일을 돈으로만 해결하려 하며 쉽고 편한 것만 추구하게 만든다. 그러니 먹고 입고 자고 섹스에만 관심있는 본능의 문화가 꽃필 수밖에 없다.

둘째, 환경파괴다. 물질문명은 대량 생산을 하기 위한 과정에서, 그리고 대량 원료공급으로 인해 자연을 파괴하고 온난화, 대기오염, 수질오염, 환경공해를 만들었다.

하늘에는 차가운 기운과 따뜻한 기운이 낮과 밤을 만들고, 바람과 구름, 비와 눈, 천둥과 번개가 서로 조화를 이루어야 하는데 지구 온난화 현상이 생기면서 조화가 깨지고, 오염된 공기와 뜨거운 기운이 강해져 가뭄과 사막화가 되어 황사가 생기고, 빙하가 녹아간다.

따뜻한 만큼 수증기가 증발하여 대량 구름과 비를 만들어 장마와 홍수 그리고 폭풍의 피해가 심해지는 이상 기온 현상인 엘리뇨, 토네이도 등이 발생한다.

강물과 바다에는 오수汚水가 흘러들어 가고 온도가 상승하여 적조赤潮가 생기고 생태계가 바뀐다. 난류暖流가 강해지고, 반대로 강해진 만큼 한류寒流가 강해져 해류의 이상현상이 생긴다.

대량 생산, 대량 소비의 결과 대량 쓰레기가 발생한다. 처음에 생산된 물건은 희소가치가 있어 귀하게 여기지만, 물건이 많아지면 귀한 줄 모르고 가벼이 여기어 쉽게 버리게 된다. 그리고 생각이 좁은, 자기밖에 모르는 사람들은 귀한 명품만 찾는 사치와 허영현상이 생기고, 대형 쓰레기장이 필요한데 우리 동네는 안 된다고 아우성이다. 결국 이래저래 지구가 쓰레기로 몸살을 앓는다.

이와 같이 물질문명은 많은 사람들의 생명온도를 뺏어가 저체온으로 만들어 기운을 잃게 하여 올바른 판단을 할 수 있는 정신은 사라지고 남아 있는 생각이라고는 잠재의식과 본능(짐승 같은 인간)밖에 없거나 자기밖에 모르게(이기적인 인간) 되어 갈등이 생겨나 폭력과 전쟁이 일어날 수밖에 없다. 또 엄청난 자연환경 파괴로 재앙을 받게 되니 결국 인류를 함께 공멸하게 만드는 독毒의 문명이요, 악惡의 문명이다.

다시 정리하면, 오늘날 물질문명은 많은 사람들의 몸을 차갑게 만들어 비만, 암 등의 각종 질병에 걸리거나 죽게 하고 마음, 정신, 생각, 영혼까지 병들게 하고 있다.

모두가 근본 원인을 모르기 때문인 것이다. 단 1초라도 빨리 차가운 생활문화에서 생명온도를 지키는 따뜻한 생활문화로 바꾸어 보라! 그러면 보약의 문화요, 선의 문화요, 건강의 문화라는 것을 느낄 수 있을 것이다.

이 글을 읽는 독자들은 물질문명, 산업문명이 갖고 있는 병폐를 잘 알게 되었을 것이다. 인류를 고통에서 구하기 위해 다양한 방법들이 나타나고 있지만, 몸을 따뜻하게 하고 머리를 차갑게 하는 '생명온도', '두한족열' 생활문화를 근본적인 해결책으로 제시하고 싶다.

'두한족열' 생활문화는 정신이 맑고 마음이 차분해져 생각을 넓고 깊게 만들어 서로가 이해하고 용서하고 창조적이고 지혜가 넘치게 하여 생각이 좁고 작은 짐승같은 본능문화에서 벗어나 정신문화를 열게 해줄 수 있는 열쇠이기 때문이다. 그렇다고 물질문명을 다 버리고 정신문화만 도입하자는 것은 아니다.

이제 물질문명과 정신문화가 조화를 이룰 때이다. 여태까지는 너무 물질문명, 자본주의에 치우쳐서 인간다움을 상실하였다. 이제 모든 것을 지혜롭게 다 함께 풀어야 한다. 다 함께 두한족열 생활문화로 정신문화 시대가 열리게 하자!

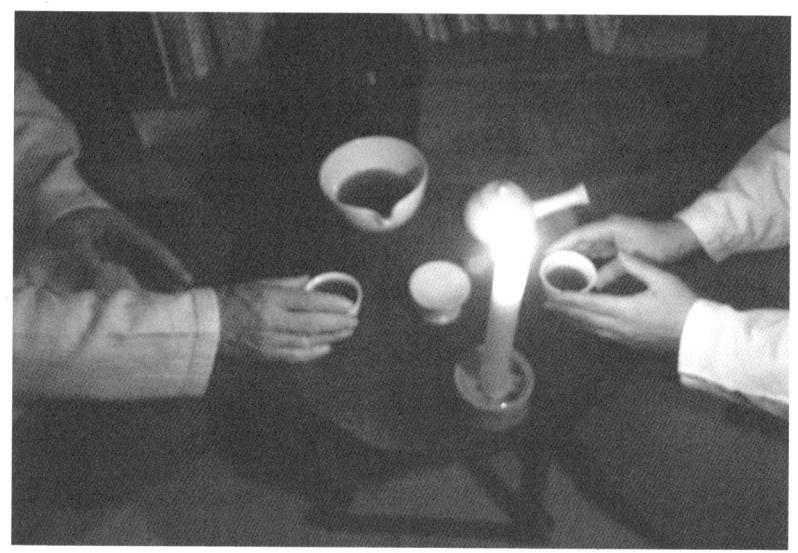

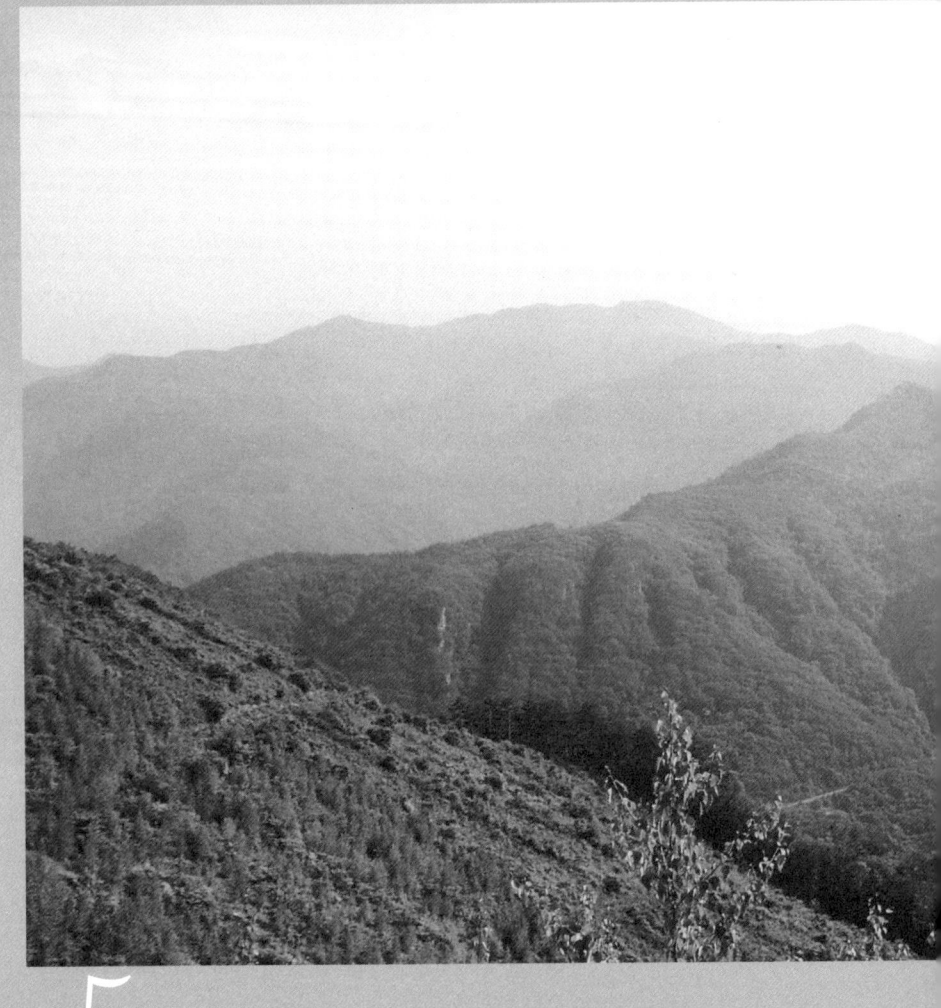

제5장
식어가는 생명온도를
살려내는 기림산방 7대 수행법

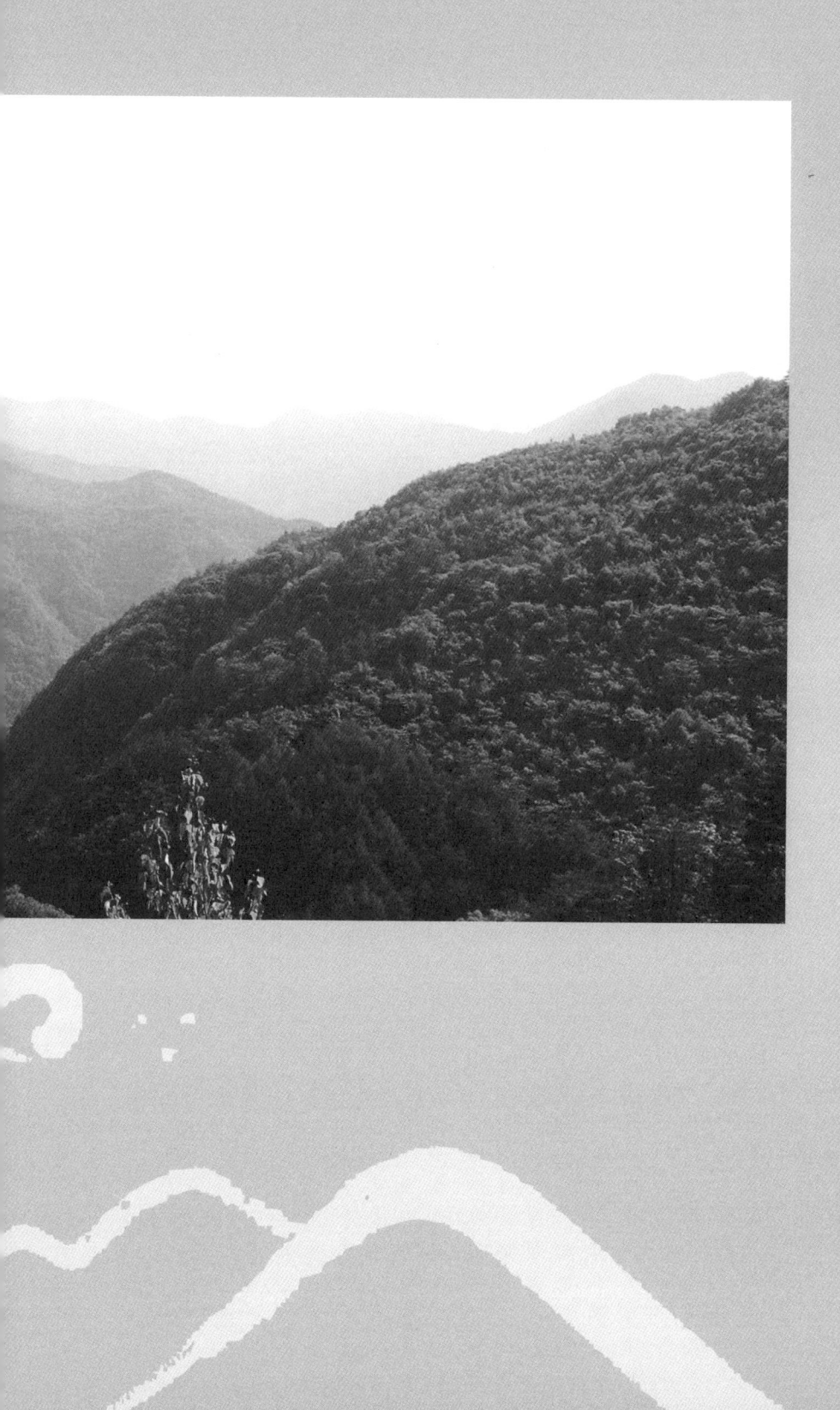

# 식어가는 생명온도를 살려내는
# 기림산방 7대 수행법

지금 이시대에 인류의 현실은 지구에 깃든 자연섭리가 몸과 영혼을 혼탁하게 하는 기운이 점점 늘어나고 있다.

이 현실을 빨리 알아차리고 나의 몸속과 내면의식과 영혼의 힘을 키우며 실천할 시급한 때이다.

뱃속의 생명온도를 잃어 저체온이 되어 죽어버린 세포들은 '병마의 집'이고 생명온도가 있는 살아있는 세포들이 맑은 '영혼(참나)의 집'이라고 했다. 참나를 찾기 위해서는 몸속의 생명온도를 살려내고 죽어버린 세포들(병마)을 떨쳐내야 하는데, 이것을 약이나 수술로 할 수 있다면 얼마나 좋을까……

뱃속 오장육부의 신경과 세포들을 살려내기 위해서 다양하게 부딪혀 봤으나 최종적으로 오직 호흡수련 밖에 없다고 결론을 내리게 되었다. 호흡이 짧을수록 아랫배에 기운이 없고 차가워져 질병이 생기고, 호흡이 깊어질수록 아래 뱃속 깊숙한 장부들의 세포들이 운동이 되어 따뜻해지고 살아나서 건강을 유지할 수 있다.

기존의 호흡법으로는 호흡이 깊어질 수가 없다. 그래서 기림산방 '활명호흡법'이 만들어진 것이다. 그런데 호흡법만으로 죽은 세포들과의 전쟁을 벌이기에는 부족한 점이 많았다. 왜냐하면 생명온도를 잃고 죽어 버린 세포들이 바로 '병마의 집'이기 때문이다. 호흡이 깊어지면서 병마의 집을 건드려 놓으면, 병마는 만들어질 때의 증상의 반대로 풀려나가면서 질병이 만들어진 증상이 거꾸로 나오고, 잠재의식이 만들어진 과정이 거꾸로 감정으로 나오기 때문이다. 그래서 호흡만으로 안 되기에 7대 수행법이 만들어지게 된 배경인 것이다.

기림산방 7대 수행법은 다음과 같으며 여기에 상세히 설명하기는 분량이 방대하여 간단하게 핵심만 소개하기로 한다(보다 상세한 내용은 본인의 저서 『뜨거운 물 단식의 기적』과 『두한족열 건강법』을 참조하기 바란다.)

1. 활명호흡을 한다.
2. 뜨거운 차를 마신다.
3. 단식을 한다.
4. 경락을 푼다.
5. 생각 바라보기를 한다.
6. 내·외공 수련을 한다.
7. 충분한 수면을 취한다.

## 1. 활명活明호흡법

자신을 다스릴려는 사람은 자신의 몸과 마음에 깃든 현실의 기운을 알아차려야 한다. 사람에게는 '근기根氣'가 있다.

근기란 인간이 갖고 있는 근본이 되는 기운을 말하는데 원기元氣라고도 한다. 근기는 인내심, 지구력, 집중력, 등 정신력의 원천이기도 하며, 내공과 직접적인 연관을 갖고 있다. 먼저 근기에 대하여 알아보자.

근기에는 하下근기, 중中근기, 상上근기, 세 가지가 있다. 나는 호흡 수련할 때 호흡 숫자를 세도록 한다. 만약 숫자를 세다가 중간에 숫자를 잃어버리면 처음부터 다시 숫자를 세게 한다. 숫자를 세는 이유는 다른 생각이 들어오지 않게 하고 숫자를 세는 한 생각만으로 집중하게 하기 위해서이다.

하근기의 사람은 생명온도가 약하여 원기가 아주 약하고 몸에 차가운 기운이 많은 사람이다. 마음이 급하고 정신이 없어 산만한 것이 특징이다. 집중력이 떨어져서 호흡 숫자를 세는데 10단위(10~99)를 뛰어넘기가 힘들다. 산만하여 숫자를 세다가 딴 생각이 들어와 숫자를 놓치기가 쉽다. 놓치면 처음부터 다시 도전하게 한다.

반복 도전은 아무리 산만한 사람도 생각을 조절할 줄 아는 집중력과 통제력이 생기게 한다. 집중력과 통제력이 생긴 만큼 단전에 기운이 생겨 정신이 맑아지고 마음이 차분해졌다는 증거이기 때문이다.

중근기의 사람들은 생명온도가 중간인, 즉 원기가 약하지도 강하지도 않은 사람이다. 100단위(100~999)를 뛰어넘기 힘들다. 그러나 어느 정도 인내심이 있어서 반복 도전하면 정신이 더욱 맑아지고, 마음이 차분해져 단전에 기운이 많이 모이게 된다.

상근기의 사람들은 생명온도가 강하게 태어난 즉, 원기가 강한 사람이다. 1,000단위(1,000~9,999)의 숫자를 수련하게 한다. 한번 호흡 수련에 들어가면 하루 종일 호흡에 몰두하여 숫자를 놓치지 않고 집중할 수도 있다. 점점 호흡을 할수록 마음이 차분해져 인내심이 강해지고 정신이 더욱 맑아지게 된다.

한마디로 정신과 영혼이 맑은 사람이 된다. 이러한 사람들은 평소 생활에 돌아가면 무슨 일을 해도 무서운 집중력과 지구력, 그리고 올바른 판단력(지혜)을 발휘하게 된다.

정신통일이란 정신력이 쌓여 있는 상태에서 한 생각만 집중할 수 있는 상태를 말하는데, 내공에 기운이 있어 정신이 맑은 상태에서만이 맛볼 수가 있는 것이다.

내공이 없는 사람은 정신이 없거나 흐려서 본능밖에 없는 사람이거나 자기밖에 모르는 사람이 되어 '본능문화'가 꽃피게 되고, 내공이 있는 사람은 정신이 맑고 마음이 차분하여 생각이 넓고 깊고 커져서 '정신문화'가 꽃피게 된다.

1,000 단위(상근기) 이상을 수련한 사람은 호흡 숫자를 셀 필요가 없다. 항상 몸의 중심이 잡혀있어 일상생활에서 서있거나 앉아있거나 걸어가거나 무슨 일을 해도 자연스럽게 호흡이 된다.

저절로 오장육부에 기운이 충만하여 밥을 안 먹어도 별로 배고픔을 모르고 '죽는 날이 공부가 끝나는 날'이 되며 항상 맑은 정신으로 인생을 살아갈 수 있다.

■ 단전호흡의 일반적인 문제점

많은 사람들이 내공을 키우고 건강을 지키기 위해 단전호흡을 한다. 그런데 오랜 수련을 했는데도 불구하고 '단전에 기운이 쌓이고 정신이 맑아지고 마음이 차분해지지 않을 뿐만 아니라 오히려 생각이 더 편협해지고 심지어는 빙의 현상까지 생기는 등 심각한 문제가 발생하는 경우들이 많은 것은 어떤 이유일까.

여러 가지 이유들이 있겠지만 무엇보다도 핵심적인 이유는 뱃속에 차가운 기운으로 쌓여있는 죽은 세포들을 제대로 해결하지 못하기 때문이다. 호흡을 할 때 숨을 길게 토하면서 아랫배 깊숙이 힘을 주다보면 아랫배에 차갑고 딱딱한 느낌을 받게 되는데 이것이 죽은 세포들인 것이다.

죽은 세포들은 지금까지 편하게 지내다가 몸 주인이 숨을 길게 토하면서 아랫배 깊숙이 기운을 밀어 넣으면 이에 반발하여 똘똘 뭉치게 된다. 오랫동안 뱃속을 차갑게 방치한 경우에는 여간해서는 이 병마의 집이 빠져나가지 않는다. 호흡수련을 할 때는 힘에 밀려 뭉쳐 있고, 수련이 끝나면 배 전체로 찬 기운이 퍼져버린다. 그래서 수련할 때는 정신이 맑아지고 기분이 좋아지지만, 수련을 안 할 때는 배가 다시 차가워지며 머리가 무거워지게 된다.

그 다음 문제는 자세의 문제이다. 보통 호흡수련은 앉아서 하게 되는데 이 경우 양반 자세, 가부좌 자세, 반가부좌 자세 등을 취한다. 이러한 자세는 무릎과 무릎 사이가 보통 자기 손으로 세 뼘 정도가 되게 되며, 다리가 골반에서 양 무릎이 세 뼘 벌어진 각도가 되게 된다. 이는 서있는 자세에서 무릎이 세 뼘 벌어진 자세와 같다.

이렇게 가부좌를 한 자세에서 상체를 펴게 되면 저절로 허리가 쏙 딸려 들어가게 된다. 이러한 자세는 단전 깊숙이 아무리 힘을 주어도 깊숙이 들어가질 않고 허리가 쏙 들어가며 결국에는 명문혈命門穴이 막히게 되어 각종 질병이 생기게 된다. 이런 자세로 호흡수련을 오래하게 되면 허리 명문혈 부분의 피부가 시커멓게 변색이 되고, 통증(요통)이 생기며, 단전이 허虛해지고 죽은 세포들이 몰리게 되어 아랫배는 차가워져서 처지고 복부 비만이 오게 된다. 이것은 단전에 생명의 따뜻한 기운이 모이는 축기蓄氣와는 다른 것이다.

또한 이 자세를 오래한 사람들을 보면 저절로 무릎과 발끝이 벌어져 팔자八字걸음이 되어 하복부, 다리 등 하체 질병이 생긴다는 점도 유의해야 할 것이다. 이것을 교정하기 위해서는 반대의 자세, 즉 어깨넓이로 발을 벌리고 발끝을 오므리고 뒤꿈치를 벌리고 무릎을 오므리는 기마자세로 수련을 해주어야 한다.

■활명호흡법의 특징 및 방법

활명호흡법의 특징은 호흡이 깊다는 것이다. 호흡은 살아있는 따뜻한 세포들이 많을수록 호흡이 길어지고 생명온도를 잃어서 차가운 기운이 많을수록 호흡이 짧아진다. 아무리 호흡공부를 오랫동안 수행을 했다고 해도 차가운 죽은 세포가 많은 사람들은 호흡이 길게 들어갈 수가 없다.

살아있는 세포들만 자신의 뜻대로 호흡이 된다는 점을 먼저 알아야 한다. 호흡이 점점 깊어질수록 살아있는 세포들은 강해지고 많아지고 죽은 세포들은 약해지고 소멸이 된다. 그런데, 죽은 세포들이 빠져나가기 전에는 죽은 세포들은 병마의 집이기 때문에 과거의 질병증상과 감정(잠재의식)이 나오게 된다. 그래서 기존의 호흡법에서는 호흡을 길게 못하게 하는 것이다. 그러나 호흡이 깊어지지 않고서는 죽은 세포와 여기 깃들어 있는 잠재의식의 부정적 에너지를 없앨 수가 없다는 것이 중요한 점이다.

참고로 기림산방 3주 수행과정에서 첫 번째 주에는 한 호흡의 길이가 짧은 사람은 10초에서 30초가 나오고, 두 번째 주에는 짧은 사람은 20초에서 긴 사람은 50초정도이며, 세 번째 주에는 아무리 짧은 사람도 30초에서 긴 사람은 60초~120초의 호흡이 된다.

활명호흡의 요령은 다음과 같다.

1 숨을 들이쉴 때
- 숨을 들이 쉬면서 배가 나오도록 한다.
- 턱을 당기고 뒷머리, 등, 허리, 엉덩이를 일직선으로 한다.
- 이때 숨을 들이 쉬면서 배가 나올 때 허리(명문)가 딸려 들어가지 않도록 한다.

2. 숨을 토할 때
- 숨을 토하면서 배가 들어가도록 한다.

- 숨을 다 토하고 배가 들어간 다음 무릎을 오므린다.

3. 무릎 간격은 최대한 좁히도록 한다.
- 양반자세로 앉거나 무릎을 꿇고 앉거나 의자에 앉거나 무릎의 간격을 최대한 좁혀서 아랫배에 기운이 모이도록 하는 것이 중요한 요령이다.

■활명호흡법의 필요성

오장육부가 생명온도를 잃고 저체온이 되면 외형으로도 나타난다. 윗배(위, 간, 심장, 폐)가 차가워져서 기운이 떨어지면 오그라들면서 등이 구부러져서 목이 없어진다. 그래서 숨을 들이쉴 때마다 굽었던 척추를 바르게 세워 윗배의 장부들을 제 자리에 들어가도록 힘을 보태주는 것이다.

아랫배(신장, 방광, 대장 등)가 차가워지면 기운이 없어 기능이 떨어지면서 무릎이 벌어진다. 이러한 생활이 누적이 되면 아래 뱃속은 붓고 딱딱하게 굳어가고, 다리는 벌어진 상태로 굳어가면서 오다리가 되고 각종 하체 질병(요실금, 전립선, 골다공증, 관절염 등등)이 생긴다. 그래서 숨을 토할 때마다 무릎을 오므리면 뱃속의 따뜻한 기운이 다리 쪽으로 내려가면서 모든 질병들을 사라지게 만든다.

한 호흡을 길게 하여 모든 장부들을 활발하게 운동시켜 따뜻한 생명온도를 살려내는 기림산방 호흡법은 그래서 활명호흡活命呼吸인 것이다.

## 2. 뜨거운 차를 마신다.

차가워지면 호흡이 짧아지지만 따뜻하면 호흡은 깊어진다. 뜨거운 차를 마시는 것은 차를 통하여 생명온도를 뱃속에 가장 빨리 전달 해 줄 수 있는 매체이다. 그래서 뜨거운 차를 마시면서 호흡을 하면 생명의 기운이 보다 더 증강되는 것이다.

## 3. 단식을 한다.

음식을 먹으면 소화를 시키기 위해서 몸속에 있는 모든 열들이 소화기로 몰린다. 그런면 다른 장기들은 차가워진다. 과식을 하면 뱃속이 차가워지면서 호흡이 짧아져서 숨이 차게 된다. 이렇게 되면 장부들은 생명온도를 잃게 되어 오히려 먹어서 내상을 입는 꼴이다.

오장육부를 살려내기 위해서는 깊은 호흡을 해서 생명의 기운을 불어넣어야 하는데, 음식을 먹으면 호흡이 짧아지기 때문에 호흡을 길게 하기 위해서 단식을 하는 것이다. 그리고 수시로 뜨거운 물을 마시면서 단식을 하면 생명온도가 보충이 되고 배고픔도 안느끼게 된다.

## 4. 경락을 푼다.

차가워진 뱃속을 따뜻하게 하여 차가운 것들을 공격을 하면, 뭉쳐 있던 차가운 것들이 풀려나오는 과정에서 강하게 반발을 하면서 과거의 아팠던 증상들과 감정(잠재의식)이 명현현상으로 풀려 나온다고 했다. 이때 뱃속은 차갑고 아프고 기운이 없고 머리는 뜨거워지면서 무거워져 정신이 없고 잠재의식이 나온다. 그래서 다른 호흡단체에서는 호흡을 깊게 하지 못하게 하는 것이다.

　그러나 기림산방에서는 경락풀기가 있기 때문에 가능하다. 등줄기가 쪼여들고 목뒤가 뻣뻣해 지면서 정신이 없게 될 경우에는 통나무를 등에 대고 드러누워 굽었던 등을 펴고 경락을 풀어주면 기운이 다니는 길이 저절로 열려 머리가 맑아지게 된다.

　호흡이 깊게 들어갈수록 깊숙히 숨어 있던 것들이 빠져나오면서 경락을 막는다. 이때마다 풀어주어야 한다. 호흡이 깊어지고 장부가 살아날수록 기운이 등줄기를 통해서 올라오면서 굳어있던 것들을 풀어낸다. 살아있는 세포들이 많아질수록 목의 움직이는 각도가 점점 더 넓어지고 유연해진다. 경락풀기는 살아있는 세포들만의 완전한 몸이 될 때까지 필요하다는 것을 명심해야 한다.


## 5. 생각 바라보기를 한다.

　살아있는 세포들이 강해질수록 생명온도를 잃고 죽은 세포들이 풀려나오면서 질병의 과거증상도 나오지만 과거의 숨어있던 잠재의식도 나오게 된다. 이때 생각이 자신의 맑은 정신에서 나오는 것인지, 잠재의식에서 흘러나오는 것인지를 올바로 판단해야 한다.

　잠재의식에 지배당하면 나를 살려낼 수가 없다. 잠재의식에 사로잡히게 되면 과거의 편협하고 잘못된 생각만 되풀이하게 되고 나중에 후회만 남게 되기 때문이다.

　생명온도를 살려서 맑은 정신과 차분한 마음(참나)을 찾는 공부를 하다보면 숨어있던 잠재의식들이 순순히 빠져나가지 않고, 사라지지 않으려고 끝까지 발버둥친다는 것을 명확하게 알아야한다. 그래서 최대한 정신을 바짝 차리고 '생각 바라보기' 공부에 임해야 하는 것이다.

일절 말은 하지 않으면서 철저하게 '생각 바라보기' 공부를 하면 자기 안에 내재하는 마魔의 정체를 바라볼 수 있고 참나를 찾게 되는 것이다. 일어나는 생각을 바라볼 줄 아는 자가 살펴 볼 줄 알고, 살펴 볼 줄 아는 자가 느껴볼 줄 아는 것이다. 어떠한 생각도 정확하게 판단할 수 있는 지혜로운 인생이 여기에서 열리는 것이다.

잠재의식 속의 부정적인 것들이 다 풀려나고 그 차가운 기운이 마침내 소멸하게 되어야 비로소 마음에 평온이 찾아오고 따뜻한 기운이 온몸에 퍼지게 되므로 '생각 바라보기' 공부는 대단히 중요한 것이다.

## 6. 내·외공 수련을 한다

사람은 겉기운(외공)과 속기운(내공)이 있다. 운동을 통해 뼈와 근육이 탄력이 생기며 강해진 것은 속에 있는 기운이 겉으로 가서 몰려 있는 현상인데 이를 외공外功이라고 하며, 속(오장육부)의 기운은 호흡을 통해서만 키울 수가 있는데 이를 내공內功이라고 한다.

외공은 순발력, 기술력을 키워주지만, 내공은 지구력, 집중력 그리고 여유을 키워준다. 외공에만 치우치면 순발력과 기술은 향상되지만, 내공이 약해져서 호흡이 가빠지며 지구력 집중력이 약해져 정신건강이 약해져 급하고 산만하고 판단력이 떨어져 불안 우울증이 생기면서 질병이 생긴다. 누구도 피할 수 없는 대자연의 법칙이다.

진정한 건강한 사람은 내외공이 균형이 있어야 건강한 사람이라고 할 수 있다. 그래서 기림산방에서는 활명호흡과 운동을 병행하여 내·외공 수련을 행하고 있다.

운동을 7대수행법에 포함을 시킨 이유는 호흡으로 내공을 살려내고 운동으로 뱃속의 차가운 기운을 내보내는 역할이 있기 때문이다. 호흡위주로 운동을 하다보면 팔다리로 차가운 기운이 빠져나가면서 손발이 시린 증상들도 나타난다. 계속 호흡과 운동을 같이 하다보면 나중에는 손발이 따뜻해지게 된다.

## 〈내공과 외공을 기르는 기림산방 수련법〉

### 1. 장천공掌天功

평소에 근육을 쓰는 쪽만 계속 쓰게 되면 안 쓰는 근육은 점점 약해지고 굳어가면서 통증이 오고 이것이 누적되면 다른 부위도 점점 차가워지며 약해진다. 이런 상태가 오래 되면 등이 굽고 다리(발, 무릎 사이)가 벌어지는데 이를 방지하기 위한 수련법이 바로 내가 만들고 이름을 붙인 '장천공'이다.

장천공의 자세는 먼저 발을 어깨 넓이로 벌리고 발끝이 안으로 향하게 한 다음 무릎을 굽혀 기마자세를 취한다. 이때 주의할 점은 등과 허리 그리고 엉덩이 라인이 일직선이 되게 한다. 무릎과 무릎 사이는 주먹 하나 들어갈 정도로 오므린다.

그리고 팔의 자세는 역근易筋이 되도록 손이 머리 위로 올라가고 손바닥이 하늘을 바라보게 한다. 이 자세는 기운이 떨어지고 등이 굽고 다리가 벌어지고 팔이 아래로 처지는 자세의 정반대 자세이다. 즉, 자주 쓰는 근육과 반대로 자세를 취하여 안 쓰던 뼈와 근육까지 전체를 순환시키고 말초 신경계를 살려내기 위해서 하는 역근易筋 수련법이다.

이 자세에서 호흡을 차분히 수를 세면서 한다. 숨을 내쉴 때 멀리 소변보듯 엉덩이를 살짝 앞으로 밀고 턱은 뒷목과 등이 일직선이 되도록 약간 뒤로 당기며 하면 멀리까지 기운이 뻗치게 된다.

이와 같이 다리도 역근 자세, 팔도 역근 자세가 됨으로써 몸 전체의 경락이 풀리면서 순환이 되고 호흡을 함으로써 오장육부에 기운을 쌓는 것이다. 역근 자세를 하면 막혀 있던 경락들이 뚫리게 된다. 막혀 있는 것이 풀리면서 경련이 일어나고 통증이 생긴다. 이렇게 찬 기운들이 빠져 나와야 아픈 곳이 없고 순환이 잘 되는 것이다.

### 2. 경공술輕功術

경공술은 필자가 필요에 따라 걸으면서 활명호흡과 연결시키다 보니 하루에 100Km씩 걸어도 물집이나 근육통이 없었고 걸으면 걸을수록 기운이 생기며 몸이 가벼워지기에 '아, 이것이 경공술輕功術이구나!' 라고 스스로 터득하게 된 것이다. 이 산책수련은 호흡을 하여 생긴 오장육부의 기운이 움직이는 운동에너지로 보내지는 것이므로 호흡을 놓치지만 않으면 아무리 걸어도 지치지 않는다.

산책수련을 하면 할수록 하체에 기운이 축기가 되어 탄력과 윤기가 생기며 하체의 잡병이 없어질 뿐만 아니라 머리가 맑아지고 힘이 생기고 몸이 가벼워지고 속도가 빨라진다. 그래서 이 산책수련을 '경공술' 이라 부르는 것이다.

이 산책수련에서 중요한 점은 거리 위주, 속도 위주가 아니고 호흡 위주로 걸어야 한다는 것이다. 호흡에 집중하면서 걷되 발끝은 밖으로 벌어지지 않게 11자를 유지하며 걸어야 한다. 그리고 목과 등이 굽지 않도록 30~40m 전방에 시선을 두며 걷는 게 좋다.

호흡방법은 입은 다물고 숨을 코로 들이마시고 내쉰다. 아랫배가 불룩 나오도록 들이마시고 내쉴 때는 멀리 소변보듯 엉덩이 부분을 살짝 밀고 뒷목이 펴지도록 턱을 안으로 당긴다.

이것은 지식으로만 알면 소용없다. 실제로 느끼면서 터득이 되어야 살아있는 지식이 되는 것이다. 매일 같이 발이 벌어지지 않도록, 발소리가 나지 않도록 하면서 호흡 위주로 걸어보라. 이렇게 장부에 기운을 길러 놓아야 한다.

### 3. 호보虎步

호보는 호랑이 걸음을 본떠서 만든 수련법으로 손, 팔, 어깨 등에 굳어 있는 세포를 살려내고 말초 신경계를 살려내는 데 효과적인 방법이다.

호보의 요령은 엎드려서 네발로 호랑이가 어슬렁어슬렁 걸어가듯 천천히 호흡과 함께 걷는 것이다. 이때 목뒤와 등과 엉덩이가 일직선이 되게 한 일자一字를 유지하며 걷는 것이 중요하다.

시선은 가능하면 손이 나가는 범위를 넘지 않는 게 좋다. 호보로 걷다 보면 다리가 벌어지기 쉬운데 가급적 다리를 벌리지 않고 안쪽으로 걷도록 한다. 호흡만 꼭 잡고 가면 그 에너지로 움직이기 때문에 힘이 덜 들고, 어깨 피로와 어깨 및 등에 뭉친 근육을 풀 수가 있다.

호보는 몸의 균형을 잡아주고 온몸의 순환이 잘 되게 해줄 뿐만 아니라 오십견, 어깨 결림 해소에도 아주 좋다. 자세를 바르게 유지하고 호흡을 놓치지 않으며 땀이 흐를 때까지 계속 하는 게 중요하다. 땀은 많이 흘리면 흘릴수록 좋다. 힘들어도 계속 해보라.

■ 운동을 잘못하면 오히려 건강을 해친다

운동을 하면 기운이 바깥으로 몰리어 팔, 다리 등에 근육은 발달되지만, 운동을 무리하게 할수록 속(오장육부)에 있는 기운들이 바깥으로 몰리어 오장육부가 약해지며 차가워진다.

적당한 운동은 오장육부에 있는 에너지를 순환시켜주는 역할을 하지만, 무리하게 운동을 하게 되면 겉은 강해 보이지만 오장육부는 약해지는 원인이 되는 것이다.

운동을 하고 땀을 흘린 후 찬물과 찬 음료수를 마시면 입과 목구멍은 시원하지만 뱃속은 더 차가워지게 된다. 또 많은 사람들이 건강에 관심이 많아 걷기와 달리기를 하는데, 걷거나 달리다 보면 배가 아파서 못 가는 사람이 있고, 오래 걷거나 달릴 수 있는 사람이 있다.

배가 아픈 사람은 속 기운(오장육부, 내공)이 약한데 걷거나 달리기를 하면서 속 기운을 팔다리로 보내야 하니, 오장육부는 기운이 부족하여 차가워지면서 딱딱해지며 통증이 생기고 머리는 뜨거워져 순환이 안 되어 어지러워져 걷거나 달릴 수가 없는 것이다.

## 7. 충분한 수면을 취한다.

살아있는 세포들이 강해지면서 몸속의 죽은 세포들을 건드려 놓으면 과거의 증세들이 나타난다고 했다. 그런데 몸이 차가워진 원인이 과거에 잠을 못자고 피로가 누적되어 차가워진 것이라면 차가운 것들이 풀려나오면서 머리가 무겁고 기운이 없고 수행이 안 된다.

아무리 정신을 차리고 땀을 흘리면서 수련을 하려고 해도 졸음이 쏟아지면서 눈꺼풀을 짓누른다. 이때는 모든 수행을 중단을 하고 충분한 수면을 취하게 한다.

과거에 살아오면서 잠을 못자면서 몸을 차갑게 했던 일들이 내 몸을 이렇게 차갑게 만들어 기운을 잃게 만든 원인이라는 것을 느끼게 된다.

생명온도를 살려 의식을 높이는 수행체험기

# 파열된 고막이 살아나고
# 머리카락도 다시 생겨나고 있습니다.

■ 권태창 (사업. 50세)

   기림산방은 『따뜻하면 살고 차가워지면 죽는다』를 통해 알게 되었고, 건강이 안 좋은 아내의 제안으로 아들 2명(대학생)을 포함한 온 가족이 2008년 초에 9박10일 수행과정에 참가하였습니다. 제 자신보다는 아내와 아이들의 건강을 위해 참여한 것이었습니다만 결과적으로 인생의 하프타임에 서있는 저로서도 건강하고 행복한 새로운 삶을 살아가는 지혜와 방법을 얻는 대단한 행운을 만나게 된 셈이 되었습니다.
   저는 20대 군복무 시절 우측 귀 고막이 파열되어 30년 가까이 인공고막을 하고 살아 왔는데 특히 날씨가 고르지 못한 날에는 불편함이 컸고, 또한 고된 직장 생활과 사업을 하면서 과민성 대장염과 신경성 위장병으로 고생해왔는데, 이런 제 인생이 획기적으로 바뀌게 된 것입니다.
   수련과정 중에도 여러 가지 변화가 오기 시작 하였지만, 그 이후로도 꾸준히 뜨거운 물 마시기, 활명 호흡, 경락풀기, 아침과 저녁의 장천공 수련을 생활화 하였습니다.
   100일이 지나자 우측 파열된 고막이 살아나기 시작하여, 지금까지 다니던 이비인후과에서 아주 놀라운 일이 일어났다고 하면서 이제는 더 이상 다니지 않아도 된다고 하더군요. 정말 현대의학으로 밝힐 수 없는 기적이 일어난 것입니다.

 이렇게 일 년 넘게 변함없이 아침에 일어나면 경락봉으로 온몸을 고루 풀면서 이마, 귀, 얼굴 마사지를 열심히 한 결과 피부에 탄력이 생기고, 머리카락도 새로 많이 나는 등 한층 젊어졌을 뿐만 아니라 굳어져 있던 얼굴에 자연스럽게 미소가 피어나고 마음이 너그러워지고 푸근해졌습니다.
 모든 것들이 소중하게 보이고 감사하는 마음이 저절로 우러나오더군요. 제가 제일 바라던 마음의 평안까지 얻게 된 것입니다.
 이제는 위장병, 등허리 굽은 것, 불면증 등 모든 것이 정상으로 되었으며, 늘 맑은 정신으로 활력 넘치는 생활을 하게 되고, 제 아내와 아이들도 함께 놀라운 효과를 보게 되니 가정에 활력과 웃음이 충만하게 되었습니다.
 대자연의 이치와 생명의 원리를 일깨워주시고 행복한 가정을 이루게 해주신 기림산방의 방주님과 방장님께 우리 가족 모두가 진심으로 감사드립니다.

생명온도를 살려 의식을 높이는 수행체험기

# 병고에 시달렸던 서른 두 해를 마감하고 새로운 생명을 얻었습니다

■ 해울 (여. 32세)

    태어날 때부터 병약했던 저는 끊임없이 체하고 만성두통과 각종 염증에 시달리고 감기는 달고 살다시피 했습니다. 얼굴은 늘 창백하고 작은 일에도 깜짝 깜짝 놀라 가슴이 두근거리곤 했습니다. 그러다 나이가 서른을 넘게 되자 무릎에 연골 연하증과 종양이 생겨 심한 통증과 함께 무릎을 제대로 펼 수도 없게 되었습니다.
    이렇게 몸이 엉망이 되니 우울해지고, 사람들과도 말하기도 싫어지고, 직장생활도 못하게 되어, 그 절망감으로 아무것도 먹지 않기도 하다가 먹을 때는 닥치는 대로 먹다가 하는 식으로 자포자기의 생활이 연속되니 몸도 마음도 소진될 대로 소진되어 갔습니다.
    그러다가 정말 하늘의 도우심인지 『따뜻하면 살고 차가워지면 죽는다』 책을 읽고 희망을 되찾게 되고 정선 〈기림산방〉 일주일 수행과정에 참가하게 되었습니다. "따뜻하면 부드러워지고, 부드러워지면 미소를 지을 수 있습니다. 차갑고, 굳어진 얼굴 표정 근육으로는 미소를 지을 수 없습니다." 라는 김종수 원장님의 말씀처럼 기림산방 수행과정을 통해서 따뜻하고 부드럽게 서로 미소 짓고 웃는 일들이 나에게도 찾아온 것이 무엇보다도 가장 감사하고 행복한 일이었습니다.
    평소에 사우나를 하든지, 운동을 하든지, 아무리 더운 여름에도 땀한 방울을 흘리는 적이 없었는데, 뜨거운 온돌방 이불 속에서 호흡 숫자를 세며 100을 넘기다가 이불을 걷으면 팔이며 다리며 온몸에 땀이 송글 송글 맺히는 체험을 하였고, 그리고 쌍수역근공을 하면서는 땀이 얼굴과 목에 줄줄 흐르고, 감은 두 속눈썹 사이에도 들어와 간질간질한 경험을 처음으로 했습니다. 이렇게 난생 처음 땀을 쏟아내면서 제 몸에 조금씩 활력이 살아나는 것을 느꼈습니다. 아마도 그동안 축적된 차가운 기운들이 빠져나가는 현상 같았습니다.

그리고 뜨거운 물 단식을 하면서 전혀 배고픈 것을 못 느낀 것이 신기했습니다. 몸에 따뜻한 기운이 돌면서 마음도 차분해지는 경험 속에서 이렇게 간단한 방법 하나만으로도 크게 건강이 좋아질 수 있다는 사실이 놀라웠습니다.

하루 종일 나로서는 감당하기 힘든 수련을 견뎌내고 녹초가 된 몸으로 장작불 때는 뜨거운 온돌방에서 밤새 푹 자고 일어나면 근육통도 별로 못 느끼고 심신이 개운하고 활력이 샘솟는 것이었습니다.

그리고 또 무엇보다 좋았던 것은 묵언수행한 날의 그 감동입니다. 온통 산으로 둘러싸인 기림산방 주변의 신선한 공기, 햇살, 바람, 구름, 나무, 돌, 시냇물, 이름 모를 곤충과 벌레와 새들의 기운과 숨결을 하나하나 느끼고 돌아와 그 감동을 수련생 모두와 함께 교감할 때 자연스레 눈물이 뚝뚝 떨어지다니! 이렇게 몸으로 함께 하고 마음으로 함께 느끼고 그런 시간을 공유했다는 것이 너무나 소중하고 행복하고 아름다웠습니다.

태어나서 지금까지의 서른 두 해의 어두움에서 벗어나 밝고 따뜻하고 건강한 새로운 인생길을 힘차게 출발하게 해준 기림산방에 깊이 감사드립니다.

생명온도를 살려 의식을 높이는 수행체험기

# 주걱턱이 들어갔어요

■ 미선 (여, 22세)

저는 중학교 2학년 때부터 주걱턱 문제로 대학교 2학년이 될 때까지 너무나 많은 스트레스를 받고 살아왔습니다. 결국은 수술하는 도리밖에 없겠다 싶어 여기 저기 알아봤지만 돈이 많이 들어서 엄두를 못내고 있던 차에 아는 분의 권유로 기림산방을 찾아가게 되었습니다.

그런데 김종수 원장님께서 처음 인사드리자마자 대뜸, "주걱턱 나온 거 고치고 싶지 않아요? 미선씨!" 하시는 겁니다. 순간 눈물이 주루룩 흘러 나왔습니다. '그럴 수 있을까? 정말 이 주걱턱을 수술하지 않고서도 고칠 수 있을까?' 이렇게 생각하는 동시에 '고치고 싶다. 정말 정말 정말 고치고 싶다!' 라는 생각이 솟구치면서 저도 모르게 두주먹이 불끈 쥐어졌습니다.

오직 한 생각뿐이었습니다. 턱을 집어넣겠다는…… 그래서 최선을 다해서 힘든 수련을 견뎌나갔습니다. 그런데 드디어, 10km를 걷는 날 기적이 일어났습니다. 한 걸음 한 걸음 호흡에 집중하면서 앞만 보고 걸어가고 있는데, 어…… 어…… 턱이 들어가는 게 느껴지는 겁니다. 너무나 벅찬 마음에 같이 걷던 사람들에게 '제 턱이 들어가고 있어요!' 라고 소리쳤습니다. 정말 신기했습니다. '아니, 아래턱이 이렇게 저절로 안으로 들어가다니!' 그건 바로 내 몸에 생명온도가 살아나고, 아랫배에 기운이 들어가는 활명호흡을 하면서 뒷목과 등이 일자가 되도록 반듯하게 펴고 턱을 안으로 당긴 자세로 열심히 걸어서 생긴 결과였습니다. 김종수 원장님은 이미 그 이치를 꿰뚫고 계셨기 때문에 처음에 보시자마자 그렇게 자신 있게 말씀하신 거라는 것을 깨달을 수 있었습니다.

지금은 반 이상 주걱턱이 줄어든 상태이고 이대로 꾸준히 하면 머지않아 완전 정상이 되리라는 확신으로 정성껏 수련하며 즐거운 생활을 하고 있습니다. 그리고 그 밖에도 좋아진 것이 한두 가지가 아닙니다.

생리통이 없어졌고, 머리에 새치가 없어졌고, 눈 밑 다크 써클, 하체 비만도 없어졌고, 그리고 피부에 탄력이 생겼습니다. 이렇게 몸에 활력이 넘치고 마음이 즐겁다보니 자연스럽게 대인기피증이 사라졌고, 남을 배려하는 마음과 이해하는 마음이 생겼습니다.

그래서 지금은 이 훌륭한 따뜻한 생활문화를 남들에게도 열심히 알리고 다닌답니다.

생명온도를 살려 의식을 높이는 수행체험기

# 내 몸이 도량인 것을 이제야 알았습니다.

■ 행운목

제가 기림산방 일주일 수련과정을 마친 지 석 달이 넘어갑니다. 그동안 효과본 점들을 말씀드려 보겠습니다.

1. 지금껏 살아오면서 정확히 무엇 때문에 아픈지를 몰랐는데 교육과 수련을 통해서 몸이 아픈 원인을 정확히 알 수 있었고, 그 동안은 해결방법을 몰라서 괴로운 날들을 보내고 있었는데 이제는 아플 때 어떻게 대처하는지에 대한 해결방법과 능력을 얻을 수 있었습니다. 몸이 아픈 걸 해결하는 게 제 인생의 가장 큰 숙제였는데 해결방법을 얻었다는 것에 대해 이미 절반은 성공한 기분입니다. 지금껏 내 몸이 청정도량인줄 모르고 함부로 쓰고 몸이 보내는 무언의 메시지를 무시한 대가가 얼마나 큰가를 뼈저리게 느낄 수 있었습니다.
2. 전에는 개미지옥처럼 생각지옥에 빠져 헤어나지를 못해서 감정소모와 기력낭비가 많았고, 그러다보니 과거에 얽매여 시간을 축내며 남을 원망하는 속 좁은 사람이 되어 나 자신과 타인에 대해서 부정적인 메시지를 많이 보냈는데, '생각 바라보기' 훈련을 통해서 자신의 생각을 객관적으로 바라보게 되니, 전보다 훨씬 현명하고 결단력 있게 일처리를 하게 되고 기운을 덜 뺏기는 쪽

으로 자기 자신을 통제 조절할 수 있게 되었습니다. 몸속에만 죽은 세포가 있는 게 아니고 정신에도 차갑고 어두운 실체가 자리 잡고 있었다는 것을 깨닫게 된 지금은 초롱에 갇혔던 새가 풀려나 자유롭게 창공을 날아가듯 환희심으로 생각의 굴레에서 벗어날 수 있게 되었습니다.

3. 평생 목숨처럼 붙들고 가야할 '활명호흡법'을 배워 생활화하고 있는 점입니다. 다른 호흡법들과는 달리 아랫배에 쌓인 죽은 세포를 없애고 생명온도를 살리는 전대미문의 독특한 호흡법이라 할 수 있는데, 특히 장부가 약한 저는 이것이 그 근본해결책이라는 확신을 얻었습니다. 기림산방 수련법 가운데 어느 하나 중요하지 않은 것이 없지만 이 활명 호흡법이야말로 내공을 쌓는 생명온도 건강법의 핵심이라고 생각합니다. 호흡을 통해서 죽어가는 장부를 살리고, 호흡을 통해서 생각이 달라붙지 않게 하여 생각 이전의 참된 나를 찾을 수 있으며, 호흡을 통해서 항상 깨어있는 의식을 가질 수 있는 것, 이것이 활명 호흡의 놀라운 효과임을 깊이 느끼고 있습니다.

4. 기림산방에서 처음으로 창안한 '뜨거운 물 단식'을 통한 효과입니다. 기림산방을 가기 전까지는 단식을 해야 할 필요성을 못 느꼈습니다. 왜냐하면 한 끼만 안 먹어도 식은땀이 나고 몸까지 떨릴 정도여서 밥심으로 살아간 다해도 과언이 아니었기 때문입니다. 그래서 제가 제일 걱정스러웠던 것은 혹시나 굶어서 실신하지나 않을까 하는 걱정에 가슴이 떨릴 정도였습니다. 그러던 저였는데 일주 수련하고 나와서도 한 끼나 두 끼의 생식만으로도 일상생활과 수련을 할 수 있을 정도로 심신이 회복이 되었고, 평소 물을 잘 안마셨는데 어디가나 뜨거운 물을 많이 마시는 좋은

습관을 얻게 되었습니다. 이제는 단식에 대한 공포가 사라지고 뜨거운 물만 있으면 내 몸을 조절할 수 있게 되었습니다.

5. 외공을 쌓고 몸 상태를 점검할 수 있는 여러 가지 '몸 수련'을 통한 효과입니다. 뜨거운 물 단식과 활명 호흡을 통해서 붓고 굳었던 살과 죽은 세포가 빠지면서 자칫하면 늘어지기 쉬운 몸에 활력을 불어넣는 수련법인데 제일 힘이 들었던 것은 장천공과 호보였습니다. 태어나서 그렇게 몸이 많이 떨렸던 적이 처음이었고, 말로 표현 못하는 고통은 상상 이상이었습니다. 살아있는 세포만 말을 들어준다고 했는데 제 몸이 얼마나 냉하고 늘어지고 약한 상태였는지를 생생히 체험할 수 있었습니다.

6. '경락풀기'의 효과인데 수행과 수행을 이어주는 다리역할로서 기림산방의 일등 공신이 아닌가 합니다. 할수록 통증도 줄어들고 머리가 맑아져서 적극적인 수련과 긍정적인 사고를 하는데 많은 도움을 받았습니다.

7. 산행을 하면서 빗물인지 땀인지 모를 정도로 많은 양의 땀을 흘리면서 기대 이상의 효과를 본 것입니다. 산행을 통해서 자신감 회복과 의식의 변화를 얻을 수 있었으며 걷는 것에 대한 두려움을 떨쳐버릴 수 있었고 사람은 땀을 흘려야 몸도 정신도 순환이 되고 그래야 하는 모든 일이 잘 된다는 것을 깨달았습니다.

기림산방 교육 전과 후를 비교하면 다음과 같습니다.

1. 아랫배에 늘 힘이 없고 허해서 누어서 지내는 게 다반사였음. 설사를 자주하고 화장실 갔다 오면 힘이 없어서 누워있을 때가 많았음.

- 지금은 배에 힘이 없고 허한 증상이 80% 정도 완화되고 누워있는 기간도 많이 짧아짐. 화장실 갔다 와도 허한 느낌 적음.

2. 머리가 맑아 본 적이 없고 무겁고 아침에 머리가 아파서 못 일어난 적이 많았음. 신경을 많이 써서 아프기 시작하면 머리가 울릴 정도로 심각하게 아파서 일을 못하고 누워있어야 했음.
- 지금은 대체적으로 머리가 맑고, 머리 아픈 것이 사라졌음.

3. 배가 고프면 식은땀이 나고 몸이 떨리고 힘이 빠졌음.
- 지금은 배고픈 증상이 별로 없고 식은땀이 안 남.

4. 항상 체기가 있어서 조금만 신경 쓰고 무리하면 바로 체기가 올라와서 머리가 아프곤 해서 소화제를 필히 가지고 다녀야할 정도였음.
- 지금은 체기를 거의 못 느끼고 약을 거의 먹지 않음. 음식 잘 먹음.

5. 늘 열이 오르고 가슴 두근거리고 노이로제 증상까지 있었음.
- 지금은 거의 사람 됐음.

6. 허리와 골반이 아파서 잠잘 때 통증이 있었음.
- 지금은 많이 좋아져서 통증이 덜함.

7. 경락이 늘 막혀 있어도 인식을 못하고 늘 무거운 상태로 살았음.
- 지금은 경락이 막혔다는 것을 쉽게 알 수 있고 풀고 나면 시원하

고 머리가 맑아짐을 알 수 있게 됨.

8. 알 수 없는 분노와 원망과 슬픔이 있었음.
   - 지금은 거의 없어짐.

9. 산행할 때 속도 위주로 걸어서 다음날 몸살이 나고 다리가 많이 아팠음.
   - 지금은 호흡 위주로 걸어서 몸살도 안나고 지치지도 않음. 다리 조금 아픈 정도. 다람쥐가 친구 하자고 할 정도로 좋아짐.

10. 살이 전체적으로 물렁물렁하고 힘이 없었음.
    - 지금은 탄력이 붙고 늘어진 게 없어짐.

11. 발가락 무좀 있었음.
    - 지금은 상태 양호.

12. 추위와 더위를 심각하게 탔음.
    - 올 여름 더위가 참을 만 했음. 아이스크림 하나 안 먹고 잘 보냈음.

저는 정말 기림산방을 통해서 몸과 정신이 건강한 온전한 인생을 되찾았습니다. 몸도 마음도 많이 좋아지고 나니까 제일 먼저 드는 생각은 '이 세상은 살만하구나!' 하는 생각이었습니다.

앞으로 기림산방이 전하는 따뜻한 생활문화가 모든 사람들을 건강과 행복으로 안내하는 등불이 되기를 염원합니다.

# 척추 협착증에서 기적같이 벗어났습니다

■ 시비

　아직 20대인 저는 군 제대 후 특별한 이유도 없이 허리가 아프기 시작하더니 6개월 지나서는 허리가 앞으로 90도 꺾여서 반듯이 펼 수가 없고 단 1미터도 걷기 어려울 정도로 악화되었습니다.
　잠을 잘 때도 새우등처럼 웅크려야만 겨우 잠들 수 있고 잠결에 허리가 펴질 때면 그 고통으로 소리를 지르며 잠에서 깨곤 했습니다. 집 밖은커녕 방밖도 나갈 수가 없는 몸뚱아리를 가지고 더 이상 살아갈 자신이 없었습니다.
　자살만이 고통을 끝낼 수 있는 길이라고 생각하며 지내던 때입니다. 병원에서는 심각한 척추 협착증이니 하루 빨리 수술을 해야 한다고 했지만 제 몸에 칼 대는 것은 죽어도 하기 싫은 일이었습니다.
　그러던 어느 날 TV에서 전기도 안 들어오는 강원도 깊은 산골 기림산방 김종수 원장님 가족의 별난 생활모습과 건강법을 소개하는 것을 보고 펴내신 책을 찾아 읽게 되었습니다. 한 자 한 자 보고 또 보면서 책에 나와 있는 그대로 따라하기 시작했습니다.
　등은 언제나 반듯이, 무릎은 최대한 붙이고, 절대로 찬 음식은 먹지 않고 뜨거운 물 수시로 마시기, 통나무로 등 펴기, 뱃속 깊숙이 호흡하기, 장천공, 이렇게 6가지를 죽기 아니면 살기로 독하게 마음먹고 실천했습니다.

그 고통은 이루 말할 수 없었습니다. 눈물을 흘리면서 이를 악물고 해나갔습니다. 너무 힘들어 코피가 나오기도 했습니다.

그렇게 몇 개월 혹독한 기간이 지나면서 어느 날 잠을 자려고 눕는데 허리가 좀 펴지는 것이었습니다. 너무 감동을 해서 누운 채 소리를 질렀습니다. 가족들이 달려와 한번 일어나보라고 해서 조심스럽게 몸을 일으키는데 허리가 펴지는 것이었습니다. 그 순간의 감동은 평생 잊을 수 없을 것입니다.

그때부터 하루에 6번 이상 대변을 보았습니다. 한동안 엄청난 양의 대변이 나오더니 나중에는 변 색깔이 황금색으로 변했습니다. 아마도 그동안 몸에 축적되었던 나쁜 것들이 모두 대변으로 나온 것 같았습니다. 그리고는 몸 전체가 서서히 건강한 몸으로 돌아서기 시작하였습니다. 이제는 협착증 증세가 다 사라지고 몇 시간을 걸어도 끄떡없고, 사람들 앞에 당당한 모습으로 서있는 것이 너무 신기하고 스스로 대견해서 전철이나 버스를 타도 절대로 앉지 않습니다.

기림산방의 건강법은 정말로 사람을 살리는 대자연의 이치를 담고 있는 최고의 건강법이라는 것을 누구에게나 자신 있게 말할 수 있습니다.

# 생명온도 건강법으로
# 우리 반 학생들이 이렇게 달라졌습니다.

■ 채일옥 (교사)

　8박 9일간의 수행 과정에 참가하면서 매일매일 〈기림산방 7대 수행법〉인 활명호흡, 따뜻한 물 마시기, 경락풀기, 단식, 운동(호보, 장천공, 걷기 등), 생각 바라보기, 충분한 수면 등을 실천하면서 육신을 따뜻하게 하고 마음을 가라앉히니 정신이 맑아지고 몸도 가벼워졌습니다. 그야말로 몸속에 있는 죽은 세포들이 사라지고 새로운 생명의 세포들이 늘어나는 것을 경험하는 시기였다고나 할까요?

　1. 8박 9일의 수행을 마쳤을 때의 주요한 변화는 다음과 같습니다.
　　① 몸무게 3kg 감량(몸이 가벼워지고) ② 피부가 맑고 투명해지고 ③ 정신이 맑아지고 ④ 거의 매일 더부룩했던 속이 편안해지고 ⑤ 모든 것을 공부하는 마음으로 바라볼 수 있는 기본 힘이 생기고 ⑥ 몸이 덥혀진 느낌 등
　2. 우리 학교에 따뜻한 생활문화가 이렇게 확산되고 있습니다.
　교사인 저는 이러한 변화와 함께 수행을 마치고 일상으로 돌아와 바로 배운 수행법을 생활 속에 실천하고 있습니다. 그리고 이 훌륭한 심신 건강법과 따뜻한 생활문화를 우리 학교 학생들에게 다음과 같이 적극적으로 보급하고 있습니다.

① 우리반 학생들은 등교하자마자 강당으로 모여서 호랑이 걸음을 함께 합니다.
② 아이들에게 따뜻한 물을 마셔야 하는 이유를 알려주고 언제나 따뜻한 물을 마시도록 하고 있습니다. 보온병을 가지고 오게도 하고, 제가 끓여두었던 물을 덥혀서 주기도 합니다.
③ 풍선으로 바람이 들어가는 것을 보여주면서 활명 호흡법을 알려주고 실천하도록 지도하고 있습니다.
④ 바르게 앉고, 바르게 걷는 자세를 실천하도록 지도하고 있습니다.
⑤ 장천공의 자세를 알려주고 함께 하기도 하며, 산만하거나 의지가 약한 아이들, 숙제를 해오지 않은 아이들은 남아서 저와 함께 장천공을 하며 생각을 다집니다.
⑥ 생각공부를 많이 하도록 하고 있습니다. 자기 자신을 사랑하게 하기 위해서 아침마다 감사 내용을 적어보고 자신을 사랑하는 내용을 적고 발표하게 합니다.

우리 반 아이들의 이러한 분위기가 확산되어 다른 반 선생님과 학생들도 호랑이 걸음에 동참하기 시작했으며 학부모님들께서도 문의해 오시는 분들이 많아서 그분들께도 일일이 방법을 안내하여 실천하는 분들이 늘고 있습니다. 그분들은 가정에서 자녀들과 함께 호보하기, 장천공하기, 따뜻한 물 마시기, 경락풀기를 실천하고 있습니다.

저 스스로는 이러한 학교생활과 함께 퇴근 후 장천공, 구들방에 앉아 호흡, 따뜻한 곳에 누워 따뜻한 돌을 배에 얹고 호흡, 경락풀기, 소식, 주말 산행하기 등으로 최대한 노력하고 있습니다. 이러한 실천으로 변화된 내용들을 소개합니다.

현재 제 자신의 변화된 상태는 다음과 같습니다.
① 학생들을 맑은 정신으로 지도할 수 있게 되었으며, 아무리 업무가 많아도 스트레스에 시달리지 않고 중심을 잡고 아이들을 교육할 수 있는 힘이 생기고 있습니다.
② 학생들과 함께 땀을 흘리며 운동하니까 아이들이 아주 좋아합니다. 그야말로 몸으로 서로 부딪히며 정이 쌓인다고나 할까요? 아이들의 즐거운 학교생활 덕에 학부모님들 또한 교사를 사랑하고 신뢰합니다.
③ 차가웠던 손과 발, 아랫배가 많이 따뜻해졌으며 근육에 힘이 생기고 경락풀기로 인해 근육이 뭉치질 않아 항상 몸이 개운합니다. 따뜻한 돌을 배에 얹고 호흡하면 이제는 배에서도 땀이 납니다.
④ 몸이 가벼워지고 정신이 맑아졌으며, 주변에서 몸매가 좋아지고, 피부가 맑고 힘이 있어 보인다고 합니다. ⑤ 무엇보다 일상에서 일어나는 많은 문제들을 차분히 바라볼 수 있는 힘이 점점 더 커지고 있음을 느낍니다.

학생들의 변화는 다음과 같습니다.
① 학기 초에는 얼굴이 부었던 학생들이 많았는데 호보로 땀을 흘린지 100일 정도 되니까 아이들의 부기가 빠지면서 단단해지고 아이들의 눈동자가 맑아지고 있습니다. 학부모님들께서도 자녀의 살이 빠지고 팔다리에 힘이 생긴 것 같다고 좋아들 하십니다.
② 학생들의 체력이 좋아지고 전반적으로 건강해져서 코피를 자주 흘리던 아이가 거의 코피를 흘리지 않으며, 아파서 병원에 자주 가던 아이들도 거의 병원에 가지 않게 되었다고 학부모님

들께서 좋아들 하십니다. 또한 잘 토하던 아이는 토하던 증세가 사라졌으며, 기운이 없어 낮잠을 매일 자던 아이가 이제는 힘이 생겨 낮잠을 안 잔답니다.

③ 호보로 땀을 흘리고 공부를 하니까 학생들이 수업에 더 잘 집중합니다. 그야말로 살아있는 교실이라고 할까요? 학부모님들께서도 덕분에 아이의 집중력이 좋아진 것 같다고 하십니다.

④ 생각공부를 통해서 자신을 사랑하고, 매사에 감사할 줄 아는 소중한 마음의 어린이들로 생활하고 있습니다.

⑤ 무엇보다 학생들이 학교생활을 아주 즐거워하고 있으며, 더불어 자신들의 확실한 꿈들을 갖게 되었습니다. 수행과 함께 저희반 아이들은 기본 학습도 아주 철저하게 하고 있답니다. 수행의 덕으로 공부의 능률이 훨씬 더 높아진 건 물론 당연하구요.

학부모의 변화는 다음과 같습니다.

① 자녀의 체력이 좋아지고, 뚱뚱했던 자녀가 살이 빠졌다고 좋아합니다. 특별히 다른 운동을 시키는 것은 아닌데 호랑이걸음 덕이라며 집에서 자녀들의 성화로 함께 하는 부모님이 늘고 있습니다.

② 경락봉으로 경락풀기를 하는 아빠는 하루의 피로를 경락봉으로 풀고 휴식하는 친구가 되었다고 합니다.

③ 아침에 일어나자마자 따뜻한 물을 마시고 하루를 시작하는 가정이 늘고 있습니다.

④ 변비가 사라졌으며 위가 안 좋아서 가끔 쓴 물이 넘어왔는데 그 증상이 사라졌으며, 해마다 환절기가 되면 피부 각질이 일어났는데 올해는 조금만 일어나서 신기하다고 적어 보내오신 분도 있

습니다.

⑤ 집중력이 좋아진 것 같다고 좋아하는 학부모님들이 많으며, 지구력을 키우는 데도 아주 좋은 것 같다고 하십니다. 한번은 자녀가 음식점에 가서도 호랑이 걸음으로 걸어 다녀서 사람들의 시선을 받은 적이 있다고 합니다.(ㅋㅋ 우리 아이들 너무 귀엽죠?)

이상으로 실천하고 있는 내용들을 중심으로 작은 변화이지만 적어보았습니다. 작은 물방울들이 모여 큰 바다를 이루듯, 작지만 이러한 실천들이 모여 제 자신은 몸과 마음이 더욱 새롭게 태어날 것이며, 학생들은 순수를 머금고 행복을 느끼며 자신을 책임질 줄 아는 아이, 사회에 빛이 될 수 있는 아이, 인류를 위한 희망의 등불이 되는 아이들로 자라날 것을 믿어 의심치 않습니다.

이러한 수행의 실천을 깨우칠 수 있도록 도와주신 기림산방의 방주님, 방장님께 감사드리며 교사를 신뢰하고 사랑으로 바라봐주시는 학부모님들께도 감사드립니다. 그리고 우리 반 아이들 사랑합니다. "얘들아, 사랑해~"

생명온도를 살려 의식을 높이는 수행체험기

# 제자들에게 건강과 행복을
# 나누어 주고 있습니다.

■ 김두진 (고등학교 체육교사)

저는 전라남도 신안군 고등학교에 재직 중인 체육교사입니다. 제게 있어 기림산방에서 방주님과 방장님을 만나 수행했던 것은 인생 최대의 행운이었고 행복이라고 느낍니다. 현대인들은 삶속에서 항상 긴장의 끈을 떨쳐버리지 못하고 바쁘게 바쁘게만 살아가는 까닭에 몸과 정신, 영혼까지 지칠 대로 지쳐 있었건만 마땅히 쉴 곳이 없는 것이 현실 아닌가 생각합니다.

기림산방에서 수행교육을 받고 나의 인생이 나아가야 할 정확한 목표를 찾았습니다. 기림산방 7대 수행법을 지속적으로 실천하다보니 육체와 정신, 영혼까지 맑아졌습니다. 그런 삶의 하루하루가 참으로 행복하기에 이 모든 것을 제자들과 직장 동료들에게 전달해 주어야겠다고 마음먹었습니다.

그래서 동료교사들을 대상으로 따뜻한 물에 관한 연수와 통나무로 경락풀기를 실시하여 대단한 호응을 얻었습니다. 또 학생들에게도 100일만 뜨거운 물과 차 마시기, 올바른 걷기를 실시하면 여드름, 변비, 생리통, 요통, 두통, 어깨 결림, 비만, 아토피 등이 좋아지고, 행복과 건강, 아름다움까지 찾아온다고 이야기하며 함께 해볼 것을 권유하였습니다.

그러던 어느 날 한 학생이 찾아와 설레는 목소리로 {선생님! 선생님!

얼굴에 진짜 여드름이 많이 없어졌어요.}하며 기뻐하였습니다. 또 어떤 학생은 {허리가 아팠었는데 호보를 했더니 아픈 것이 없어졌어요}하며 웃으며 좋아했습니다. 이렇게 제게 여러 학생들이 찾아와 행복한 웃음을 보여주면 저 또한 얼마나 기쁜지 모릅니다.

지금은 교직원 전체의 적극적인 호응 아래 전교생에게 수행평가로 올바른 걷기를 실시하고 있습니다. 이 모든 것이 기림산방에서 수행한 덕분이라고 생각하고 있으며, 세상 어디에도 이보다 훌륭한 수행방법은 없다고 생각합니다.

몸이 아프고 정신과 영혼의 휴식이 필요하신 분은 감히 장담하건데 기림산방에 가시면 다 해결이 됩니다. 저는 평생 7대수행법을 꾸준히 실천할 것이며, 사랑하는 제자들에게도 지속적으로 실천할 수 있도록 지도와 사랑을 쭈~욱 베풀 것입니다.

# 修行 所感

■ 성만경

　數年 前 成 贊慶 님을 통하여 氣林山房을 알게 되었다. 詩人이며 英文學者로서 평소 나의 존경의 대상이었던 형님이 교육 소감을 當時 짧게 표현했다. "그곳에서의 修行 經驗은 한마디로 priceless한 것이야…"
　그 얘기를 듣고 "나도 언젠가는 꼭 수행에 참여 하리라"는 생각을 갖게 되었고 약 3년이 경과한 2012. 6.15 일 저녁에 年老한 누님과 함께 氣林山房을 찾았다. 山房 入口에 들어서니 山勢며 건물 등의 모습이 예사롭지 않았다. 사람은 분명 있었으나 靜寂이 감돌았다. 道士들만이 사는 동네여서 그럴까? 한편 아늑하고 편안한 느낌도 같이 들었다. 이어서 만나게 된 방주 님, 방장 님, 김 재영 先生이 반갑게 우리 일행을 맞아 주었다.
　돌이켜 보건대 나는 나 자신의 주인이 되지 못하는 삶을 살아왔다. 손 안에 寶石을 쥐고 있었으나 眞價를 알아보지 못하고 다른 보석을 찾아 彷徨하기 일수였다. 나는 스스로 運이 없다고 생각해왔다.
　2박3일 간의 修行 과정을 마치고 보니 결론이 명쾌하게 밝혀졌다. 그저 그런 삶을 살아온 것은 나의 運 때문이 아니라 내가 맑게 깨어 있지 못해서였다. 氣林山房에 오지 못했더라면 나는 運이 없는 사람이라고 스스로를 위안하며 평생 살아갈 것이었다.
　나에게 깨우침을 주고 매 순간 깨어서 살 수 있게끔 도움을 주신 기림산방 房主, 房長 님 그리고 김 재영 선생께 眞心으로 감사한 마음을 전한다.

## 생명온도를 살려 의식을 밝히고
## 영혼의 질을 높여가는 수행교육 안내

- 기림산방 수행교육은 말귀를 알아듣는 아이부터 걸을 수 있는 80세 노인까지 각오가 되신 분들은 수행교육원장과 상담 후 누구나 참여하실 수 있습니다.
- 기림산방 수행교육은 대자연의 섭리와 이치를 터득하며 체력과 정신력을 기르며 의식을 높여 참나를 찾고 키우는 수행교육입니다. 종교와 상관없이 누구나 참여할 수 있습니다.
- 수행교육을 하는 곳인 기림산방은 병원이 아닙니다. 육체와 정신력을 기르는 과정에 병은 저절로 없어지는 체험이 있을 뿐입니다. 의식을 높여가는 수행은 질병이 없을 때 오는 것이 좋습니다.

### ■ 뜨거운물 단식 지도자 과정

생명온도를 잃어서 세포들이 붓고 굳어서 비만이 된다는 이론은 기림산방에서 처음으로 이 세상에 발표한 내용입니다. 2~3일의 단기 뜨거운 물 단식은 일상생활 속에서 지도자가 필요 없이 혼자서도 가능하지만, 일주일 이상의 단식은 오장육부에 굳어있던 차가운 기운들(병마의집)이 풀려나오면서 나타나는 현상들로 인하여 이를 지도할 수 있는 더 깊은 수행과 지도자가 필요합니다. 기림산방과 함께 전 세계의 비만문제를 해결하고 이끌어갈 젊은 지도자가 되려는 분들의 많은 도전이 있으시길 바랍니다.

### ■ 참나를 찾는 수행 지도자 과정

참나를 찾는 수많은 수행법이 있는 현실입니다. 기림산방 7대 수행법은 피로와 스트레스로 지쳐 병마에 시달리는 현대인들에게 참나(맑은 정신과 영혼, 차분한 마음, 그리고 건강한 육신)를 찾을 수 있게 하는 수행법입니다. 이러한 수행자들의 기본 수행 교육이 3주입니다. 지도자 양성과정은 수행자들을 지도할 수 있는 과정입니다.

기림산방과 함께 전 세계의 정신계를 이끌어갈 수행자들의 많은 도전이 있으시길 바랍니다.

- 기림산방  http://cafe.daum.net/grsb
- 이메일  grsb033@hanmail.net
- 전화  033-591-5469   ■ 주소  강원도 정선군 남면 약수길 164-35

### 따뜻하면 살고 차가워지면 죽는다 (개정2판)

초 판 인 쇄  2003. 08. 10
개정1판5쇄  2010. 12. 15
개정2판1쇄  2012. 06. 25

지 은 이  김종수
펴 낸 이  현미정
펴 낸 곳  기림
주    소  강원도 정선군 남면 약수길 164-35
전    화  070-7789-5469 / 033-591-5469
팩    스  0303-3130-5469
출 판 등 록  제429-2012-000001호

디 자 인  아피스컴퍼니

가 격  15,000원
ISBN  978-89-968784-1-4

김종수, 2012
http://cafe.daum.net/grsb
e-mail : gireem@hanmail.net

* 무단 복제 및 무단 전재를 금합니다.
* 잘못 만들어진 책은 구입처 및 본사에서 교환하여 드립니다.